W0464221

Wechseljahre

Hochsommer des Lebens

Schnelle Hilfe dank Schüßlersalzen, Homöopathie & Co.

Ein Buch von Karoline Dichtl

FSC
www.fsc.org
MIX
Papier aus verantwortungsvollen Quellen
Paper from responsible sources
FSC® C105338

Impressum

Karoline Dichtl
Stolzstraße 2a
22145 Hamburg
E-Mail: beratung@5plus12.de
www.5plus12.de

©2021, 2. Auflage, Karoline Dichtl

Alle Rechte vorbehalten.

Das Werk einschließlich aller seiner Teile ist urheberrechtlich geschützt. Jede Verwertung ohne Zustimmung der Autorin ist unzulässig. Es ist nicht erlaubt, Seiten ohne Zustimmung der Autorin zu kopieren, zu fotografieren, zu übersetzen oder anderweitig zu vervielfältigen.

Haftungsausschluß: Die Durchführung der im Buch genannten Übungen geschieht auf eigene Gefahr. Die im Buch angegebenen Empfehlungen können keine Therapie oder ärztliche Behandlung ersetzen. Für die Anwendung der homöopathischen Mittel und Mineralsalze nach Dr. Schüßler wird seitens der Autorin keine Haftung übernommen. Fragen Sie im Zweifel Ihren Arzt oder Apotheker.

Herstellung und Verlag: BoD – Books on Demand, Norderstedt

Gestaltung: Oliver Rüdt, Birkenau

Illustrationen: Laina Zech, Vaterstetten

Coverfoto: ©mozZz Fotolia_60873988

ISBN 978-3-7431-5349-3

Inhaltsverzeichnis

Vorwort

Nicht die Dinge beunruhigen Frauen, sondern ihre Gedanken und Urteile über die Dinge.

Frei nach Epiktet, „Handbüchlein der Moral"

Die Wechseljahre sind neben der Pubertät und den Schwangerschaften eine der herausforderndsten Phasen im Leben einer Frau. Bei manchen Frauen gelingt die Umstellung leicht und nahezu unbemerkt, doch bei manchen machen sich massive Beschwerden bemerkbar.

Die Naturheilkunde, allen voran die Schüßlersalze und die Homöopathie haben einiges zu bieten, um diese schwierige Phase leichter zu überwinden. Zudem ist es hilfreich, wenn man eine Erklärung für bestimmte Dysbalancen hat. Hier kommt die TCM, die Traditionelle Chinesische Medizin mit ihrem Erklärungsansatz von Yin und Yang zu Hilfe, die vor allem das unangenehme Schwitzen und Erschöpfung gut erklärt.

Dieses Buch soll einen Beitrag dazu leisten, dass Sie für sich selbst passende Mittel und Schüßlersalze auswählen können, so dass Sie die kleinen Klippen das Alltags gut umschiffen können. Für Frauen, die sich noch nie mit naturheilkundlichen Methoden beschäftigt haben, ist es eine Einführung und fortgeschrittene Kennerinnen erfahren mit der Fünf-Elemente-Lehre der TCM neue Aspekte und Betrachtungsweisen. Vor allem durch den Einsatz der Schüßlersalze kann vorbeugend gearbeitet werden, so dass es gar nicht erst zu Beschwerden kommt. Aber es können auch bereits bestehende Beschwerden gelindert werden. Idealerweise sollten Sie die Begleitung mit Naturheilkunde frühzeitig beginnen.

Einer der schwierigsten Faktoren in dieser Phase ist die Unberechenbarkeit der Symptome, was Auswirkungen auf den Alltag hat. Sei es die unregelmäßige Blutung, die eine unvorbereitet überrascht und zu Unannehmlichkeiten führt, aber auch die Hitze und das Schwitzen ist für viele Betroffene äußerst unangenehm. Stimmungsschwankungen krönen das Ganze und geben manchen Frauen das Gefühl, nicht mehr Herrin ihrer Selbst zu sein. Das ist vor allem dann schwer zu ertragen, wenn man sich und sein Leben geordnet und in einem schönen Rhythmus gelebt hat. Die „Unordnung", die bisweilen durch Wechseljahrsymptome entsteht, lässt sich am besten durch die Fünf-Elemente-Lehre in einen neuen Zusammenhang bringen.

Daher empfehle ich Ihnen einen Stift zur Hand zu nehmen, rot, rosa oder grün – welche Farbe Ihnen auch immer gefällt – und ein Lineal oder etwas anderes, um „sauber" unterstreichen zu können und dann: ran an den Speck. Machen Sie dieses Buch zu einem persönlichen Ratgeber für schwierige Zeiten. Knicken Sie die Seiten um, die besonders interessant für Sie sind, damit Sie sie schnell wiederfinden.

Schreiben Sie Bemerkungen an den Rand und überprüfen Sie deren Richtigkeit von Zeit zu Zeit. Legen Sie es an einen Ort, an dem Sie häufig vorbeikommen, beispielsweise in die Küche und bitten Sie andere Personen im Haus, die Finger davon zu lassen – es ist IHR Buch!

Sehr wahrscheinlich werden Sie es nicht in einem Stück durchlesen. So ist es auch nicht gedacht. Daher sind die Seiten für die „schnelle Hilfe“ bei unangenehmen Symptomen zwischen einer grünen und roten Seite eingebunden, damit Sie sie rasch finden können. Dort finden Sie alles, was Sie für die kleinen und großen Hürden des Alltags brauchen: von Altersflecken über Hitzewallungen und Schwitzen bis zu Zysten ist „alles“ drin.

Vielleicht gelingt es Ihnen, zu der Haltung zu kommen, dass es eine Freude ist, dass jeder Tag anders ist – das hatten Sie zuletzt als die Kinder klein waren oder als Sie selbst noch Kind waren, sofern Sie keine eigenen haben! Ich wünsche Ihnen ein inspirierendes Leseerlebnis und viele gute Gedanken zu dieser wunderbaren Zeit, die einzigartig in Ihrem Leben ist. Nutzen Sie sie für Ihre persönliche Entwicklung! Für die Leserinnen, welche die erste Auflage gekauft haben und sich über die veränderte Seitenzahl wundern: die zweite Auflage wurde bezüglich der Seitengestaltung etwas „luftiger“ gestaltet. Inhaltlich entspricht sie der Ersten und ist bis auf das Vorwort unverändert.

Ihre

Karoline Dichtl

Wechseljahre – Aufbruch in eine neue Lebensphase

Um die Wechseljahre zu betrachten gibt es sehr unterschiedliche Standpunkte. Das griechische Wort Klimakterium bedeutet „kritischer Zeitpunkt im Leben". Daher ist es nicht ganz richtig, nur die Wechseljahre als Klimakterium zu bezeichnen, denn auch alle anderen Lebensphasen beinhalten eine „Klimax" (Stufe, Treppe, Leiter).

Genau genommen besteht das ganze Leben aus Stufen, wie Hermann Hesse es in seinem Gedicht sehr schön zum Ausdruck bringt:

> ***Wie jede Blüte welkt und jede Jugend***
> ***Dem Alter weicht, blüht jede Lebensstufe,***
> ***Blüht jede Weisheit auch und jede Tugend***
> ***Zu ihrer Zeit und darf nicht ewig dauern.***

Die Lebensstufen bestehen in unserer Art von Gesellschaft aus Geburt, Kleinkindphase, Kindergartenzeit, Schulbeginn und Schulzeit, Pubertät, Erwachsenendasein, Elternphase, Wechseljahre, Neubeginn, Alter, Tod. Die Betonung liegt auf „unserer Art von Gesellschaft", denn es gibt Kulturen, die noch nicht einmal ein Wort für „Klimakterium" haben, wie z.B. Japan oder China

Wenn Sie einem chinesischen Mediziner in den 80er Jahren erklären wollten, welche Beschwerden Sie durch Wechseljahre haben, war das nahezu unmöglich, da er von diesem „Krankheitsbild" nie gehört hatte. Es wird vermutet, dass dies mit dem hohen Konsum an Sojaprodukten zusammenhängt, die in Asien sehr viel gegessen werden und die bei uns im Westen oft erst zum Einsatz kommen, wenn Beschwerden da sind.

Wechseljahre sind also präzise betrachtet nur 1 Phase von vielen, wobei unser modernes Leben diese Stufe besonders hoch werden lässt. Viele Wirtschaftsbereiche haben ein erhebliches Interesse daran, die Stufe zu einer Hürde zu machen, um die Umsätze zu steigern oder zumindest zu erhalten. Das ist verständlich, aber leider für uns Frauen wenig hilfreich.

Der Begriff Menopause (altgr.) bedeutet einfach das „Ende des Monats". Wenn man Berichte darüber liest, könnte man meinen, dass es das Ende des Lebens ist. Vielleicht fühlen sich viele Frauen schon allein aufgrund der vielen Gerüchte über diese Phase so schlecht. Wenn ihnen dann noch „angedroht" wird, dass diese „schreckliche Zeit" 10 bis 15 Jahre dauern soll, dann beginnt man sich schon sehr früh davor zu fürchten und kann keinen Reiz darin entdecken. Deshalb ist es sinnvoll, den Blick zu heben, um neue Denkansätze kennen zu lernen:

Der Weltgeist will nicht fesseln uns und engen,
Er will uns Stuf' um Stufe heben, weiten.
Nur wer bereit zu Aufbruch ist und Reise,
entwickelt eine neue, ermutigende Sichtweise.[1]

Alle Lebensphasen sind im Ursprung geprägt von tiefer Unsicherheit: das Kleinkind, das die Welt neugierig erkundet, schaut immer wieder zur Mutter zurück. Wer erinnert sich nicht an die ersten Kindergarten- oder Schultage, die von Tränen und Heimweh begleitet waren, bis wir erkannt haben, was es für Vorzüge mit sich bringt, dort zu sein. Die Höhen und Tiefen der Pubertät sind für viele Frauen eine schmerzliche Erinnerung und sie sind froh, dass sie vorüber sind. Doch genau dort liegt der Ursprung dafür, wenn die Verunsicherung stetige Begleiterin der Wechseljahre ist.

Denn wenn wir ganz ehrlich zu uns sind, haben viele von uns die Phase der Kindheit und Pubertät gar nicht abgeschlossen, sondern leben immer noch kindlich anmutende Verhaltensweisen als Erwachsene aus: das beleidigt sein in Beziehungen, der Futterneid, wenn es etwas zu holen gibt, der Kampf um Anerkennung am Arbeitsplatz, bei dem der Chef oder die Chefin mit der Mutter oder dem Vater verwechselt wird, das „Aufblähen", um an Größe zu gewinnen und die Gier nach Leistungen und Erfolgen unserer Kinder. All das spricht nicht gerade für vernünftige, reife Erwachsene, die erfahren und weise auf das Leben schauen. Wenn wir tief in uns hinein sehen, können wir erkennen, wie viele Fäden uns noch mit alten Kindheitsmustern verbinden, die wir nie wirklich gelöst und aufgetrennt haben. Wir müssen uns eingestehen, dass es noch einen alten Schleier gibt, der die Entwicklung einer eigenen, realistischen Wahrnehmung unseres Selbst, der Selbst-Sicherheit verhindert. Deshalb rät uns Hesse:

Es muss das Herz bei jedem Lebensrufe
Bereit zum Abschied sein und Neubeginne,
Um sich in Tapferkeit und ohne Trauern
In andre, neue Bindungen zu geben.

Abschied nehmen ist ein heikles Thema und immer mehr Menschen tun sich schwer damit. Es geht scheinbar leicht bei allem, was man auf elektronische Datenträger speichern kann, wie Bilder oder Erinnerungen. Schwieriger wird es mit Möbeln, Räumen, Erfahrungen. Alte Erfahrungen loszulassen und den Geist zu öffnen für Neues, wird mit zunehmendem Alter meist schwerer als leichter.

[1] Das Originalgedicht lautet hier: „mag lähmender Gewöhnung sich entraffen"!

Nun fordern die Wechseljahre eine massive Neuorientierung, denn so vieles gerät aus der gewohnten Bahn. Das Klimakterium beendet eine Zeit, die von Rhythmus und Regelmäßigkeit geprägt war. Auch wenn die monatliche Regel unangenehm oder von Schmerzen begleitet war – jahrzehntelang hat sich eine Frau daran gewöhnt. Nun ist dieser Takt zu Ende. Ein Faktor, der Routine ins Leben gebracht hat, geht verloren, Unsicherheit und Verunsicherung tritt an ihre Stelle. Unregelmäßige Blutungen führen dazu, dass unverhofft eine Störung auftauchen könnte, vielleicht in einem völlig unerwarteten Moment. Starke, ununterbrochene Blutungen können so sehr einschränken, dass die Unabhängigkeit im Alltag verloren geht. Hitzewallungen und Schweißausbrüche überfallen eine, wie eine Diebin oder ein Räuber, mit dem man nicht gerechnet hat. Das Gewicht schwankt ebenso wie die Stimmung und lässt sich schwerlich an Ernährung und Umständen fest machen. Glückliche Umstände gehen mit depressiven Verstimmungen einher, an trüben Tagen passt die Stimmung zum Wetter. Der Einfluss auf den Körper geht verloren. So scheint es zunächst.

> ***Und jedem Anfang wohnt ein Zauber inne,***
> ***Der uns beschützt und der uns hilft, zu leben.***

Die Schwierigkeit, den Zauber des Anfangs bei den Wechseljahren zu sehen, ist groß. Da die Verunsicherung nie aufgehört hat und die Antwort meist im Außen, beim Mann, bei anderen gesucht wurde, ist eine wichtige Frage bis heute nicht beantwortet: Wer bin ich und wer will ich sein? Wie will ich sein? Was ist für mich wichtig im Leben? All diese Fragen wurden meist zugunsten des Funktionierens im Alltag hinten angestellt. „Es ging ja nicht anders!" höre ich oft in meiner Praxis.

Viele Frauen sind durch ihre Erziehung zu Entscheidungen gedrängt worden, die nicht wirklich zu ihrem Wesen passen. Sie haben keine Zeit für eine intensive Suche bekommen, wo ihr Lebensweg hingehen soll. Die fehlende Selbst-Sicherheit hat dazu geführt, dass die Meinungen der Eltern, von Erzieherinnen und Lehrerinnen fraglos übernommen wurden und wir glauben tragischer Weise heute noch daran. Doch tief im Verborgenen rumort etwas, das endlich ernst genommen werden möchte. Diese in uns schlummernden Anteile nutzen jede erdenkliche Chance, sich zu melden, solange sie kein gelebter Anteil von uns geworden ist.

Bevorzugt natürlich genau dann, wenn es nicht passt und vor allem, wenn wir uns gerade selbst wieder in Vorstellungen hineinpressen, wie wir sein sollten und was das Richtige ist. Meist orientieren wir uns an unseren Müttern. Selbst wenn wir sie völlig ablehnen und ihr Verhalten mehr als scheußlich fanden, so sind doch die Erfahrungen mit ihr zu unserem alltäglichen Maßstab geworden – vor allem, wenn wir das Gegenteil tun, weil wir erkannt haben, was unsere Kinder NICHT erleben sollen! Das „auf jeden Fall anders" machen wird nun zum zwingenden Maßstab.

Von Freiheit, eigener Meinung, unserer persönlichen Sicht auf das Leben sind wir himmelweit entfernt. Nicht umsonst sind vor allem Frauen oft so unzufrieden mit ihrem Leben. Selbst wenn sie gerade das bekommen oder erreicht haben, was sie sich kurz zuvor noch sehnlichst wünschten: schon betrachten sie das nächste, was ihnen fehlt. Sie hangeln sich von Unzufriedenheit zu Unzufriedenheit und nerven damit nicht nur ihr Umfeld, sondern sind tief im Inneren vor allem von sich selbst genervt. Die eigentliche Frage wird aber nicht gestellt:

> ***„Lebe ich das Leben, das mir entspricht?"*** [2]

Die Antwort auf diese Frage gibt uns einen Hinweis darauf, warum Frustration, Missmut und Gereiztheit den Lebensalltag von vielen Frauen bestimmt, besonders wenn sie in der sogenannten Lebensmitte angekommen sind. Ich ahne schon die Reaktion: „Ja, wie soll man das denn finden, wenn man..." (sich um die Kinder, um den Haushalt, um andere, um...was auch immer kümmern muss).

Genau dieses MUSS ist das zentrale Thema, denn Frauen sind Meisterinnen darin, sich selbst ein hübsches Gefängnis aus Perfektion und Funktionstüchtigkeit zu zimmern, aus dem sie selbst kaum mehr aussteigen können, weil sie ihre Familie an ihre ewige Dienerschaft gewöhnt haben. Daraus entsteht das Phänomen der Hyperaktivität bei Frauen, die nur noch durch ihr Leben hetzen. Sie dient allein dem Ziel, tiefste Gefühle nicht mehr wahrnehmen zu müssen, die unser ganzes Leben beherrschen: das Gefühl, nicht willkommen zu sein, nicht angenommen zu sein oder sich ungeliebt zu fühlen. Das Gefühl abgrundtiefer Einsamkeit oder des Verlassen seins. Das Gefühl von Versagen und ausgelacht werden. Das Gefühl nicht gesehen zu werden mit all dem, was man in die Welt bringen kann.

Wer kann diese schmerzlichen Gefühle aus der Vergangenheit schon gut aushalten? Arbeit bis zur Erschöpfung, extrem hoch gesteckte Ziele oder blinder Aktionismus halten diesen Schmerz in Schach und betten ihn in ein System aus Kontrolle, Normen und scheinbaren Aufgaben ein, so dass keine Luft bleibt, auch einmal zur Ruhe zu kommen und sich zu erinnern.

Spätestens mit den Wechseljahren bricht das System zusammen, die Kinder gehen aus dem Haus, die lebendige Beziehung ist der Gleichgültigkeit zum Opfer gefallen, vieles nervt und zudem schleichen sich körperliche Veränderungen in den Alltag und werden begleitet von den leisen Ahnungen vergangener Tage. Die Verunsicherung wächst und Veränderung wäre auf vielen Ebenen nötig, aber es gibt mehrere Faktoren, die sie verhindern:

[2] Ulrike Janz (Hrsg.) „Wandlungen", Krug&Schadenberg 2005, Seite 155

1. Der Mensch lebt gerne ökonomisch und solange es keinen Grund zu Veränderung gibt, findet keine statt!

Alles, was biologisch oder physiologisch abläuft ist den Gesetzen der Wirtschaftlichkeit unterworfen. Veränderungen finden nur statt, wenn sie wirklich gewinnbringend oder lebensnotwendig sind. Dies bedeutet für unser Leben als Frauen: solange wir attraktiv und leistungsfähig sind und mit unserem jugendlichen Charme oder unserer Arbeitskraft andere Menschen für uns gewinnen können, gibt es keinen Anlass andere Qualitäten entwickeln zu müssen.

Solange unser in jungen Jahren angebahntes Leben funktioniert, gibt es keinen Grund, das Wettspiel „meine Kinder" - „mein Mann" - „mein Körper" - „mein Job" in Frage zu stellen. Solange die Energie dafür da ist, gibt es keine Veranlassung, die Anstrengungen für die Karriere oder berufliche Entwicklungen in Frage zu stellen oder zu relativieren. Das Gehirn läuft im (ökonomischen) Sparmodus der Gewohnheitsmuster, um möglichst wenig Energie zu verbrauchen. Schon Veränderung zu denken, ist eine Herausforderung:

> ***Kaum sind wir heimisch einem Lebenskreise***
> ***Und traulich eingewohnt, so droht Erschlaffen,***
> ***Nur wer bereit zu Aufbruch ist und Reise,***
> ***Mag lähmender Gewöhnung sich entraffen.***

2. Der Mensch neigt zum Vergleich und übersieht dabei den Einsatz der anderen

Wir betrachten unser Tun meist nicht im luftleeren Raum, sondern bewerten das Ergebnis fast immer im Vergleich mit anderen. Es ist ein Muster, das wir in der Kindheit gelernt haben. Wer erinnert sich nicht an die Frage, was für Noten die anderen hatten oder wie der Notendurchschnitt war. Erst dieser Rapport führte zu der Bewertung, ob die „2" - gemessen an der „Norm" - gut oder schlecht war.

Selten wurde die Frage gestellt, was diese Note für mich, für meinen Schulweg, für mein Berufsleben bedeutet. So haben sich die meisten Frauen angewöhnt, sich, ihr Tun und auch ihre Kinder im Vergleich zu anderen zu betrachten. Bewertungen und Vergleiche sind zu unserer zweiten Natur geworden und bestimmen also, was „normal" ist - und was „man" erreichen muss.

Vergleich führt unweigerlich zu Unzufriedenheit, denn leider ist das Gras auf der anderen Seite immer grüner als auf der eigenen. Dies hat damit zu tun, dass wir keinen Einblick in die Kalkulation der anderen bekommen. Somit können wir nicht wissen, welchen Preis sie für ihre Leistung oder ihr Ergebnis bezahlt hat. Da wir unser Preis-Leistungsverhältnis kennen, schneidet die andere Seite des Zauns immer besser ab, denn wir spüren nur unsere eigene Anstrengung. Deshalb glauben wir, dass andere es vermeintlich leichter haben und ihnen im Handumdrehen gelingt, was uns so schwer fällt.

Frauen kämpfen daher gern für Gleichheit: Chancengleichheit, Gleichberechtigung, gleiche Bildungsmöglichkeiten. Alles in der Hoffnung, dass das Vergleichen und die damit einhergehende Unzufriedenheit dann aufhört. Aber Ungleichheit wird nie enden, da z.B. Charme oder körperliche Attraktivität immer unterschiedlich verteilt sind und nie alle gleich „ausgestattet" sind.

Dasselbe gilt für Erfolg: so mancher Zufall hat der einen oder der anderen zu einem großen Wurf verholfen, nur weil sie gerade zur rechten Zeit am rechten Ort war. Wahrscheinlich hat sie es noch geschafft, im rechten Moment zu strahlen, denn (fast) alle Menschen teilen das, was sie haben, lieber mit Menschen, die positiv wirken. Man sät ja auch einen Samen lieber in fruchtbaren Boden als in Wüstengelände.

Der Wunsch nach Gleichheit und Gerechtigkeit ist ein Kampf, der so lange dauern wird, solange es mehr als zwei Menschen gibt. Er ist sinnlos. Deshalb wäre es hilfreicher, einen eigenen Maßstab zu entwickeln. Doch dazu braucht es Vorbilder.

3. Medien arbeiten mit Zerrbildern und verhindern, dass wir eigene Vorbilder suchen

Wenn man ein Ziel erreichen will, sollte man sich dieses immer wieder als Vision vor dem inneren Auge betrachten. Medien führen unseren Blick jedoch weg von der Wirklichkeit. Wenn Barbie Ihre Vorstellung von körperlicher Attraktivität geprägt hat, dann werden Sie immer unzufrieden sein, da dieses Körperformat bei maximal 0,1% aller Frauen zu finden ist.

Wenn wir durch die Medien täglich Frauen mit makelloser Haut und perfekter Erscheinung vor Augen geführt bekommen, hat das eine Wirkung auf unser Unterbewusstsein und die Zufriedenheit mit uns selbst.

Unser Geist kann nicht erkennen, dass (fast) alle Bilder in Zeitschriften, Filmen oder im Internet per Bildbearbeitung verändert wurden, um diese Illusion der Makellosigkeit zu erzeugen. Wir vergleichen uns mit dem „Vorbild" und werden unzufrieden oder wir gehen in eine Abwehrhaltung und erklären uns zumindest innerlich immer wieder, warum wir das Ziel nicht erreichen. Die Folge ist ein andauerndes Versagensgefühl.

Was den Körper prägt – die schulmedizinische Sicht

Der weibliche Zyklus wird von Hormonen bestimmt – genauso wie unser Schlafrhythmus, der Stoffwechsel, Stressreaktionen und alle andere Abläufe in unserem Körper. Der weibliche Hormonhaushalt ist also wiederum nur 1 von vielen. Alle hormonellen Abläufe sind Schwankungen unterworfen, denn es macht keinen Sinn, dass z.B. Ihr Melatonin-Spiegel immer gleich hoch ist, wenn er nur dem Schlafen dient. Kein Hormon befindet sich dauerhaft in derselben Konzentration im Blut! So ist es auch bei den Hormonen, die den weiblichen Organismus prägen.

Mit dem Einsetzen der Blutung in der Pubertät und bis zu deren Versiegen in den Wechseljahren entsteht ein monatlicher Rhythmus, innerhalb dessen die Hormone absinken und ansteigen. Dazu gehören zum Beispiel die Östrogene, die ein Zeichen für Fruchtbarkeit sind, denn es wird von den heranreifenden Eizellen gebildet. Durch Östrogene wird die Schleimhaut in der Gebärmutter aufgebaut und verdickt, so dass sich die Eizelle einnisten kann. Diese Östrogenwirkung zeigt sich im ganzen Körper durch Wassereinlagerungen und Fettansammlung, die natürlich auch zur Straffheit und Drallheit des Körpers beiträgt. Aus diesem Grund sind junge Frauen eben faltenlos und wirken auf Männer jeglichen Alters anziehend, denn sie tragen die Zeichen der Fruchtbarkeit – das hat die Natur schon sehr klug eingerichtet.

Das Ansteigen des Östrogenspiegels führt besonders nach dem Eisprung zu einer Zunahme an Körpergewicht, der so weit gehen kann, dass manche Frauen sich kurz vor ihrer Menstruation wie eine Qualle fühlen: der Körper ist angereichert mit Substanz, in der chinesischen Medizin „Yin“ genannt. Wenn sich eine befruchtete Eizelle in der Gebärmutter eingenistet hat, wird Progesteron gebildet, das diese Schleimhautverdickung erhält, so dass sich die Eizelle fest verankern und darin wachsen kann. Also auch die sogenannten Gestagene tragen zu einem Substanzwachstum bei.

Dieser Prozess verläuft über einen Zyklus von plusminus 28 Tagen, also grob gesagt einmal im Monat. Mit den entsprechenden Hormonveränderungen gehen körperliche und seelische Veränderungen einher, vor allem Stimmungsschwankungen sind ein Thema. Auch dies ist ein kluger Mechanismus, denn es ist doch sinnvoll, dass eine Frau zu der Zeit ihres Eisprungs Nähe bedürftig und auf „Kuscheln“ eingestellt ist. Wie sollte auch sonst ein Kind entstehen? Andererseits ist es auch wieder natürlich, dass die Frau kurz vor der Abstoßungsreaktion einer Eizelle, die nicht befruchtet wurde, mehr für sich sein möchte. In den meisten Kulturen zieht man sich für Ausscheidungsvorgänge zurück, warum sollte es bei der Menstruation anders sein als bei der Blasenentleerung oder der Verdauung?

Was an unserer Kultur unnatürlich ist, ist die Sichtweise, dass diese Schwankungen als Störung angesehen werden und wenig Berücksichtigung im Leben finden. Dabei ist genau diese seelisch-körperliche Fähigkeit zum Wandel eine große Stärke von uns Frauen! Während betrieblicher Veränderungsprozesse besteht das Team meistens aus einem hohen Frauenanteil, weil der Umgang mit Wandlungsphasen Frauen leichter fällt. Sie sind in solchen Situationen eher fähig, alle zusammen zu halten und unterschiedliche Fähigkeiten zu integrieren. Sie können das Auf- und Ab eines neuen Projektes oft besser aushalten, als viele und v.a. junge Männer, die ausschließlich Anstieg und Zuwachs erreichen wollen, die nur erobern wollen, ohne Rückversicherung oder Reflexionsphasen.

Eine fruchtbare Frau geht also mit ihrem Zyklus durch verschiedene hormonelle Stadien, die bestimmte Eigenschaften mit sich bringen. Eine Frau in den Wechseljahren verwandelt sich durch die Abnahme aller weiblichen Hormone zu einem Wesen höherer emotionaler Stabilität und Beständigkeit. Allerdings kann die Wandlungsphase äußerst turbulent sein. Meine Beobachtung ist, dass sie umso turbulenter wird, je weniger die Frau in Kontakt mit sich und ihrem Körper ist. Frauen, die ihrem Rhythmus mehr Aufmerksamkeit geschenkt haben, haben automatisch viel Erfahrung in der Hingabe an Abläufe, die sie nicht kontrollieren können. Der Wechsel aus Rückzug und Tatkraft wird angenommen. Während der Wechseljahre treten diese Veränderungen nur in kürzeren, teilweise sehr kurzen Abständen auf, aber das Prinzip der Unkontrollierbarkeit bleibt dasselbe. Frauen, die ein großes Bedürfnis nach Kontrolle und Gewohnheit haben, tun sich sehr viel schwerer mit dieser Phase und sie sind verführbar für jegliche Form der Einflussnahme.

Eine Hormon(ersatz)therapie wird häufig bei den ersten Anzeichen der Wechseljahre empfohlen, weil sie vor Krankheiten schützen soll. Sie wird verschrieben, um Stimmungsschwankungen und Depression wieder in den „Griff" zu bekommen. Verschwiegen wird, dass die Symptome oft bleiben und Nebenwirkungen dazu kommen. Sie wird als einziger Ausweg bei Problemen mit Trockenheit betrachtet, dabei könnten die Schüßlersalze es nebenwirkungsfrei lösen!

Oft werden die Hormone auch deshalb präventiv empfohlen, um Herzerkrankungen oder Schlaganfällen vorzubeugen. In Studien wurde beobachtet, dass eine späte Östrogenbehandlung die Gefahr eines Schlaganfalles erhöht, da gerade durch sie arteriosklerotische Plaques in den Blutgefäßen gelöst werden. Aus diesem Grund sollen Frauen bereits vor den ersten Anzeichen des Klimakteriums Östrogene zuführen. Ein direkter Umstieg von der „Pille" auf die „HET" (Hormonersatztherapie) wäre für manche Schulmedizinerin ideal, um immer auf der sicheren Seite zu sein. Hier findet Kontrollbedürfnis zu Kontrollbedürfnis und viele Frauen lassen sich in ihrer großen Verunsicherung gern darauf ein!

Mit dem Begriff der Osteoporose und deren Verhinderung durch die „HET" wird mit einem Schreckgespenst gearbeitet, dessen wirkliche Ursachen noch gar nicht bekannt sind. Es wird eine Angst aufgebaut, gegen die sich die meisten Frauen nur schwer erwehren können. Wer möchte schon zerbrechliche Knochen haben? Eine ängstliche Patientin wird den Aussagen der Therapeutin vertrauen und stellt die eigene Meinung hinter der angenommenen Kompetenz zurück. Dabei werden nebenwirkungsfreie Alternativen, wie z.B. die Schüßlersalze oder auch homöopathische Unterstützung, meist verschwiegen. Unkenntnis ist dabei nur einer von vielen Gründen, denn die Ärztinnen wissen, dass eine solche Beratung zeitaufwändiger wäre, doch diese Zeit wird nicht bezahlt.

Aus den im ersten Kapitel beschriebenen Faktoren entwickelt sich bei vielen Frauen ein starker Wunsch, immer und ewig jung und leistungsfähig zu bleiben, vor allem wenn sie sich mit anderen Frauen vergleichen. Außerdem haben die meisten Frauen ein extrem hohes Bedürfnis nach Autonomie und Selbständigkeit, die natürlich leichter zu erhalten ist, wenn der Körper gesund und stark ist. Die Illusion, dass Hormoneinnahmen dazu beitragen, ist weit verbreitet.

In der Presse liest man allenthalben von den „silver agers", deren Leben wie gewohnt läuft, die immer fit sind und aktiv sein können, wann immer sie wollen. Maximal „best ager" darf man sein, denn Schwächen, Einbrüche oder Unvermögen ist genauso eine Makel wie Inkontinenz. Hier findet eine unglaubliche Normierung statt. Es gibt geradezu einen Zwang, frisch und jugendlich zu bleiben, straffe Haut zu haben, volles Haar und dralle Brüste. Wer das nicht vorweisen kann, macht etwas falsch im Markt der Möglichkeiten. Nicht selten führt das Risiko oder das Auftreten eines Brusttumors zum schlagartigen Absetzen der Hormon(ersatz)therapie. Diese jähe Veränderung entspricht überhaupt nicht den Bedürfnissen des weiblichen Körpers nach Rhythmus und ruhigen Verläufen. Frauen, die bisher viel Vertrauen in ihre Behandlerin hatten, werden plötzlich mit ihren klimakterischen Beschwerden im Regen stehen gelassen. Kaum eine klärt darüber auf, dass die Hormoneinnahme nur eine Verschiebung der Problematik bringt und nicht wirklich eine Lösung ist. Da viele aber schon in der „Behandlung" von Menstruationsbeschwerden gute Erfahrungen mit Hormoneinnahmen gemacht haben, ist die Neigung, dies auch im Klimakterium zu versuchen, natürlich sehr hoch. Die Enttäuschung, wenn dieses einfache Rezept im Chaos mündet, ist unausweichlich.

Um das Brustkrebsrisiko zu senken, hat die Schulmedizin natürlich auch schon wieder eine Lösung gefunden: Östrogene werden nun mit Gestagenen kombiniert. Dies reduziert das Risiko enorm, das wurde in Studien nachgewiesen. Gestagene in geringer Dosis halten Frauen in einer Art „Dauerschwangerschaft". Es lebe die freie Gestaltung des Lebens mittels beständiger Künstlichkeit! Was Freiheit wirklich ist, wissen jedoch die wenigsten.

Es ist sicher ein Problem, dass die meisten Frauen ihre Menstruation und das Frauwerden als beschwerlich erlebt haben. Nicht umsonst sind viele zwischen dem zwanzigsten und dreißigsten Lebensjahr bereit, durch Pilleneinnahme die Dinge ins Lot zu bringen. Außerdem gewährleistet die Pilleneinnahme auch Funktionstüchtigkeit im Sexualleben: Mann kann immer – frau auch. Aber will sie das?

Dabei sind diese Beschwerden oft nur erste Zeichen für eine Mangelsituation gemäß der Mineralstofftherapie nach Dr. Schüßler. Sie könnten auch der Ausdruck eines emotionalen Knotens sein, dann wäre die Homöopathie hilfreich. Eine kühlende Ernährung gemäß der chinesischen Medizin führt ab der Pubertät zu Schwierigkeiten, weil die (kühlenden) Östrogene das Leben des Mädchens nun prägen. Kinder sind generell „yang“ und vertragen aufgrund ihres hitzigen Wesens eine kühlende Ernährung mit Rohkost und viel rohem Obst sehr gut, aber in der Pubertät kann sie dann ein Auslöser für Krämpfe werden[3]. Eine Umstellung auf wärmende Kost würde das Problem nebenwirkungsfrei und ohne Manipulation des Hormonhaushaltes auch lösen.

In der Phase des Klimakteriums findet dann genau genommen nur eine Wiederholung statt: die Hormoneinnahme bietet eine vermeintlich unkomplizierte Lösung. Es ist ähnlich wie mit der Laktosefreien Milch: statt weniger wird noch mehr Hormon (oder bei der Milch das Enzym) zugeführt und der Körper immer stärker künstlich beeinflusst. Die Schulmedizin hat keine Zeit für die einzelnen Symptome, die mit einem aus dem Lot geratenen Hormonhaushalt einhergehen. Sie setzt auf einseitige Hormongaben statt einer ganzheitlichen Sichtweise. Die Erfahrung mit dem weiblichen Rhythmus, Möglichkeiten auf sich selbst Einfluss zu nehmen und persönliche Entwicklungsschritte bleiben dabei auf der Strecke.

Der Wunsch vieler Frauen im Klimakterium, wieder „die Alte“ zu sein, macht sie anfällig für das leicht verfügbare Angebot verschiedenster Hormonpräparate, die „nur eine ganz kleine Dosis“ sind oder als „nur ein lokal einzusetzendes Mittel“ (Gel) scheinbar kaum zu Buche schlagen. Die Pille(n) sind „zufälligerweise“ winzig klein, um den Eindruck zu vermitteln, es handele sich nicht wirklich um ein Medikament.

Hinter all der Verführbarkeit von Hormonen und der Weigerung zu altern, steckt letztendlich die Verweigerung von (Ver-)Wandlung und dem Ruf des Lebens. Die Betroffenen nehmen die schnelle und vermeintlich alternativlose Pilleneinnahme gerne aus ökonomischen Gründen an, denn den Blick nach innen zu wenden ist auch anstrengend. So scheinen zwar alle Beteiligten von der schnellen Lösung zu profitieren, doch der Kontakt zum Selbst, zum Rhythmus einer Frau, zu den verborgenen, inneren Anteilen wird dabei unterdrückt.

[3]dazu: „Ursache für chronische Erkrankungen und Übergewicht“, Karoline Dichtl, BoD 2020

Nicht wenige Businessfrauen, die viel auf Reisen sind, nehmen in der Zwischenzeit Präparate, durch die sie gar keine Menstruation mehr haben. Manchmal frage ich mich wirklich, ob es einen Preis für maximale Entfernung von weiblicher Natürlichkeit gibt.

Dabei können wir schon bei kleinen Kindern beobachten, dass Erkrankungen Wendepunkte der Entwicklung sind. Viele machen nach den typischen Kinderkrankheiten einen reiferen Eindruck, haben sich so verändert, dass sie „vernünftiger" sind, also der Vernunft zugänglich. Das ist wichtig für die weitere Laufbahn. Sie lernen durch diese Erfahrung den Umgang mit Krankheit und Schwäche, mit Schmerzen und Unwohlsein, mit einer hilflosen oder genervten Mutter, was ein Bestandteil des Lebens ist. Leider nehmen wir auch unseren Kindern durch überzogene Impfungen immer mehr die Chance auf den Umgang mit der Schattenseite des Lebens. Dies setzt sich bei den Mädchen in der Pubertät fort und es ist nur eine Wiederholung eines immer wiederkehrenden Denkens, das auf Funktionstüchtigkeit des Körpers ausgerichtet ist und den Menschen zur Maschine macht.

Zum Glück gibt es immer mehr Frauen, die gerade in der Phase des Klimakteriums damit nicht mehr zufrieden sind. Sie spüren, dass ihnen etwas Grundsätzliches im Leben vorenthalten wurde und sind bereit, sich auf die Suche zu machen. Der erste Schritt dazu ist der Abschied vom Glauben an die Vertrauenswürdigkeit der Schulmedizin, den sie leider längst verloren hat. Und auch Hesse weiß darum:

Es muss das Herz bei jedem Lebensrufe
Bereit zum Abschied sein und Neubeginne,
Um sich in Tapferkeit und ohne Trauern
In andre, neue Bindungen zu geben.
Und jedem Anfang wohnt ein Zauber inne,
Der uns beschützt und der uns hilft, zu leben.

Diesen Zauber bietet auch die Naturheilkunde, wenn Frauen merken, wie schnell und einfach sie helfen kann. Dabei bringt die erste Auseinandersetzung eine gewisse Verwirrung mit sich. Nicht jede Behandlungsweise ist für jede Frau geeignet. Deshalb ist zu Beginn eine gewisse Geduld nötig, bis die richtigen Mittel oder die richtige Methode gefunden sind:

Wir sollen heiter Raum um Raum durchschreiten,
an keinem wie an einer Heimat hängen.

Durch die breit gefächerte Naturheilkunde kann jede Frau eigene Erfahrungen sammeln, um im Laufe ihres Lebens zu wissen, was für sie zu welchem Zeitpunkt passt. Die Bereitschaft, zu beobachten und zu erkennen, wann welche Strategie die Richtige ist, ist dann Wegweisend im wahrsten Sinn des Wortes. Durch die Beschäftigung mit Naturheilkunde erfahren Frauen sehr viel über ihren eigenen Lebensrhythmus.

Sie können Rücksicht darauf nehmen, ihn aber ebenso nutzen! Legen Sie doch öfter einmal wichtige Geschäftsabschlüsse auf die Zeit ihres Eisprungs und lassen Sie sich überraschen! Das sind die wirklichen Waffen einer Frau.

Diese Fähigkeiten betreffen auch seelische Schwankungen, bei denen die Schulmedizin gern zu Psychopharmaka greift. Frauen werden weit häufiger Antidepressiva verordnet als Männern und nur selten wird darauf hingewiesen, dass diese Medikamente dann u.U. lebenslang genommen werden sollten, da das Absetzen zu erneuten depressiven Verstimmungen führt. Eine Abhängigkeit entsteht, die den Umgang mit der Patientin erleichtert und zudem viel Geld bringt.

Spätestens durch diese Unterdrückung der Seelenanteile wird die Chance für Veränderungen und die Offenheit für Neues erschwert. Die Entwicklung der Weisheit des Alters wird blockiert, denn nur die Auseinandersetzung mit den eigenen Lebensthemen macht wirklich reich und es ist ein Gewinn, den Ihnen niemand nehmen kann. Weder ein Mann, der Ihnen das Geld entzieht, noch Kinder, die die einfach zu manipulierende Mutter wiederhaben wollen und zu Erpressung bereit sind.

Das entscheidende Element in dieser Zeit sind Vorbilder! Daher ist es unerlässlich, sich Gleichgesinnte zu suchen, die sich auf den Weg nach innen machen. Wenn Sie in den Wechseljahren umgeben sind von Frauen, bei denen es völlig normal ist, Hormone einzunehmen und sich medikamentös zum „happy ager" zu machen, dann werden Sie zu der Einstellung kommen, dass Sie sich das Leben schwer machen, wenn Sie in die Tiefen Ihres Wesens hinabsteigen. Die Kehrseite des künstlich manipulierten Lebens ist dann, dass Sie scheinbar „plötzlich" mit Verfall, (körperlichem) Unvermögen, Funktionsverlust oder dem Alter konfrontiert werden.

Wenn Frauen sich in der Wandelphase weigern, das Älterwerden anzunehmen, verschiebt sich die Aufgabe in eine Lebensphase in der weniger Kraft und Spielraum für Entwicklung zur Verfügung steht. Im Alter ist der Wandel ein anderer als in der Lebensmitte und gilt statt der Verwandlung dem Abschiednehmen. Wenn die persönliche Entwicklung nicht stattgefunden hat, fehlt die Kraft für einen runden Abschluss des Lebens.

> ***Es wird vielleicht auch noch die Todesstunde***
> ***Uns neuen Räumen jung entgegen senden,***
> ***Des Lebens Ruf an uns wird niemals enden …***

Je stärker Sie die verschiedenen Anteile Ihres Selbst geborgen, entwickelt und gelebt haben, desto leichter wird es Ihnen gelingen, Abschied zu nehmen. Ein Mensch, der seinen inneren Monstern begegnet ist, wird sich weder vor dem Tod noch vor dem Sterben fürchten müssen. Eine entspannte Seele ist fähig, gehen zu lassen und zu gehen.

Wie die Seele reift – eine psychologische Betrachtungsweise

Die Diskussion, wo unsere Seele verankert ist, ist eine philosophische Debatte, weil es keinen Beweis dafür gibt. Sicher ist: sie ist ebenso da, wie unsere Körper! Sie alle kennen jemand, die „eine Seele von Mensch" ist und auch jemand, bei der man sich fragt, ob sie ein seelenloses Monster ist.

Freud hat die drei Ebenen „Ich" - „Über-Ich" und „Es" beschrieben. Mit dem Begriff „Es" bezeichnete er das Unbewusste, die Seele. Er hatte die Vermutung, dass sich dort manches ungewollt abspeichert und dann „unbewusst" Auswirkungen auf den Alltag hat. Der sogenannte „Freud'sche Versprecher" ist ein Sinnbild dafür und bedeutet, dass sich etwas zeigt, was die Person lieber unterdrücken würde.

Das „Über-Ich" ist unser Gewissen, eine geistige Instanz, die sich aus dem heraus entwickelt, was uns unsere Eltern vorgelebt und beigebracht haben. Das „Ich" ist bei Freud das Ideal eines reifen, erwachsenen Menschen, der altersentsprechend mit dem Leben umgehen kann. Die Anforderung an eine reife Frau in den Wechseljahren ist in erster Linie das „Abschied nehmen". Die Trauer, die dabei auftaucht, ist ein wichtiges Gefühl auf dem Weg zu einem neuen „Ich". Ein Mensch entwickelt sich nur über das Erleben ihrer Gefühle, nicht indem sie sie hinter einer Fassade versteckt. Aus diesem Blickwinkel kommt den Entwicklungsschritten nach Eric Erikson eine große Bedeutung zu.

Erikson beschreibt Phasen, die unsere Seele im Laufe des Erwachsenwerdens erlebt und die mit Konflikten einhergehen. Sie entstehen im Spannungsfeld gegensätzlicher Extreme und jeder Mensch muss einen persönlichen Umgang damit finden. Die erfolgreiche Bewältigung führt dazu, dass wir im Laufe unseres Lebens immer bessere Problemlösestrategien entwickeln, durch die wir persönlich wachsen.

Wenn eine Phase nicht mit einem Lernerfolg abgeschlossen wird, bleibt sie so lange aktiv, bis der Mensch einen Umgang damit findet. Denn bedauerlicherweise geraten im Gehirn alle erledigten Arbeiten biochemisch schnell in Vergessenheit, während offene Aufgaben abgespeichert bleiben. Daher bekommen ungelöste Konflikte vor allem während der Wechseljahre eine enorme Bedeutung, wenn körperliche Umwandlungsprozesse einen seelischen Fehlentwurf verstärken, was wir vor allem bei den homöopathischen Mittelbeschreibungen noch sehen werden. Erikson hat 1959 folgende Stationen beschrieben:

Vertrauen vs. Misstrauen – das 1. Lebensjahr

Die erste Phase erlebt das Kind in völliger Abhängigkeit. Hier fällt die Entscheidung, ob es (Ur-)Vertrauen oder Misstrauen in sich speichert: was erlebt das Kind bei seiner Bezugsperson? Gibt sie ihrem Kind Sicherheit und Geborgenheit? Bekommt es ausreichend

Nahrung und Zeit, diese zu sich zu nehmen? Kommt jemand, wenn es um Hilfe ruft? Strahlt der wichtigste Mensch Ruhe und Kraft aus oder deuten ihre Reaktionen auf Stress hin? All das wirkt auf das kleine Kind und beeinflusst die Haltung zur Welt. Es lernt in dieser ersten Phase etwas über Stabilität und entwickelt im Idealfall das Gefühl, sich auf das Leben verlassen zu können. Erikson nennt es: „Ich bin, was man mir gibt" . Wenn in dieser Phase mehr Misstrauen als Vertrauen entsteht, äußert sich das häufig in sogenannten „oralen Zwängen", also süchtigem Essverhalten mit großer Gier und einem nie endenden Leeregefühl. Die Erfahrung des Mangels wird abgespeichert.

Autonomie vs. Scham und Zweifel – das 2. bis 3. Lebensjahr

Das Kind bekommt durch seine wachsenden körperlichen Fähigkeiten einen größeren Spielraum, der seinen Entdeckergeist weckt. Es stellt fest, dass es außer der nährenden Person noch etwas anderes gibt, das es erobern will. Die Neugier, die Welt zu entdecken, entwickelt sich und das Kind bekommt dadurch neue Reize, die es weiter stimulieren und anregen.

Die Erweiterung der Welt ist abhängig davon, wie viel Vertrauen das Kind gelernt hat. Ein Kind mit einem tiefen Vertrauen wagt mehr, als ein Kind mit Misstrauen. Dabei bleibt es eng an die Bezugsperson gebunden: „ich gehe weg – aber die Mutter/Bezugsperson ist immer (noch) da!" Kinder in diesem Alter schauen deshalb oft zur Mutter zurück oder huschen bei ihr vorbei und wollen Kontakt, um dann gleich wieder zu verschwinden. Manchmal stellt sich bei der Mutter dadurch ein negatives Gefühl ein. Wenn sie selbst wenig Liebe erfahren hat, breiten sich an dieser Stelle negative Gefühle des „benutzt-werden" aus. Es ist wichtig, dass die Mutter ihre immense Bedeutung als „ruhenden Pol" erkennt, damit das Kind überhaupt den Mut entwickelt, seinen Radius zu erweitern. Wenn sie weiß, dass es eine Chance für sie ist, in Ruhe ein Buch zu lesen oder ein Gespräch zu führen, ist allen Beteiligten damit gedient.

Der Hauptkonflikt in dieser Phase entsteht zwischen dem, was das Kind interessiert und dem, was erlaubt ist. Erikson nennt das Ergebnis im Idealfall „ich bin, was ich will". Kinder in diesem Alter können sich in einen toten Vogel genauso wie in Hundekot versenken. Sie kennen noch keine Grenzen und kein Bewertungssystem über „falsch" oder „richtig". Anhand der Reaktionen der Mutter oder des Vaters lernt das Kind, was akzeptiert wird und was nicht.

Ein Lächeln oder eine freundliche Stimme vermittelt ihm, dass es etwas gut oder richtig gemacht hat. An einem harten Ton und grobem Kontakt erkennt es, was es besser lassen sollte. Für die meisten Erwachsenen ist es z.B. nicht in Ordnung, in toten Vögeln herumzustochern.

Im ersten Moment der unangenehmen Reaktion entsteht im Kind ein Zweifel gefolgt von einer kritischen Haltung gegenüber dem Erwachsenen. Es überprüft in ihrem Inneren, ob Neugier über die negative Beurteilung siegen soll. Dadurch entsteht gleichzeitig das Gefühl der „Selbstwirksamkeit", weil das Kind lernt, mit welchen Aktionen es welche Re-Aktionen in seiner Umwelt und vor allem bei den Eltern auslösen kann.

Wenn es zu oft starke Einschränkungen oder Zurechtweisung erfährt, entsteht das Gefühl von Ohnmacht und Scham: „so darf ich nicht sein" – „das darf man nicht tun!". Je krasser die negative Reaktion auf die kindliche Neugier ist, desto stärker das Schamgefühl. Wenn das Kind sehr oft Beschämung erfährt, dann entwickeln sich tiefe Zweifel, die die Neugier auf die Welt und das Leben unterdrücken. Manche erwachsene Frau weiß ein Lied davon zu singen.

Initiative vs. Schuldgefühle – die Phase vom 4 bis zum 6. Lebensjahr

Wenn der erweiterte Radius als sicher erfahren wurde und neue Reize die geistigen und körperlichen Fähigkeiten gestärkt haben, erlebt das Mädchen im sozialen Kontakt mit anderen Macht und Ohnmacht. Sie lernt, was im sozialen Gefüge richtig oder falsch ist, was man mit anderen machen kann und was man besser lassen sollte.

In diesem Alter erlebt sie die Eltern zum ersten Mal bewusst als zwei getrennte Personen, die sich unterschiedlich verhalten. Deren Beziehungsverhalten nimmt es zum Vorbild für eigene Verhaltensweisen, wie z.B. fragen, wenn es etwas haben möchte, schreien, wenn man den eigenen Willen nicht durchsetzen kann, Unruhe als Folge von Anspannung oder auch schlagen, wenn die Anspannung unerträglich wird.

In dieser Phase probiert das Kind das ganze soziale Spektrum von Aggression und Eroberung genauso aus, wie es Aggression und Vereinnahmung erlebt. Es ist gut, wenn das Kind anhand der Reaktion des anderen Kindes fühlt, was gut ankommt und was nicht. Wenn Eltern den Erfahrungsspielraum stark einschränken, indem sie vorschnell Einfluss nehmen, verhindern sie die Entwicklung von Selbstbegrenzung beim einen und die Erfahrung von Initiative beim anderen Kind.

Ungelöste Konflikte aus der Kindheit sind häufig das Motiv, dem eigenen Kind leidvolle Erfahrungen ersparen zu wollen, nicht selten mit dem Effekt, dass genau diese sich wiederholen. Wenn ihr das eigene Erleben abgenommen wird und die Erwachsenen steuern, dann wird es kaum ein natürliches und angemessenes Sozialverhalten entwickeln können. Der Umgang mit Initiative und Aggression im Sinne von Tatkraft und Wagnis wird erschwert, weil die Erfahrung aus der Kindheit fehlt. Das Ergebnis dieser Phase sollte sein: „Ich bin, was ich mir vorstellen kann (zu werden)". Die Ängste der Bezugsperson führen stattdessen zu Schuldgefühlen. Das „so darf man nicht sein" hemmt im weiteren Verlauf vor allem die Mädchen und plagt später die erwachsene Frau.

Werksinn vs. Minderwertigkeitsgefühl – die Phase des Schulbeginns bis zur Pubertät

Mit den weiter wachsenden Fertigkeiten wollen Heranwachsende immer weniger nur zuschauen, sondern selbst anpacken. So entwickeln sie in der Schule neben handwerklichem Können auch die Fähigkeit zur Zusammenarbeit mit anderen. Sie erleben im Idealfall, dass sie andere motivieren oder sich „herausnehmen" können. Das Kind entwickelt die Fähigkeit zur Vorausschau („Antizipation"), kann sein Tun im Kopf durchspielen und dabei frei experimentieren. Bei der Umsetzung in die Tat bemerkt es dann, was funktioniert und was nicht. Das Credo lautet: „Ich bin, was ich lerne".

Versagensgefühle werden verarbeitet, indem es sich der Aufgabe erneut zuwendet. Das Kind lernt durchzuhalten, bis es erfolgreich war oder aufzugeben, was zum Gefühl der Minderwertigkeit führt: „ich habe es nicht geschafft". Eltern und Lehrerinnen sollten in dieser Phase nicht so sehr mit Lob und Tadel arbeiten, weil sie sonst die Orientierung in die Außenwelt lenken und weitere Initiative (Handlungsimpulse) verhindern. Im schlimmsten Fall wird das Kind so passiv, dass es nur noch etwas tut, wenn die Aussicht auf Belohnung besteht.

Besser wäre es, den Kindern mehr Ruhe zu geben und Langeweile entstehen zu lassen, in der sie sich immer wieder der noch offenen Aufgabe zuwenden können. Leider haben Mütter oft sehr eigene Vorstellungen, wie ihr erfolgreiches Kind die Aufgabe lösen sollte. Aufgrund fehlender eigener Ziele und einem inneren Leeregefühl besteht die Gefahr, dass die Mutter mit ihrem Kind verschmelzen will: „wir sind eins". In den folgenden Jahren fragt sie sich dann, warum das Kind nicht selbständig wird, aber sie hat es jeglicher Initiative beraubt und durch das Gefühl der Minderwertigkeit von sich abhängig gemacht.

Selbstfindung vs. Verweigerung – das Jugendalter

Auf dem Weg zum Selbst erfährt die Heranwachsende unterschiedliche Reaktionen auf ihre Rollen, ihr Verhalten und ihre Art, mit anderen umzugehen. Sie entwickelt aufgrund ihrer vielseitigen Fähigkeiten eine eigene Identität (Prägung) als Vorstufe einer reifen Erwachsenen.

Spätestens in der Phase der Pubertät entwickelt das Mädchen eine Neugier auf die Frage, wer es ist oder wer es sein will. Es will sich dabei vor allem von den Eltern abgrenzen und ganz etwas Eigenes werden. Bedeutung hat zu dieser Zeit nur die „Peer"-Gruppe, die die Norm vorgibt, was „cool" und was „out" ist. Die Jugendliche entfernt sich von der Ursprungsfamilie und speziell von väterlicher oder mütterlicher Normierung und Einflussnahme. Je geringer der Spielraum, je strenger die Regeln, desto stärker entwickelt sich das rebellische Verhalten als Gegenpol. Im Freiraum eigener Entscheidungen entwickeln die meisten Kinder Vernunft, wenn sie das Vertrauen der Eltern spüren und sie die Konsequenzen ihres Handelns erleben dürfen.

Es ist wie einst im Sandkasten: die Heranwachsende schielt immer wieder zu den Eltern, in dieser Phase aber heimlich. Wenn diese wie Dämonen drohend über ihr stehen, dann muss sie sich entziehen, um im Verborgenen ihren eigenen Stil finden zu können. Wenn die Eltern dagegen die Selbstfindung als Ratgeberinnen unterstützen, dann kann die Haltung „Ich bin, was ich bin" ohne dramatischen Trotz gelingen.

In dieser Zeit entwickelt sich auch der Umgang mit Neid und Konkurrenz. Wer erinnert sich nicht an die schmerzlichen Gefühle, die die attraktive Mitschülerin ausgelöst hat, während man selbst wie ein Streuselkuchen aussah. Wie schwer war es, zu verdauen, dass die „Stars" der Klasse von allen begehrt wurden, während man selbst am Rande des Geschehens stand. In dieser Situation besteht die Gefahr, dass der Schmerz und die Trauer, nicht zu den „Begehrten, Schönen und Reichen" zu gehören ins Unterbewusstsein verdrängt und hinter einer Fassade der Gleichgültigkeit oder „Coolness" verborgen wird, wenn das Mädchen eine Mutter hat, die ihr im Umgang mit Neid und Konkurrenz kein Vorbild ist.

Nicht selten versucht die Mutter in den Wechseljahren ihren Verlust der Kontrolle beim pubertierenden Kind zu kompensieren, um das Gefühl der Ohnmacht nicht aushalten zu müssen. Es kommt zu ermüdenden Kämpfen für beide Seiten, denn extreme Aggressionen bei den Söhnen und sich selbst gefährdende Rebellion der Mädchen sind eine häufige Folge. Die Mutter bleibt ratlos zurück und erkennt ihren eigenen Anteil nicht, weil sie aus dem „wir sind eins" ein „wir sind uns einig" gemacht hat.

Je nach Anlage entwickelt sich aus unerbittlicher Kontrolle oder Zwang eine übermäßige Anpassung, so dass die Erwachsene nur noch das tut, was man ihr sagt oder was die Konventionen erlauben. Diese Haltung wird mit eigenen Kindern oft so extrem, dass die Betroffene auch von ihren Kindern wiederum vollkommene Anpassung erwartet und jegliche Individualität als Störfaktor erlebt. Auf der anderen Seite kann ein enger Handlungsspielraum der Eltern auch in der ewigen Rebellion enden, so dass sich die Erwachsene generell erst einmal weigert, das zu tun, was man ihr sagt, sei es der Ehemann, der Arbeitgeber, ein Chef oder eine Chefin – von der Mutter ganz zu schweigen, die ihre Position als Ratgeberin auf ewig verloren hat. Ein schroffes, ablehnendes „Nein" wird zum Dauerzustand.

Persönlichkeit vs. innerer Gefangenschaft – die Phase des frühen Erwachsenenalters

Die reife Erwachsene hat einen geistigen Horizont entwickelt, der unterschiedliche Verhaltensweisen in Abhängigkeit von der Situation zulässt. Sie ist fähig, abzuwägen, abzuwarten, Dinge zu planen und zurückstellen, wenn es nötig ist oder aber Einsatz zu zeigen, wenn es die Zeit erfordert.

Sie kann beharrlich sein und sich durchsetzen, wenn etwas bedeutsam erscheint, aber auch nachgeben. Mit diesem Spektrum an Fähigkeiten wird nun ins Arbeitsleben gestartet, Freundschaft vertieft, Gemeinschaft gebildet.

Erikson betrachtet eine Erwachsene dann als reife Persönlichkeit, wenn sie die Fähigkeit hat, Unterschiede in den Hintergrund treten zu lassen und negative Seiten der anderen einfach annehmen kann. Sind diese Fähigkeiten nur unzureichend ausbildet, kommt es durch enge Vorstellungen, wie jemand oder etwas zu sein hat, schnell zu einen Gefühl der Isolation. Statt sich mit der Umgebung auszutauschen und auseinanderzusetzen, findet ein innerer Rückzug statt – die „innere Kündigung" gibt es nicht nur im Arbeitsleben!

Es bilden sich Bahnen im Gehirn, die ein Gewohnheitsmuster prägen, mit dem die Welt negativ wahrgenommen wird. Die Unfähigkeit zur Liebe und zum Geliebt-werden mündet in Verweigerung. Sie kommt nicht selten in einem „ich brauche keine Hilfe" oder „Danke, das kann ich allein!" zum Ausdruck. Anstatt Verbindung und Klärung zu suchen, werden Fluchtpläne geschmiedet und die Frau wartet nur noch auf den rechten Moment des Ausbruchs, statt ihr Leben mit zu gestalten. Das „wir sind, was wir lieben" verknotet sich im Inneren zu einem „Ich warte, bis ich endlich dran bin – und dann mache ich gar nichts mehr" oder „sollen die anderen mal sehen, was ist, wenn ich nicht mehr da bin".

Spätestens mit den hormonellen Veränderungen der Wechseljahre brechen sich alte, ungelöste Konflikte Bahn und werden von den Gewichts- und Stimmungsschwankungen unterhalten. Wenn sich dann auch noch „alles", was eine Frau unter Umständen Jahrzehntelang ausgemacht hat, vermeintlich „plötzlich" verändert, ist die Katastrophe vorprogrammiert. Denn spätestens wenn der körperliche Abbau deutlich wird oder fortschreitet, bestimmt die Unzufriedenheit den Alltag und wirft wirklich unansehnliche Falten ins Gesicht. Wenn frau dann noch merkt, dass weder die teuerste Creme noch die neueste Handtasche oder auch das nächste Paar Schuhe keine Zufriedenheit mehr bringt, dann sind der Depression Tor und Tür geöffnet.

Wenn zu allem Überfluss auch noch die Haare als Zeichen der Kraft ausfallen und die Lebenslust immer häufiger von Müdigkeit überschattet wird, brechen sich die tief verdrängten Selbstzweifel Bahn. Kein Wunder, wenn der Blick in die Welt Neidgefühle auf die Jüngeren oder auf die unverändert attraktiven Silver-Ager auslöst. Die Zweifel an der eigenen Liebenswürdigkeit, perfektionistische Betrachtungen des Körpers und eine wachsende Unzufriedenheit, führt unausweichlich zur Einsamkeit, da es nur wenig Menschen gibt, die unzufriedene Frauen in ihrem Umfeld ertragen. Unzufriedene Männer haben da mehr Glück: sie finden meist trotzdem eine Frau, die sich ihrer annimmt.

Die körperlichen Symptome und hormonellen Schwankungen verstärken jedoch nur das, was im Verborgenen liegt. Frauen, die eigene Ziele und einen Sinn im Leben sehen, die mit sich selbst zufrieden sind, haben weit seltener Selbstwertkrisen und Wechseljahrsbeschwerden als Frauen, die sich ungeliebt fühlen, die ziellos durchs Leben stolpern und die sich nie mit ihren eigenen Wünschen und der Entwicklung ihrer Seele auseinander gesetzt haben. Wenn keine Bereitschaft besteht, den Ursachen Aufmerksamkeit zu schenken, dann führen die Gewohnheitsautobahnen, das sogenannte „Unterbewusste" in einem irren Tempo zu einer Abwärtsspirale und vergiften das menschliche Miteinander. Gerade Frauen haben (leider) die Fähigkeit, die Zwangsjacke der Normen und Regeln besonders eng zu stricken – vor allem ihre eigene! Die Kraft einer in sich ruhenden Erwachsenen, die mit ihrer Zufriedenheit die Welt bereichert und wiederum sich damit Gutes tut, geht verloren.

Verbundenheit vs. Selbstbezogenheit – die Phase des reifen Erwachsenen

Die Großeltern haben für die meisten Kinder eine besondere Bedeutung und sind auf ganz eigene Weise im Gedächtnis verankert. Die reife Erwachsene akzeptiert, dass die Kinder eine eigene Haltung gegenüber dem Großvater oder der Großmutter entwickeln, die sich in den meisten Fällen von den eigenen Querelen mit den Eltern unterscheidet. Sie kann diese Unterschiede stehen lassen, weil sie weiß, dass sie selbst eines Tages als Großmutter eine besondere Stellung einnehmen wird. Mit der Entwicklung hin zu „Ich bin, was ich bereit bin, zu geben" erfüllt sich der Lauf der Dinge. Großeltern kennzeichnet im Idealfall eine tiefe Ruhe, Zufriedenheit und Ausgeglichenheit, die für die Enkelkinder eine wichtige Quelle der Inspiration sein kann, besonders in der Pubertät oder dann, wenn die Eltern durch Stress oder Berufstätigkeit angespannt sind.

Eine unzufriedene Frau wird negativ und neidisch reagieren, wenn die Enkel, ihre Kinder, das bekommen, was sie sich immer gewünscht hat. Die Großmutter wird sich in der Rolle der Übermutter darstellen und so weiterhin Macht ausüben, wenn sie ihre Tochter nie als eigenständigen, wunderbaren Mensch anerkannt hat. Die Enkelin, die dazwischen steht erlebt Frauen nicht als positive Vorbilder. Möglicherweise will sie als Erwachsene alles anders machen.

Integrität vs. Verzweiflung – der alte Mensch

In dieser Phase kann eine Frau nur Rückschau auf ihr Leben halten und betrachten, was sie in ihrem Leben getan und wie sie sich entwickelt hat. Ein zufriedener Mensch verzweifelt nicht an der Begrenzung seines Lebens, sondern bleibt in Kontakt mit den anderen. Je zufriedener eine Frau ist, desto geringer ist die Angst vor dem Ende des Lebens. Sie muss andere nicht dafür leiden lassen, was sie selbst versäumt hat, sondern kann in Ruhe reflektieren und wertschätzen, was gewesen ist.

Der Schmerz hat keine Ankerpunkte im Unterbewusstsein und hält sich dadurch auch bei Krankheit in Grenzen. Wenn allerdings die Verzweiflung über das Alter die Oberhand gewinnt, wird eine schmerzhafte Erkrankung zum Horrortrip, weil auch stärkste Mittel und sogar Opiate keine Wirkung zeigen – der Knoten ist zu groß!

Das überfüllte Unterbewusste, vollgestopft mit allem Verdrängten zeigt sich in negativen Verhaltensweisen wie Despotismus, Altersstarrsinn, Vorwürfen, Verächtlichkeit oder Abwertung.

Wenn dann die Pflege oder Fürsorge der alten Eltern zu einer größeren Nähe zwingt, beschwören die ungelösten Konflikte auf beiden Seiten negative Gefühle herauf, alte Wunden reißen auf. „Plötzlich" kommen ungeklärte Angelegenheiten in einer Art und Weise auf den Tisch, die für niemand förderlich ist. Gegenseitige Schuldzuweisungen, ständiger Streit und Aggressionen sind die Folge. Als einzige Lösung scheinen nur die getrennten Wege möglich zu sein, aber diese sind aufgrund der Lebenssituation alter Eltern und der Verpflichtung, sie zu versorgen, verstellt.

Die Aussöhnung mit den Eltern ist daher eine wichtige Aufgabe, die man sich am besten bereits in jungen Jahren zum Ziel der persönlichen Entwicklung macht. Spätestens in den Wechseljahren ist eine gute Gelegenheit zum Abschied nehmen von alten Bildern, die wie eine Schwarz-Weiß-Fotografie längst überholt sind.

Dass die „midlife-crisis" nicht wirklich hormonell verursacht wird, erkennt man daran, dass sie auch Männer trifft. Die Lebensmitte ist für jeden Mensch eine Herausforderung. Die Reduzierung auf das hormonelle Geschehen geht haarscharf an den eigentlichen Themen vorbei, deshalb sollten Frauen sich dagegen erwehren, alles auf die Wechseljahre schieben zu lassen. In Wirklichkeit geht es um tief liegende, ungelebte Seelenanteile, die bisher ins Unbewusste verbannt wurden:

Eine Frau, die wenig Sicherheit und Geborgenheit erlebt hat, leidet immer noch unter dem Gefühl des Mangels. Eine „ewige Gier", die sich auch in Heißhunger äußern kann, führt dazu, dass die „Sattheit" ausbleibt. Egal, was sie erreicht hat oder was andere für sie tun: immer gibt es noch etwas, das fehlt. Das „versorgt werden wollen" ist ein altes Gefühl, das unbearbeitet, zur Belastungsprobe für das soziale Umfeld wird. Es hat nichts mit den körperlichen Veränderungen zu tun.

Wenn die Kindheit von Schamgefühlen, Zweifeln oder Minderwertigkeit geprägt war, werden genau diese Gefühle an der Schwelle zu einer neuen Lebensphase wieder massiv zum Vorschein kommen. Das Lachen anderer Menschen ruft immer noch das Gefühl hervor, ausgelacht zu werden. Hilfe wird zurückgewiesen, weil nur Berechnung dahinter vermutet wird.

Wenn die Pubertät mit Verboten, Kontrolle und Einengung zu einer extremen Anpassung geführt hat, fragt sich die Frau in der Lebensmitte, was so viel Unzufriedenheit auslöst, wo sie doch „alles" hat. Viele Frauen haben eine Mutter erlebt, deren Horizont auf Themen wie „Dicksein" oder „Schlankwerden", „Falten bekommen" oder „sinnlose Dinge tun" (z.B. Putzen) eingeengt war. Die Lust auf das Leben wurde nicht selten beschädigt von absurden Ehestreitigkeiten, sinnlosen Eifersüchteleien, Geldsorgen oder dem Gefühl, nichts (mit)bestimmen zu dürfen. Und zu allem Überfluss kam in der Phase des Erwachens der Weiblichkeit die Mutter in die Wechseljahre und setzte der Ablehnung des Körpers die Krone auf.

Dass all diese ungelebten Anteile sich gerade in den Wechseljahren zeigen, hat mit dem Schwinden der Beherrschung zu tun. Verdrängung fordert viel Kraft, die Wechseljahre auch. Bleibt die Frau in der Verdrängung verhaftet, hat sie keine Energie für den Wandel. Sie fühlt sich müde und schlapp, Konzentrationsstörungen und Vergesslichkeit stellen sich ein und führen im Alter zu Demenz oder Alzheimer – der Krankheit des Vergessens.

Der Schritt des Abschied nehmen wird oft falsch verstanden und mündet nur in eine Trennung vom bisher gewohnten Partner, statt im Abschied nehmen von Kindheit und Jugend. Er wird zum Stellvertreter für alles Negative, Unbewegliche, Gewohnheit, Überdruss und mangelnde Entwicklungsfähigkeit. Dass die Unzufriedenheit weiterhin auch nach der Trennung besteht, liegt auf der Hand, wird aber ebenso zu den ungelebten Seelenanteilen unter den Teppich gekehrt. Dann müssen eben die Wechseljahrsbeschwerden als Ursache für dies und das herhalten. So dreht sie sich im Kreis und das Umfeld schaut zu. Mit ihren Gewohnheitsmustern und ihrer Unzufriedenheit hat sie auch die anderen müde gemacht, keiner will sich mehr mit ihr anlegen.

Das tief Verborgene wird nicht geborgen, weil der Mut fehlt, hinzuschauen, was sie wirklich will. Nach einer Trennung fehlt es an Geld, an Raum, an Sicherheit und vielem mehr, so dass es nie passt, sich auf den Weg zu sich selbst zu machen. Die Ausreden sind zahllos.Wenn eine Frau in dieser Situation tief in sich schaut, dann erkennt sie, was sie selbst zum Unglück beiträgt. Das Gefühl: „Ich bin ja wie meine Mutter (geworden)!" lässt sich schwer bei Seite schieben.

Als Lösung wird verzweifelt die Jagd nach Jugendlichkeit und die nächste Diät in Angriff genommen. Die Weigerung, sich mit den verborgenen Seelenanteilen auseinander zu setzen hat nicht selten damit zu tun, dass die Schattenseiten nun monsterhafte Züge annehmen, vor allem wenn sie beleuchtet werden. Da lässt man sie lieber im Dunkeln. Platon hat das in seinem „Höhlengleichnis" sehr schön beschrieben.

Wenn Frauen gern behaupten, dass für sie die inneren Werte zählen, so versäumen sie es nicht selten, sich genau darum bei sich selbst zu kümmern. Viele Frauen definieren sich immer noch über ihre körperliche Anziehungskraft auf Männer oder den Stolz auf ihre Kinder. Aktivitäten wie Yoga, Sport dienen nur dem Erhalt der Jugendlichkeit, sie werden nicht aus wirklicher Lust heraus betrieben. Die attraktive oder jüngere Kollegin wird mit einem nagenden Gefühl betrachtet, das es wieder zu unterdrücken gilt, statt die Ursachen des Wettbewerbs einmal genau zu verstehen. Der Reflexion und Entwicklung des eigenen Wesens wird nur dann Aufmerksamkeit geschenkt, wenn es Schwierigkeiten gibt und die Auseinandersetzung mit dem Selbst unausweichlich ist.

Frauen, die sich gern als tatkräftig und allwissend präsentieren müssen mit den Wechseljahren feststellen, dass sie auch nur ganz normale Menschen sind, denn der Schritt, Abschied zu nehmen von überholten Sichtweisen, alten Verhaltensmustern und von eingefahrenen breiten Gewohnheitsautobahnen, ist kein leichter. Doch wenn die neuen Pfade einmal geebnet und ausgetreten sind, kann die Entdeckung der Neugier auf das Leben und die Erfahrung von Freiheit und Leichtigkeit sehr motivierend sein.

Die Frage „Wer bin ich?" oder auch „Wer will ich sein?" sollte spätestens in der Lebensmitte ins Zentrum gerückt werden, um inneren Frieden zu erreichen, der mit Zufriedenheit einhergeht. Nur das Abschied nehmen vom Vergleich und Wettbewerb führt zu der so tief ersehnten Seelenruhe, die Verbindung mit anderen schafft und es ermöglicht sich (gerne!) helfen zu lassen. Es gibt immer die Möglichkeit, nachzureifen und Versäumtes nachzuholen, indem wir den Weg unseres Lebens innerlich zurückgehen und die verloren gegangenen oder liegen gebliebenen Seelenanteile einsammeln, wieder zu uns nehmen und versuchen sie zu lieben. Wie soll Wandel sonst gelingen, wenn nur der Mond ab- und zunehmen darf und Sie weiterhin Dinge von sich fordern, die Ihr Körper nicht erfüllen kann? Dann muss die Seele leiden. Lassen Sie uns schauen, was die chinesische Medizin zu bieten hat!

Was Bewegung ins Leben bringt – Weisheiten aus China

Die traditionelle chinesische Medizin ist bei uns im Westen durch Akupunktur, übel schmeckende Kräutertees, Qigong und Therapeutinnen, die morgens warmen Brei empfehlen, bekannt geworden. Hinter diesen Behandlungsmethoden steht eine sehr umfangreiche medizinische Theorie, die in vielem von unserer westlichen Schulmedizin abweicht. Vor allem das Zusammenspiel von Körper, Geist und Seele wird in der „TCM" seit Jahrtausenden berücksichtigt, während es bei uns als „Psychosomatik" mit Krankheit gleichgesetzt wird. Eine Akupunkteurin ahnt schon, dass der Körper nicht genesen kann, wenn negative Seelenkonzepte ihm immer wieder zusetzen und es nicht gelingt, die Lebensumstände zu verbessern. Das kann manchmal ein Umzug sein, ein Arbeitsplatzwechsel, manchmal eine Trennung, oft aber auch einfach die Bereitschaft zum Innehalten und Luftholen. Lebensführung und Spiritualität sind aus Sicht der TCM ein wichtiger Teil der Gesundheit. Aus Sicht der chinesischen Medizin sind zwei Elemente der Ursprung von allem: „Yin" und „Yang"

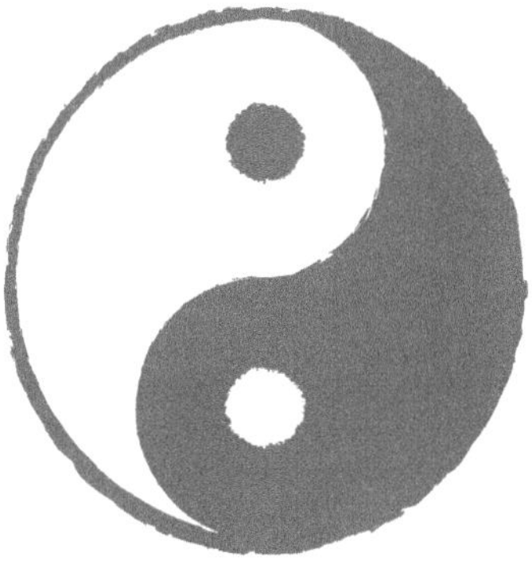

Das helle Feld symbolisiert das „Yang". Es umfasst Licht, Helligkeit, Wärme, Sonne, aber auch den Tag, Aktivität und Dynamik. Beweglichkeit, Elan und Wachheit, die Fähigkeit nach außen zu treten und Kontakt aufzunehmen. Spontaneität und Begeisterung, Eroberung, und Führung, aber auch Aggression und Durchsetzungskraft sind Qualitäten des „Yang".

Das dunkle Feld symbolisiert das „Yin". Es umfasst den Schatten, die Dunkelheit, die Nacht und den Mond, die Ruhe, den Schlaf. Gleichmut und Gelassenheit. Das Kühle und Passive (das „ja" zu allem sagen kann, was ist). Die Fähigkeit, zu den Schatten in die Tiefe hinabzusteigen und Rückzug ins Innerste. Rhythmus und Hingabe (an das Leben), aber auch Sicherheit und Vertrauen sind „Yin"-Qualitäten.

Der weibliche Körper ist geprägt vom „Yin", dem das Östrogen zugeordnet wird. Es kühlt den Körper und führt zu Wassereinlagerungen und Fettansammlung. Daher sind Frauen generell eher „Yin"-Wesen und die Zu- und Abnahme des Östrogens entspricht dem dicker und dünner werden des Yin-Tropfens. Es lässt sich aber auch im Bezug zum „Yang" betrachten:

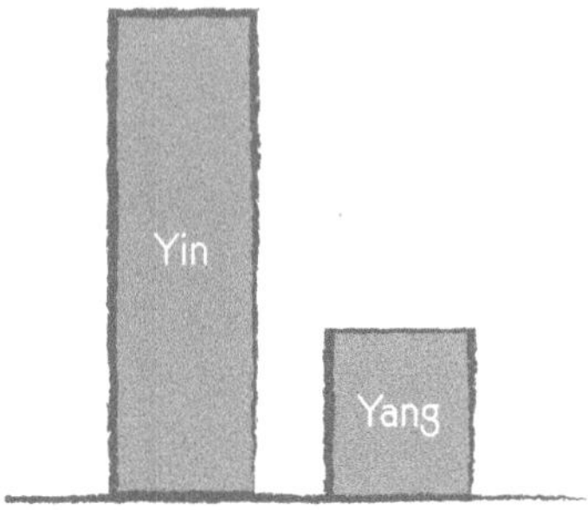

Verteilung yin-yang bei jungen Frauen

Auch im weiblichen Körper gibt es einen „Yang"-Anteil, einen männlichen Pol und daher hat jede Frau eine gewisse Menge Testosteron in ihrem Körper. Da das Yin aber deutlich höher ist, frieren sie leichter und brauchen zum Ausgleich mehr Wärme (yang).

Bei Männern ist es genau umgekehrt, sofern ein Mann einen normalen Testosteronspiegel hat. Er prägt das „Yang" und bildet den männlicher Körper aus. Das „Yang" macht Männer „hitziger", d.h. Aggression und Durchsetzungskraft sind ihnen mehr vertraut.

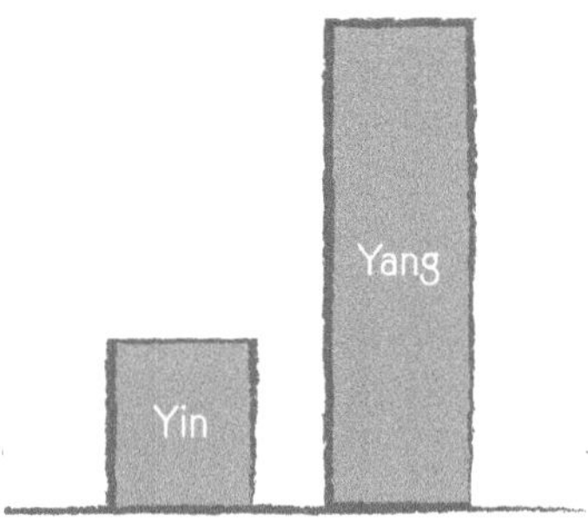

Verteilung yin-yang bei Männern

Mit den Hormonen gehen Eigenschaften und Qualitäten einher, die in Verbindung zu „Yin" und „Yang" stehen: Männer mit einem normalen Testosteronspiegel leben leichter ihre Selbstbehauptung und Kampfbereitschaft aus, als Frauen. Männer mit einem erhöhten Testosteronspiegel, also zu viel „Yang", neigen dazu, über das Ziel hinauszuschießen.

Frauen mit einem hohen Testosteronspiegel haben wenig Schwierigkeiten sich deutlich zum Ausdruck zu bringen und durchzusetzen, die Wechseljahre verlaufen aufgrund der Ausgeglichenheit ruhiger. „Yin"-Frauen mit einem normalen oder hohen Östrogenspiegel zeigen die typische „Yin"-Struktur des Rückzugs. Sie agieren eher im Verborgenen, halten sich zurück, sind leiser und passen sich leicht an.

Das Östrogen ist das Hormon, das die Eireifung und dann auch die spätere Einnistung fördert. Da Geist, Körper und Seele eine Einheit sind, zeigt sich das Östrogen auch im seelischen Bereich, wenn sich Frauen eher zurückziehen und „verkrümeln", um dann wieder aus dem Schneckenhaus herauszukommen. Dass dieser Wechsel zwischen „tief im Inneren verkriechen" und „hinaus in die Welt" ein wesentlicher Bestandteil des weiblichen Lebens ist, ist eine der wichtigsten Erkenntnisse der chinesischen Medizin. Rhythmus hilft Frauen gesund zu bleiben. Daher ist ein „geordnetes" Leben der erste Schritt zur Zufriedenheit mit sich selbst - zumindest als Frau. Das Bedürfnis nach Regelmäßigkeit ist einer der wesentlichen Unterschiede zwischen Mann und Frau. Als Gegenpol zur Wellenbewegung der Frau zeigt sich das Eroberungs- und Durchdringungsbedürfnis beim Mann.

Das „Yin" ist in den unteren Körperpartien abgebildet, weshalb Frauen zu mehr Gewebeansammlung im Bereich von Bauch, Hüften und Oberschenkeln neigen. Dies hat den Zweck, dass während der Schwangerschaft immer genügend Reserven für das ungeborene Kind vorhanden sind. Damit beugt der Körper einer Hungersnot vor, die tödlich wäre. Es zeigt sich eine tiefe (gesellschaftlich verankerte) Verachtung darin, dass diese völlig normale weibliche Erscheinung als „Problemzone" bezeichnet wird, die es zu bekämpfen gilt. Wir vergessen immer wieder, dass der Ursprung unseres Körpers Jahrtausende alt ist, während unser komplexes Gehirn nur „wenige Tage" in die Neuzeit reicht. Richtiger wäre es, weibliche Qualitäten der Fürsorge und Geborgenheit, die mit schönen Rundungen als Ausdruck der Mütterlichkeit einhergehen, anzunehmen und Wert zu schätzen. Die meisten haben jedoch die Ablehnung von Weichheit und die Verachtung von Frauen schon mit der Muttermilch aufgesogen und ringen ein Leben lang mit diesen nicht veränderbaren körperlichen Tatsachen, die die meisten Männer mögen.

Dabei sind Yin und Yang ein ewiger Kreislauf, wenn er nicht durch Anspannung und Stagnation blockiert wird. Es findet ein ständiger Umwandlungsprozess statt, der sich z.B. im Tagesverlauf vom frühen Morgen über den Nachmittag bis zum Abend hin zeigt und bei dem sich die Nacht dann wieder in den Tag wandelt.

Die Pole Aktivität - Passivität, Anspannung - Entspannung, Anstrengung - Regeneration sind uns auch im Westen bekannt, aber leider finden sie immer weniger Beachtung. Unser Leben wird immer mehr geprägt von Hyperaktivität und Daueranspannung. Ruhe und Erholung werden auf den Urlaub verlegt oder im schlimmsten Fall auf den Ruhestand.

Dabei ist es besonders für Frauen als „Yin"-Wesen wichtig, dass sie ihrem persönlichen Rhythmus folgen.

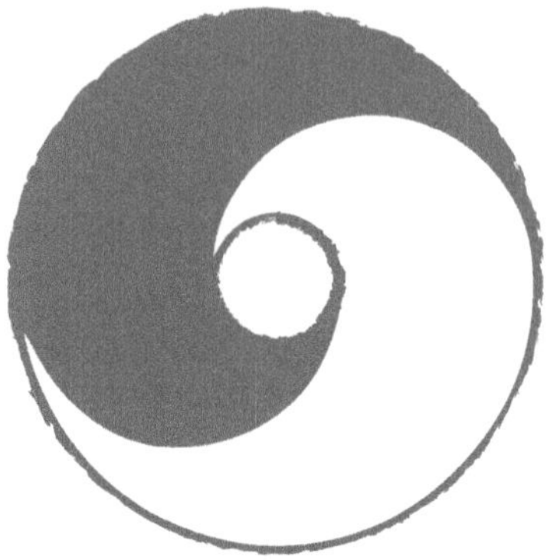

Wenn Yin und Yang in ihrem ewigen auf und ab frei fließen können, ist die Kraft unendlich, auch wenn sie sich verändert. Wer kennt nicht die Geschichten der jungen Novizen, die in ihrem Übermut den alten Meister zum Kampf aufforderten und scheitern mussten, weil er durch seine Weisheit siegte, statt mit körperlicher Kraft! Wir kennen die Geschichte bei uns durch Goethes „Zauberlehrling"[5].

Aus dem Wandlungsprozess von „Yin" und „Yang" entsteht das „Qi" als Lebensenergie, das durch sogenannte Meridiane fließt und den ganzen Körper mit Kraft versorgt. Die Meridianbahnen sind mit den Blut- und Nervenbahnen vergleichbar und breiten sich unsichtbar über den Körper aus. Zu einer bestimmten Zeit des Tages durchläuft das „Qi" einen bestimmten Meridian, der mit einem entsprechenden Organ verbunden ist:[6]

Leber- und Gallenblasenmeridian

Herz- und Dünndarmmeridian (+ 2 weitere Meridiane)

Milz- und Magenmeridian

Lungen- und Dickdarmmeridian

Nieren- und Blasenmeridian.

Alle Organe, die etwas fassen und speichern können, sind „Yang"-Organe, wie z.B. die Gallenblase, die Harnblase, der Magen, der Dünndarm oder der Dickdarm. Die „Yin"-Organe Leber, Herz, Milz, Lunge und Nieren sind immer aus zwei Teilen aufgebaut: die Leber hat zwei Lappen, ebenso wie die Flügel der Lunge. Es gibt eine Niere links, eine rechts.

[5]Johann Wolfgang von Goethe, „Der Zauberlehrling"
[6]Organuhr, siehe Seite 112

Zur Milz gehört die Bauchspeicheldrüse und das Herz hat jeweils links und rechts einen Vorhof und eine Kammer. Das ist auch der Grund, warum dem Feuerelement vier Organe bzw. Meridiane zugeordnet werden, nämlich das Herz selbst, der Herzbeschützer (Perikard), der Dünndarm und der dreifache Erwärmer als „Körpermantel", der dafür sorgt, dass uns niemand in den Rücken fällt – sofern er stark ist!

Zu diesen regulären Meridianen gibt es auch noch sogenannte „außerordentliche Gefäße". Eines davon ist der „Baomai", der bei Frauen das Herz mit der Gebärmutter verbindet. Durch diese innere Verbindung besteht ein starker Bezug zwischen Mutter und Kind. Ihm kommt eine besondere Bedeutung zu, da er Hitze in den Uterus ableiten kann, um das Herz in Stresssituationen oder den Wechseljahren zu schützen.

Hitze ist ein krankmachender Faktor, der vor allem das Herz als Feuerorgan gefährdet. Aus diesem Grund sind starke Blutungen immer ein Zeichen für eine (Stress-)Belastung des Herzens und die TCM widmet bei diesem Symptom einen Blick der Herzenergie, die häufig nicht im Lot ist: tief im Inneren gärende Wut („Leberhitze"), Kränkung („Leberstagnation") oder Hyperaktivität („Herzfeuer") mit Erschöpfung sind die Hauptursachen, die das Herz schwächen.

Diese Krankheitsursachen zeigen sich vor allem während des Klimakteriums, wenn das „Yin" (Östrogen) im weiblichen Körper abnimmt und das „Yang" (Hitze) die Oberhand gewinnt.

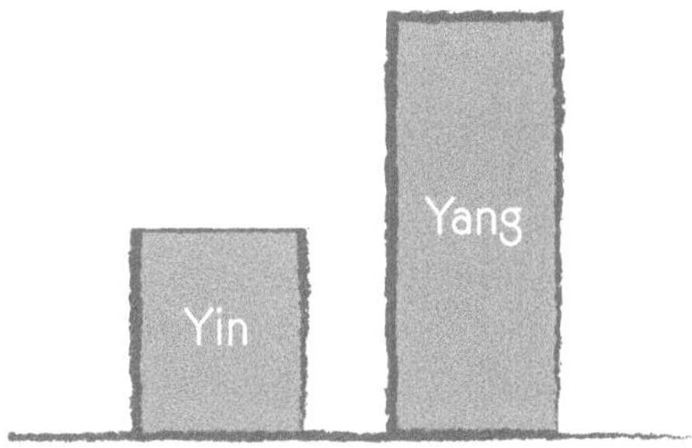

Verteilung yin-yang bei Frauen im Klimakterium

Da das „Yang" heiß ist, ist es logisch, dass der Hochsommer des Lebens durch Symptome wie Hitze(wallungen) und Schweißausbrüche geprägt ist. An dieser Tatsache lässt sich erst einmal nicht viel ändern, auch wenn es Möglichkeiten gibt, die „Spitzen" abzumildern. Wenn aber eine Hitzeproblematik den Wechseljahren bereits vorausgeht (Leberhitze, Leberstagnation, Herzhitze) wird die natürliche Veränderung des Körpers schnell zu einer Katastrophe.

Aus Sicht der TCM ist das wichtigste Ziel, das Yin zu stärken und aufzufüllen, denn es kühlt, nährt und schützt den ganzen weiblichen Organismus, vor allem aber das Herz. Doch es lässt sich leider – zumindest auf natürlichem Weg – nicht schnell aufbauen.

Deshalb ist mein dringender Rat, wenn Sie sich noch im Vorzimmer der Wechseljahre befinden, dass Sie sich allem zuwenden, was das Yin JETZT stärken kann, damit erst gar keine unerträgliche Situation entsteht.

Denken Sie dabei besonders an wärmende Ernährung[7], bei der viel Wurzelgemüse verwendet wird. Sie stärkt das „Yin" neben Kraftsuppe am besten. Es hört sich absurd an, dass wärmende Ernährung Hitze mildern soll, aber sie wirkt durch das lange Kochen befeuchtend, stärkt das Yin und mildert eine unerbittliche Hitzeproblematik[8].

Auch in der westlichen Medizin werden sogenannte „Wurzelpräparate" eingesetzt, die das „Yin" aufbauen. Daher sind z.B. Traubensilberkerze, Rosenwurz, Yams- oder Rhabarberwurzel in vielen Fällen sehr wirkungsvoll. Aber auch meditative Übungen, wie z.B. Yoga, Qigong oder Meditation stärken es, denn ein ruhiger Geist bringt Ruhe in den Körper. Ruhe ist „Yin". Ein friedlicher, entspannter Körper wird weniger „heiß", als einer, der dauernd in Bewegung oder sogar gehetzt ist. Interessanterweise können auch die Schüßlersalze gute Dienste leisten, „in die Mitte zu kommen" bzw. „in der Mitte zu bleiben" (Erdelement). Aber sie werden zur Behandlung von Wechseljahrsbeschwerden unter anderen Gesichtspunkten ausgewählt, als im Alltag, wenn sie gegen Erkältung, Erschöpfung oder Allergien eingesetzt werden.

Die Fähigkeit, in sich selbst hinein zu spüren und ein rhythmisches Leben zu führen, weil man weiß, dass es die Kraft erhält, ist eine Aufgabe, die einige Zeit braucht und oft durch äußere Faktoren wie Kinder oder beruflichen Stress erschwert wird. Wenn eine Frau die Gesetze von Yin und Yang, Anspannung und Entspannung, Aktivität und Erholung, Aufregung und Ruhe beachtet, kann sie ihre Kräfte aber so einteilen, dass auch für die Wechseljahre und das Alter genügend Reserven vorhanden sind. Durch die Beobachtung von Zusammenhängen gewinnt sie ein Stück Kontrolle über sich selbst zurück, deren Verlust eine der schwierigsten Hürden ist. Wenn Ihnen der natürliche Lebensrhythmus verloren gegangen ist, kann Ihnen das System der 5 Elemente helfen, wieder ins Lot zu kommen. Nicht umsonst wird es auch Wandlungsphasenmodell genannt.

[7]Siehe „Das Kältepänomen", Karoline Dichtl, BoD 2020, Seite 40

[8]Frauen, die sich im Vollbild des Klimakteriums befinden brauchen einen individuellen Behandlungsplan und müssen eine Behandlerin oder eine entsprechende TCM-Ernährungsberaterin aufsuchen!

Das Wandlungsphasenmodell – Rhythmus leben

Der Ursprung der Wandlungsphasen ist der Daoismus, den man als philosophische Naturschule bezeichnen könnte. Wenn Sie einen Stab senkrecht in die Erde stecken würden und darunter das Liniennetz unseres Erdballs legen (die Längen- und Breitengrade vom Pol aus gesehen), dann würden Sie, wenn Sie täglich zur selben Zeit einen Stein auf den oberen Schattenpunkt legen, das Yin- und Yang-Symbol in ihrem Garten abbilden können.

Die ständige Zunahme von „Yin" bedingt die Abnahme von „Yang". Die Zunahme von „Yang" bedingt das Abnehmen von „Yin". So wechseln sich die zwei Aspekte im Laufe des Tages, des Jahres und im Körper ab und bildet das „Qi", so wie aus Reibung Wärme entsteht oder aus einem Wasserkraftwerk Strom. Aus dieser Bewegung entstehen auch die 5 Elemente Holz, Feuer, Erde, Metall und Wasser.

Lassen Sie sich durch den Begriff „Elemente", nicht verwirren, der in verschiedenen Bedeutungen verwendet wird. Laotse schrieb (sinngemäß): „Aus dem einen („nichts" oder Leere) entstehen die 2 (Elemente: Yin und Yang), aus denen 3 werden (die Dynamik von Yin und Yang erzeugt Qi) und genau genommen sind es 4 (das Yang im Yin, das Yin im Yang - schauen Sie das Symbol an!), aus denen die 5 Elemente entstehen, die die 1000 Dinge (= alles) begründen.

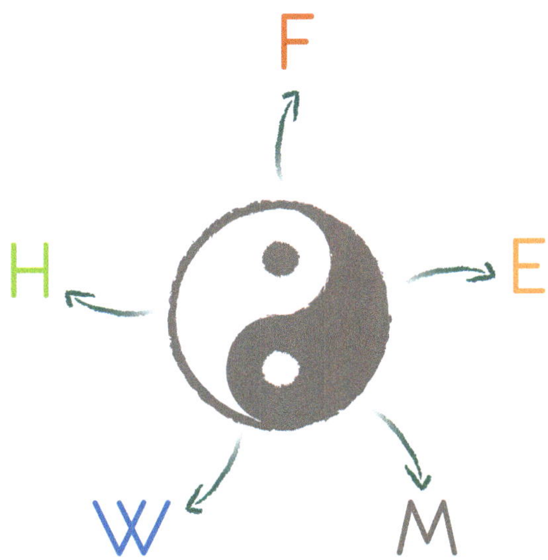

Ich finde diese Betrachtung der Welt faszinierend und um sich klar zu machen, wo wir die 5 Elemente im Alltag überall finden können, schauen Sie in folgende Tabelle:

Element	Holz	Feuer	Erde	Metall	Wasser
Himmelsrichtung	Osten	Süden	Mitte	Westen	Norden
Farbe	Grün/Gelbgrün	Rot/Orange	Gelb/Braun	Weiß/Grau	Blau/Schwarz
Jahreszeit	Frühling	Sommer	Spätsommer	Herbst	Winter
Tageszeit	Morgen	Vormittag	Mittag	Nachmittag	Abend
Organ	Leber Gallenblase	Herz Dünndarm	Herz Dünndarm	Lunge Dickdarm	Nieren Blase
Uhrzeit	Leber 1-3 Uhr Gb 23-1 Uhr	Herz 11-13 Uhr Dü 13-15 Uhr	Milz 9-11 Uhr Magen 7- 9Uhr	Lunge 3-5 Uhr Dickdarm 5-7 Uhr	Niere 17-19 Uhr Blase 15-17 Uhr
Klima	Wind	Hitze	Feuchtigkeit	Trockenheit	Kälte
Emotion	Wut/Zorn	Freude	Mitgefühl	Trauer	Angst
Sinnesorgan	Augen	Zunge	Mund	Nase	Ohren
Sinn	Sehen	Fühlen	Schmecken	Riechen	Hören
Geräusch	Schreien	Lachen	Singen	Weinen	Seufzen
Geruch	ranzig	verbrannt	duftend	stechend	modrig
Geschmack	sauer	bitter	süß	scharf	salzig
Lebensphase	Kindheit	Jugend	Erwachsensein	Alter	Sterben
Dynamik	Kreativität Wachstum	Kommunikation Spiritualität	Bodenständigkeit Geborgenheit	Prinzipien Intuition	Mut Willenskraft
Lebensalter Frauen	0-7 Jahre 35-42 Jahre	7-14 Jahre 42-49 Jahre	14-21 Jahre 49-56 Jahre	21-28 Jahre 56-63 Jahre	28-35 Jahre 63-70 Jahre
Lebensalter Männer	0-8 Jahre 40-48 Jahre	8-16 Jahre 48- 56Jahre	16-24 Jahre 56-64 Jahre	24-32 Jahre 64-72 Jahre	32-40 Jahre 72-80 Jahre
Yang-Zyklus	Entdeckung	Sexualität	Reifung	Loslassen	Fortpflanzung
Yin-Zyklus	Berufung	Spiritualität	Fürsorge	Klarheit	Weisheit
Wesen	beweglich	trennend	verbindend	konsequent	flexibel
Stärke	Inspiration	Führung	Zusammenhalt	Disziplin	Ruhe
Schwäche	Ungeduld	Verbitterung	Trägheit	Bürokratismus	Härte

Wie Sie sehen, haben die einzelnen Elemente bestimmte Eigenschaften und Verbindungen:

Das Holzelement – grün + Dunkelgrün

Leber + Gallenblase, Planung + Durchführung, Wahrnehmung + Kreativität, Augen + Sehen, Muskeln, Sehnen + Gelenke, Ärger + Zorn, Geduld + Großzügigkeit, Toleranz + Engstirnigkeit, Neugier + Entdeckergeist, Ausdauer + Loyalität, Flexibilität + Intuition, schreien + sauer sein, Osten, Frühling, Wind, Morgen, Geburt

Das Feuerelement – rot + Orangetöne

Herz + Dünndarm, Herzbeschützer (Pericard) + Körpermantel (dreifacher Erwärmer), Herzenswärme + Entschiedenheit, Leidenschaft + Bewusstheit, Klären + Sichten, was wichtig und was unwichtig ist, Zunge + Sprache, Freude, Lachen + Bitterkeit, Neid + Konkurrenz, Sexualität + Spiritualität, Angeberei + Demut, Süden, Sommer, Hitze, Mittagszeit, Jugend + Klimakterium

Das Erdelement – gelb + Brauntöne

Milz + Magen, Verdauung + Rhythmus, Sammeln + Verarbeiten (physiologisch und mental), Vernunft + Stabilität, Mund + Geschmack, (Für-)Sorge + Respekt, Singen + Süße des Lebens, Denken + Umsicht, Konzentration + Mitte, Zusammenhalt + Gemeinschaft, Freude + Glücksgefühle, Spätsommer, Nachmittag, Reife, erwachsener Mensch

Das Metallelement – weiß + Grautöne

Lunge + Dickdarm, Austausch mit der Umgebung + Abfallentsorgung (emotional+psychisch), Härte + Klarheit, Vertrauen + Kontrolle, Integrität + Gerechtigkeit, Ordnung + Regeln, Kontinuität + Beharrlichkeit, Nase + Geruchsinn, Kummer + Trauer, Weinen + Schärfe, Westen, Herbst, Abend, Alter + Sterben

Das Wasserelement – schwarz + Blautöne

Niere + Blase, Antrieb + Vitalität, innere Ruhe + Bescheidenheit, Geduld + Sanftmut, Angst + Mut, Vertrauen + Misstrauen, Ohren + Gehör, Wille + Konzentration, Kraft + Erschöpfung, Weisheit + Besonnenheit, Fruchtbarkeit + Fortpflanzung, Kälte, Norden, Winter, Nacht, Dunkelheit, Tod

Das Erdelement entspricht darüber hinaus der Mutter, die ihr Kind allumfassend mit Essen, Sinnesreizen, geistiger Nahrung und Emotionen nährt. Man sagt, die Erde nährt alle Elemente:

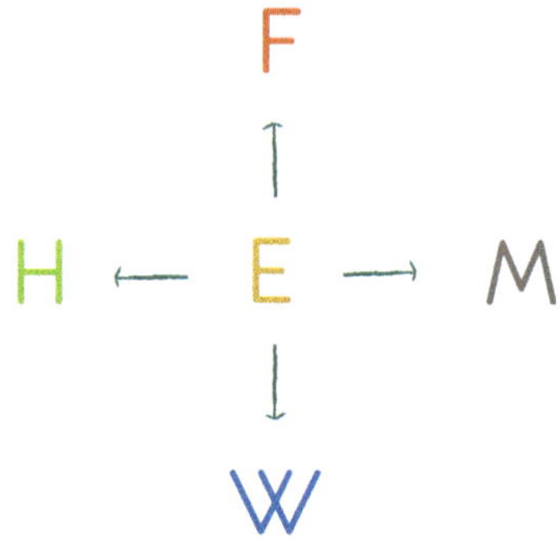

Deshalb ist es wichtig, das Erdelement immer gut zu stärken, um gesund zu bleiben. Nur eine Mutter, die Kraft hat, kann ihrem Kind Gutes tun. Eine schwache Mutter, die im Mangel lebt, wird schwerlich den stabilen Rahmen der Sicherheit und Verlässlichkeit schaffen können. Eine Mutter, die erschöpft, genervt und ausgelaugt ist, wird ihrem Kind keine stabile Liebe vermitteln können. Für manche Mütter ist es schwer zu verstehen, dass sie zuerst nach sich schauen sollen, damit es ihren Kindern gut geht. Ich erlebe es täglich in der Praxis, dass die Mutter wegen des Kindes kommt, aber sich selbst vergisst – auch heute noch.

Um zu erkennen, dass die eigene Fülle und das eigene Wohlbefinden der beste Nährstoff für unsere Kinder ist, hilft das Bild des sogenannten Nährzyklus. Alles steht in Verbindung, denn aus dem Holz wird ein Feuer, aus dem Feuer entsteht die Erde (Asche), aus der Asche kommen die Metalle und aus dem Metallelement entsteht das Wasserelement. Denken Sie an den Chemieunterricht! Fast immer blieb bei Prozessen H_2O übrig. Das Wasser nährt wieder das Holzelement, so dass dieser Kreislauf unendlich ist:

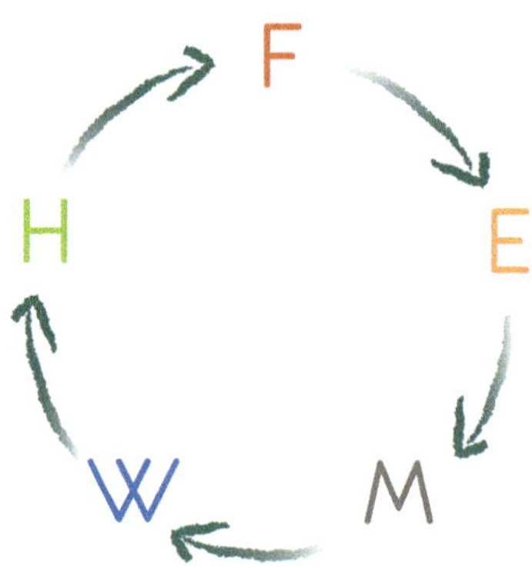

Im Erdelement findet die Regeneration statt, die in den ersten Lebensjahren von der Mutter und später durch die eigene Versorgung und Nährung entsteht, daher sollte allem, was die Erde stärkt viel Beachtung geschenkt werden. Die Erde entspricht in ihrer Gesamtheit dem „Yin" aus dem vorherigen Kapitel.

Dieser Nährzyklus zeigt sich auch auf emotionaler Ebene, denn Mut (W) nährt Kreativität (H) genauso wie Angst (W) Zorn und Wut (H) nährt. Diese wiederum nähren das Feuerelement, das zur feurig-vernichtenden Energie werden kann, die nur verbrannte Erde (E) zurücklässt: der häufig anzutreffende „burn-out". Ein schwaches Erdelement kann das Metall nicht nähren, das Loslassen (M) wird erschwert. Sorge und Grübeln stellen sich ein, aus dem Sicherheitsbedürfnis heraus hält man alles fest. Dieses Festhalten (M) führt dazu, dass auch das Wasserelement nicht mehr versorgt wird, woraus wiederum Angst entsteht, die erneut Zorn und Wut nährt. Ein Teufelskreis entsteht.

Dasselbe gilt für unser ganzes Leben: Menschen, die in ihrer Kindheit wenig Geborgenheit (E) erfahren haben, haben ein kaum genährtes Metallelement. Die Schwäche zeigt sich vor allem im Wunsch nach Kontrolle (auch von anderen Menschen), in einem hohen Bedürfnis nach Ordnung und Sauberkeit, aber auch darin, dass man strenge Vorstellungen hat, wie Dinge abzulaufen haben und was Menschen tun oder lassen sollten (v.a. Familienmitglieder, Nachbarinnen, Kolleginnen). Der Geist ist wenig frei und offen, das Blickfeld eher eng und auf Sicherheit ausgerichtet.

Mangelndes Vertrauen ist das zentrale Thema des geschwächten Metallelements. Nicht umsonst neigen zahlreiche Frauen dazu, alles alleine machen zu müssen, denn „niemand macht es richtig", „keine_r macht es so, wie es sich gehört". Es fällt schwer, Dinge aus der Hand zu geben, loszulassen, andere machen zu lassen.

Eine Störung des Metallelements ist bei Männern und bei Frauen gleichermaßen zu beobachten. Aber da Frauen „Yin"-Wesen sind, wie aus dem vorhergehenden Kapitel deutlich wurde, ist der Mangel an Energie im Metallelement geradezu tragisch und trägt zu Kontrolle, Perfektionismus und Angststörungen bei, denn das Wasserelement gerät zwangsläufig aus dem Lot. Daher haben Frauen schneller psychische Beschwerden als Männer.

Der Weg durch die Lebensphasen entsprechend des Nährzyklus erfolgt in einem bestimmten Rhythmus. Männer haben einen sogenannten „8er"-Rhythmus (8, 16, 24, 32, etc.), jede Phase dauert also 8 Jahre. Frauen haben einen „7er"-Rhythmus, ihre Lebensphasen dauern etwa 7 Jahre.

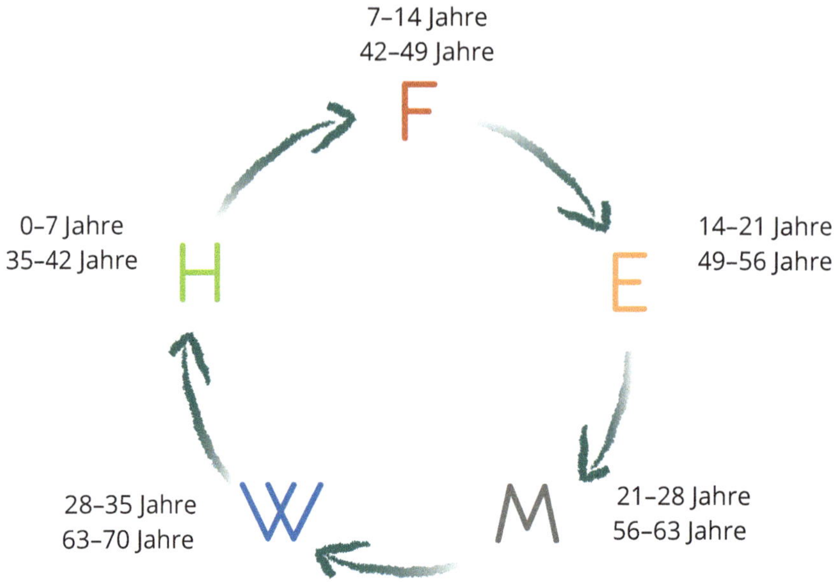

Die Kindheit ist dem Holzelement zugeordnet – nicht umsonst sind sie voller Kreativität, Erfindungsgeist und Neugier. Sie brauchen Bewegung als Lebenselixier und manche Kinder können noch nicht einmal langsam laufen, sondern müssen immer rennen – auch Mädchen! In der Phase des Feuerelements, die gleichbedeutend ist mit der Pubertät, beschäftigt sich das Kind mit den Themen Nähe und Distanz, Sexualität, aber auch Neid und Konkurrenz. Während der Erdphase bildet sich die Persönlichkeit deutlich heraus. Dabei beginnt auch schon der transformative Prozess, der das Metallelement prägt: nämlich Klärung und Loslassen. Einerseits stellt sich die Frage, was der jungen Erwachsenen wichtig im Leben ist, andererseits braucht sie die Fähigkeit unerreichbare oder schwere Ziele gehen zu lassen, um sich für das zu entscheiden, was Freude und Leichtigkeit bringt. Das „in Fluss kommen" des Wasserelements zeigt sich im Kinderwunsch, der gemäß der 5-Elemente-Lehre bei Frauen zwischen 28 und 35 Jahren stark wird. Dieser erste Durchlauf durch die Elemente ist „yang"-geprägt, d.h. das „Außen" hat Vorrang, wie z.B. die Entdeckung der Welt, die Prägung durch die Eltern, die Peer-Group, das andere Geschlecht, gesehen-werden, Selbstdarstellung, Karriere (Metall), Kinder.

Dann beginnt ein erneuter Kreislauf, der aber idealerweise „Yin"-geprägt sein sollte, d.h. es wird dem „Innen" mehr Beachtung geschenkt. Wie man aus der Abbildung sehen kann, sind Frauen von ihrem 35. bis zu ihrem 42. Lebensjahr in einer zweiten Holzphase. Dies erklärt, warum gerade in diesem Alter viel Energie da ist, um Neues anzufangen. Die Kreativität des Holzelements und die Fähigkeit zum Neubeginn wird daher nicht selten in ein Projekt investiert, über das man schon lange nachgedacht, sich aber noch nie getraut hat.

Verborgene Qualitäten, z.B. als Unternehmerin, können dabei ans Licht kommen. Ingrid Riedel spricht von der „Wendung hin zum Kern"[9], denn alle Anteile, die in uns schlummern, wollen gelebt oder zumindest gesehen werden.

Leider wird der Start in den zweiten Zyklus von den meisten Frauen „yangig" gelebt: die Orientierung, was richtig oder falsch ist, was passt oder nicht passt, wird am Umfeld, meist der Familie ausgerichtet. Die innere Stimme wird nicht ernst genommen und wenn von außen keine Bestätigung für das neue Projekt kommt, dann wird es ebenso schnell wieder fallengelassen. Blinder Aktionismus erschöpft und trägt dazu bei, dass die Frau nicht mehr ernst genommen wird. Das alt bekannte „Du weißt doch eh nicht, was Du willst!" beschwört eine alte Trotzphase herauf. Die Holzenergie verpufft in verzweifelter Wut. Sie richtet sich gegen alles und jeden, mit Vorliebe aber gegen Männer und am besten auf den Versager von Ehemann, der eine daran erinnert, was sie in ihrer Kindheit erlebt hat. Es kann passieren, dass „Wut ausleben" zum neuen Projekt erkoren wird und die Frau nicht merkt, dass sie ihre Energie damit ziellos verschleudert.

Viele Frauen sind genau genommen in einem kindlichen Mangel verhaftet geblieben, dass andere für ihre Fürsorge zuständig sind. Sie kümmern sich um alles – der Rest um sie. Zu Beginn ist der Mann zuständig, später die Kinder und irgendwann entlädt sich der Groll gegen die Eltern, wenn diese auch noch pflegebedürftig werden und fordern, was sie nie gegeben haben. Der Zorn nährt sich allmählich aus sich selbst heraus und heizt das Feuer weiter an. Die Folge sind unerträgliche Hitzewallungen und hinter der von vielen beneideten Fähigkeit anzupacken, wird eine tiefe Erschöpfung sichtbar. Die rastlose Hyperaktivität (Feuerelement) dient nur noch dazu, sich selbst und das Leben nicht mehr spüren zu müssen. Die mangelnde körperliche Ruhe führt zu einer weiteren Schwächung. Modern formuliert kommt es zum „burn-out", das Feuerelement ist „leer", die Frau hat sich selbst verbrannt. Die Fröhlichkeit und Stärke, die oft zur Schau gestellt wird, ist nur noch Fassade, erkennbar am künstlichen oder überzogenen Lachen. Die Freude ist nicht mehr echt, weil sich Bitterkeit dahinter verbirgt.

Die Kraft für die Verwandlung fehlt, bevor die Wechseljahre überhaupt beginnen. Doch statt sich Ruhe zu gönnen, geben die meisten Frauen noch mehr Gas. Manchmal habe ich den Eindruck, sie möchten „fertig" werden, um sich endlich Ruhe gönnen zu dürfen und übersehen dabei, dass man nie fertig ist. Wenn man „fertig" ist, ist man tot. Ich glaube, es liegt aber auch in der Natur des überschießenden Feuers zu dieser Zeit, was schnell das Gefühl vermittelt, viel Energie zu haben, dann aber zum Strohfeuer wird, weil die Nährung fehlt.

[9]Riedel, Ingrid „Wechseljahre" Kreuzverlag 2005

Die Entwicklung von flexibler Struktur, die dem Holzelement eigen ist, wäre notwendig. Sie würde dazu beitragen, die Energie maßvoll ins Feuerelement zu transferieren. Dazu helfen Listen und Pläne, wie die altbekannte „to do“-Liste, bei der man am Abend abhaken soll, was man geschafft hat und in einem stillen Ritual das nicht Erledigte prüft, ob man es für den nächsten Tag aufschreibt. Manche Dinge erledigen sich unglaublicher Weise von allein. Das passiert umso öfter, je ruhiger man etwas macht. Leider führen wenige Mütter to-do-Listen, sonst würden sie am Vortag schon merken, dass das, was sie da aufschreiben nicht zu leisten ist.

Der zweite Zyklus stellt die Weichen für einen Verlauf, der kraftlos begonnen, schwierig enden muss. Gerade wenn die Elternzeit, das Familienleben oder die Karriere sehr anstrengend war, sollte eine ruhigere Gangart angestrebt werden. Meist wird die Energie vergeudet, weil dem man sich „um alles und jeden“ kümmert. Daher kommen die meist hyperaktiven Frauen erschöpft und unzufrieden in ihrer zweiten Feuerphase an. Der „Rattenschwanz“ an unerledigten Aufgaben führt dazu, dass sie all ihre Energie einsetzen, um das zu machen, was liegen geblieben ist, statt sie für sich selbst einzusetzen.

Die nicht entwickelte Bewusstheit und fehlende Erkenntnis, was wichtig und unwichtig ist, führt dazu, dass weiter „gepowert“ wird. Zu allem Überfluss geht auch noch jeglicher Rhythmus verloren, Gewohnheiten verändern sich, alles ist jeden Tag anders und neu. Für die Entwicklung von Stabilität und Mitgefühl oder auch Diplomatie als Vorstufe der Weisheit fehlt die Energie, stattdessen kommt es zur Fixierung auf alles, was vermeintliche Sicherheit bringt: auf den Arbeitsplatz, das Wohl der Kinder, auf das Gewicht.

Logischerweise kann die Frau in ihrer zweiten Metallphase nicht die Weisheit entwickeln, die sie braucht, um alles loszulassen, was sich für ihr Leben als nicht förderlich erwiesen hat. Im Idealfall bräuchte sie durch ein gut genährtes Metallelement nie mehr zu experimentieren, was richtig ist, denn sie „weiß“. Sie weiß, welcher Kleiderstil ihr steht und was ihr an Essen bekommt oder nicht bekommt. Sie weiß, dass sie Genussgifte nicht mehr so gut verträgt und ist fähig, sie zu meiden. Sie weiß, was sie kontrollieren kann und was nicht und so würde sie eine große Portion Gelassenheit entwickeln und andere ihres Weges gehen lassen.

Sehr viel häufiger taucht aber im Zuge des Alters jedoch wieder das Thema „Kontrolle“ auf und die Frau versucht alles zu kontrollieren, was nicht zu kontrollieren ist: ihre Kinder, ihren Mann, ihr Gewicht.

(Kontroll)verlust und Ohnmacht stehen im Vordergrund und so endet die Metallphase in Trübsinn bis hin zur Depression. Das nicht genährte Wasserelement führt im weiteren Verlauf der Wechseljahre zu Angstsymptome oder im schlimmsten Fall zu Panikattacken, denen nicht selten medikamentös begegnet wird.

Das gut genährte und zufriedene Metallelement würde seine Energie an das Wasserelement weiterleiten, aus dem tiefe Ruhe, Gelassenheit und innerer Frieden erwächst. Die Frau könnte Abschied nehmen von Vorstellungen und auch Menschen, die vor ihr sterben, ohne zu verzweifeln. Sie entwickelte eine unglaubliche Intuition, deren Richtigkeit ihr immer wieder ein Lächeln ins Gesicht zaubert. „Heiter durchschreitet sie Raum um Raum", wie es Hesse beschreiben würde und so könnte sie um das 70ste Lebensjahr herum einen dritten Zyklus beginnen, denn Frauen werden ja oft deutlich älter. In diesem Umlauf haben Außen und Innen keine Bedeutung mehr, die Frau betrachtet ihr Leben von einem Standpunkt aus, an dem sie gleichzeitig sich selbst im Jetzt UND ihre Geschichte sehen kann.

Natürlich handelt es sich beim Wandlungsphasenmodell um eine Theorie, die ein Ideal darstellt, genauso wie die Zahlen in der Abbildung nur Anhaltspunkte sind. Aber vielleicht erkennen Sie sich und Ihr momentanes Leben in der einen oder anderen Sequenz wieder. Vielleicht kommen Ihnen aber auch die Tränen, ob dieser Beschreibung, die ihre unerträgliche Wirklichkeit auf schockierende Weise trifft. Viele Frauen treibt eine tiefe Angst um, im Sumpf (W) alter Kindheitserinnerungen (M) zu ertrinken. Um den Schmerz nicht aushalten zu müssen, wird ordentlich „gefeuert" (Hyperaktivität). Bewunderung und Anerkennung sind ein positiver Nebeneffekt, der die Dunkelheit zusätzlich vertreibt. Die Welt scheint in Ordnung, aber die Erde ist verbrannt.

Vielleicht hört sich dieses Szenario für Sie völlig überzogen und schlimm an. Doch Sie halten nicht umsonst dieses Buch in Ihren Händen und tief im Herzen wissen viele Frauen, wie es wirklich in ihrem Inneren aussieht, während sie darum ringen, die Fassade aufrecht zu erhalten. Vielleicht ist es bei Ihnen alles nicht so schlimm, aber ich bin mir sicher, dass sich in Ihrem Umfeld mindestens eine Frau befindet, bei der Sie das beschriebene Desaster beobachten können. Helfen Sie Ihr!

Betroffene Frauen haben den dringlichen Wunsch, wieder in ihre „Mitte" zu kommen. Allerdings hetzen sie von einem Selbsterfahrungs- oder Yogakurs zum nächsten, um festzustellen, dass sie wieder nicht bei sich angekommen und eigentlich nur noch müde sind, im schlimmsten Fall des anstrengenden Lebens müde. Doch was ist zu tun, wenn das Leben so aus den Fugen geraten ist?

Die Feuerphase – Hochsommer im Körper

Erikson beschreibt in seinem Entwicklungsstufenmodell, dass sich nicht abgeschlossene Entwicklungsschritte „rächen" und hier stimmt seine Theorie mit der 5-Elemente-Lehre überein. Unverarbeitetes meldet sich immer wieder, aber besonders gern in der Phase der Wechseljahre, denn durch die eben beschriebene Erschöpfung gelingt es nicht mehr, die Verdrängung aufrecht zu erhalten. Sie kostet sehr viel Kraft.

Die Unfähigkeit, die Vergangenheit los zu werden, führt zu Wut und Zorn, der entweder gegen sich selbst oder andere gerichtet wird. Aus Sicht der TCM sind Zorn und Wut sogenannte „pathogene", also krankmachende Faktoren. Sie geben der eh schon feurigen Phase der Wechseljahre noch eine „Schippe" Heizmaterial drauf! Da das Herz zum Feuerelement gehört, erklären sich damit auch die Herzbeschwerden. Die Hitzewallungen, Schweißausbrüche und Schlaflosigkeit nähren die Ruhelosigkeit, ein „wirrer" Kopf und überempfindliche Sinnesorgane, die sich vor allem in einer extremen Geräusch- und Geruchsempfindlichkeit äußern, machen das Tohuwabohu komplett. Das Thema der zweiten Feuerphase ist Bewusstsein, Spiritualität und Klarheit. Doch wenn man müde ist, fehlt für jegliche geistige Anstrengungen die Energie. Man möchte nur noch seine Ruhe, die dem Wasserelement zugeordnet ist.

Interessanterweise wäre genau das das Richtige, um das Feuer wieder unter Kontrolle zu bringen, denn es gibt neben dem Nährzyklus in der 5-Elemente-Lehre noch eine innere Verbindung, die Kontrollzyklus genannt wird. Über diese Kontrolle wird Einfluss genommen, wenn etwas völlig aus dem Lot geraten ist. Die Dynamik ist stärker und schneller und vergleichbar mit einem Reflex, über den nicht nachgedacht wird. Dabei kontrolliert das Wasserelement das Feuerelement und kann es löschen.

Das Feuerelement kann ein hartes Metallelement schmelzen, so wie Liebe tiefe Trauer erleichtert. Das Metalelement kontrolliert das Holzelement und somit Wut und Zorn. Das Holzelement wiederum kontrolliert die Erde und so kann Kreativität auch Sorgen zerstreuen. Kinder machen das sehr oft, wenn sie eine besorgte Mutter erleben und sie damit zum Lachen bringen: lachen als Emotion des Feuerelements nährt die Erde und somit gibt das Kind der Mutter Energie (was aber nur die Ausnahme und nicht die Regel sein sollte!). Dass die Erde das Wasserelement kontrolliert, ist in Holland ganz praktisch zu sehen, denn viele Dämme haben die Landbebauung in den Niederlanden erst möglich gemacht.

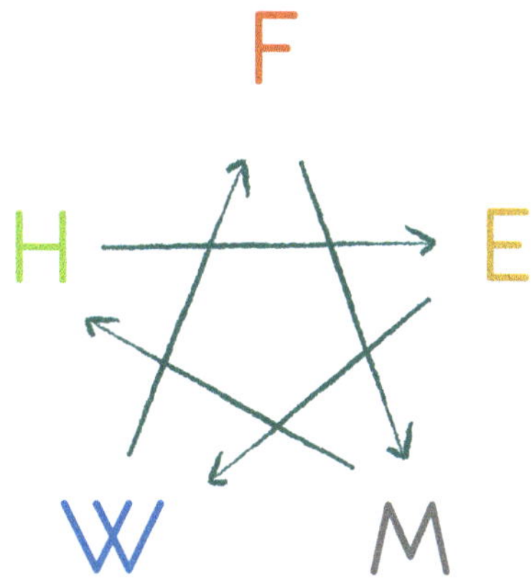

Im Leben zeigt sich diese Dynamik auch wieder auf der emotionalen Ebene: Das Metall-element kontrolliert das Holzelement, dessen Energie die Frau in ihrer zweiten Lebenshälfte so deutlich spürt. Wenn das Metallelement zu streng ist, dann kann sich keine Kreativität entwickeln. Regeln, Prinzipien und Ordnung gehen vor, was sich nicht selten darin äußert, dass Frauen im Haushalt nichts liegen lassen können, statt sich um ihre Entwicklung (Holz) zu kümmern.

Wenn das Metallelement zu schwach ist, dann blüht und treibt das Holzelement in alle möglichen Richtungen aus und kein Trieb wird richtig stark. Es fehlt Orientierung und Disziplin, um an etwas dran zu bleiben. Die starke Energie der Selbstverwirklichung verpufft sehr schnell, wenn mal dies und dann jenes begonnen wird, ohne etwas wirklich beständig durchzuhalten. Meist ärgert sich die Frau dann über sich selbst, das Metallelement braucht noch mehr Kraft, um das Holz zu beherrschen. Nicht selten taucht dann der schon beschriebene Kontrollwahn auf.

Da sich zu einem erschöpften Metallelement langfristig immer auch die Schwächung des Wasserelements gesellt, kann es seine Kontrolle über das Feuer nicht mehr ausüben. Neben den eh schon unerträglichen Hitzewallungen, Schlaflosigkeit und Herzbeschwerden stellen sich Neid- und Eifersuchtsgefühle ein, die im besten Fall nur im Inneren toben, im schlechtesten Fall zu Intrigen und Machenschaften führen. Da die Entwicklung eines reifen und bewussten Feuerelements dadurch verhindert wird und die Reaktionen aus dem Umfeld zu weiteren Verwicklungen führen, macht sich langfristig Verbitterung breit, weil nun auch der Geist keine Ruhe mehr findet. Auch wenn die Situation aussichtlos scheint, gibt es trotzdem Hoffnung. Erinnern Sie sich an das Bild, das die Wechseljahre kennzeichnet:

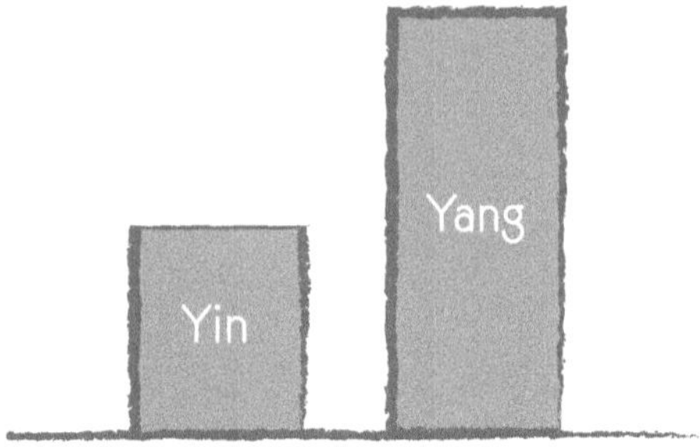

Das Yin ist im Mangel, das Yang im Überfluss. Da das „Yin" sich nicht schnell aufbauen lässt, besteht auch die Möglichkeit, das Yang zu reduzieren, um einen Ausgleich zu schaffen.Dazu ist es notwendig, das Feuer in seiner Vielfalt in den Blick zu nehmen. Wie bereits beschrieben werden dem Feuerelement vier Organe bzw. Meridiane zugeordnet: das Herz selbst, der Herzbeschützer (Perikard), der Dünndarm und der dreifache Erwärmer (San Jiao) als „Körpermantel", der den ganzen hinteren Körperbereich wie ein Schutzmantel umgibt. Er soll Gefahren oder Angriffe, z.B. durch Kälte verhindern, deshalb muss er stark sein. Die Rückseite des Körpers steht aber auch für die hinter uns liegende Vergangenheit und damit unsere Kindheit. Wenn etwas aus dieser Zeit nicht verarbeitet wurde und sich nicht aufgelöst hat, droht von „hinten" immer ein Rückschlag, ein déjá-vu würde man psychologisch sagen: regelmäßig begegnen uns Schwierigkeiten, die uns an alte Erfahrungen erinnern. Der Rückzug in die Stille, z.B. durch Qi Gong oder Meditation, würde ermöglichen, dass das, was sich zeigen will, an die Oberfläche des Bewusstseins kommt und sich auflöst. Ruhe stärkt das „Yin", sie gelingt aber nicht ohne es.

Der andere Weg führt über die Kultivierung des „Yang", also die Regulierung des Feuers. Stellen Sie sich das ruhig bildlich vor: ein ungezähmtes Feuer verbrennt das ganze Haus oder die Wohnstätte. Ein Feuer, das im Ofen oder in einer abgegrenzten Feuerstelle brennt, kann keinen Schaden anrichten. Im Gegenteil: ein kultiviertes, eingerahmtes Feuer bringt Segen, vor allem, wenn es im Winter kalt ist. Es wird zum Treffpunkt für alle und es kann die Nahrung so umwandeln, dass sie das „Yin" stärkt. Das nährende Feuerelement bedeutet Klarheit, Selbstbewusstsein und vor allem die Fähigkeit, die eigene Geschichte in einem größeren Zusammenhang zu sehen.

Das wichtigste Organ ist dabei der Dünndarm, der im Körper für das Trennen von Wichtigem und Unwichtigem (Abfall) zuständig ist. Nachdem alle Nahrungsbestandteile vom Magen zerkleinert und vorbereitet wurden, öffnet sich der Pylorus, der Magenpförtner und entlässt den Inhalt in den Dünndarm. Dort liegen gleich im ersten Abschnitt die Zugänge von Gallenblase und Bauchspeicheldrüse, deren Sekrete den Verdauungsprozess erleichtern.

Dem Dünndarm wird also zugearbeitet, damit er seiner Arbeit, alles noch weiter zu zerkleinern und aufzuspalten, gerecht werden kann. Die Dünndarmenergie spiegelt sich in Ihren Gedanken wieder, wenn Sie sich in Ihre Einzelteile zerlegen: Nase, Augen, Gesicht, Hals, Brust, Arme, usw. Meist wird dieser Prozess unvollständig vollzogen und so bleiben viele Frauen in der Be- oder genauer gesagt Verurteilung ihres Körpers hängen, statt ihn am Ende wieder als Eines zu sehen. Denn auch der Dünndarm zerkleinert alles, bis daraus ein einheitlicher Brei, also wieder eine Einheit entsteht. Da im Dünndarm eine hohe Temperatur vorherrscht (es ist ein „Yang"-Organ), können nun alle notwendigen Stoffe herausgelöst werden. Sie gelangen über die Blutgefäße, die ihn umgeben, ins Blut und werden dahin transportiert, wo sie nötig sind. Das nennt man aus Sicht der TCM den Prozess des „Klären und Sichten".

Alle Feuerorgane (außer dem Körpermantel 3facher Erwärmer) liegen tief in unserem Körper verborgen: Der Dünndarm liegt tief in der Bauchhöhle, das Herz in der Brusthöhle, umgeben und geschützt vom knöchernen Brustkorb. Der Herzmantel (Perikard) umgibt das Herz als Bindegewebsschicht und es hat dadurch doppelten Schutz – sicher ist sicher!

Dies entspricht dem Bild der „verbotenen Stadt", die früher das Regierungszentrum in Peking war. Es ist ein Palast, zu dem nur auserwählte Personen Zugang haben. Das Herz entspricht dem Palast und dort sollte Ruhe herrschen, damit die Regierenden vernünftige Entscheidungen treffen können. Das geht nicht, wenn Tumult und Aufregung herrscht! Übertragen auf das Herz als Organ: es sollte in Ruhe schlagen können, ohne Beeinträchtigung von außen.

Die Ministerinnen, die Zugang zum Innersten haben, entsprechen dem Herzbeutel. Die Boten, die ihnen Bericht abgeben, was in der Stadt oder im Land abläuft, werden mit dem Dünndarm verglichen: auch sie müssen klären und sichten, welche Information für die Regierung nun wichtig oder nicht wichtig ist. Man sollte eine Königin (das Herz) ja nicht mit Fragen zumüllen und die Entscheidung, was es zu Mittag gibt, muss sie auch nicht treffen. Die Regentin (das Herz) ist für „Höheres" auserwählt, wie grundsätzliche Entscheidungen der Lebensführung, notwendige Gesetze oder Regularien, welche Kultur man leben will oder welche Haltung man gegenüber den Mitbürgerinnen hat.

Schon aus diesem Bild wird deutlich, warum Frauen in den Wechseljahren einen erhöhten Ruhebedarf haben, denn Sie müssen (für sich) entscheiden, wie es mit ihrem Leben weitergehen soll. Die Kinder brauchen sie nicht mehr, der Mann geht oft seinen gewohnten Weg, finanziell tritt Entlastung ein. Wenn nun aus einem Gefühl heraus, man müsse sich weiter um alles kümmern, Hyperaktivität entsteht, dann hilft nicht noch mehr Tempo, sondern Ruhe. Das Problem ist die starke Dynamik des Feuerelements, die schnell über das Ziel hinaus schießt und nur schwer zu beruhigen ist. Wer schon einmal einen Adventskranz in Flammen aufgehen sehen hat, weiß welches Tempo Feuer hat!

Wenn sich dann auch noch negative Erinnerungen oder Erfahrungen angehäuft haben, fällt das „Klären und Sichten" schwer. Deshalb ist es wichtig, schon in jungen Jahren eine Routine im Ausmisten zu entwickeln.[10] Aufgrund alter Denkmuster geht es schneller als einer lieb ist, dass doch wieder Verbitterung genährt wird: „mein Mann findet mich bestimmt unattraktiv" oder „aha, der Kollege schaut mich ganz schräg an, weil ich gerade nicht gut drauf bin!" oder „oh, alle merken, dass mir der Schweiß ausbricht, die denken bestimmt, dass..." Wenn die Dünndarmenergie schwach ist, findet sich immer ein Grund, gekränkt zu sein oder zornig zu werden, weil man ungerecht oder unaufmerksam behandelt wurde. Gewohnheitsmuster sind unglaublich stark. Sie machen Veränderungsprozesse zur Anstrengung und lösen oft kindliche Wünsche aus, dass die anderen sich doch bitteschön wenigstens einmal um eine kümmern sollen, wo man doch... Sie wissen schon!

Manchmal ist es von Zeit zu Zeit gut, erst einmal eine extreme Position einzunehmen, wenn man etwas ändern möchte – ohne darin zu verharren. Manche Frauen starten eine Diät mit Fasten, denn gar nichts zu essen ist einfacher als „wenig". Andere wiederum machen gute Erfahrungen damit, sich alles zu erlauben. Wenn sie dann tagelang Unmengen in sich hineingestopft haben, steuert der Körper automatisch dagegen und will weniger. Zwei grundverschiedene Wege - gleiches Ergebnis.

Wenn Sie bisher also über ihre Wechseljahrsbeschwerden immer viel geredet und ihr Herz auf der Zunge getragen haben (Feuerelement!), dann versuchen Sie es doch einmal anders: Schweigen Sie und beobachten Sie, was wirklich geschieht. Schweigen und Innehalten stärken die Dünndarmenergie. Reden und beobachten passen nicht so gut zueinander. Jede Labormitarbeiterin weiß, dass ihre Fehlerquote steigt, wenn sie nebenher mit der Kollegin plaudert.

Gehen Sie also bei der nächsten Hitzewallung in sich, kommen Sie zur Ruhe und beobachten Sie sie. Vielleicht ist es sogar möglich, die Augen zu schließen, um festzustellen: „o.k., es dauert ca. 13 Sekunden. Das ist keine Ewigkeit." Das ist der Prozess des „Klären und Sichten": welche Fakten haben wir? Die klassische Tatortfrage.

Sie könnten zum Beispiel beobachten, wann denn eigentlich diese Schweißausbrüche vermehrt auftauchen. Aha: wenn Sie Kaffee trinken, dann schwitzen Sie! Das ist kein Wunder, denn Kaffee ist dem Feuerelement zugeordnet und bringt somit Wärme in den Körper. Logisch, dass Sie schwitzen! Ihr Gewohnheitsmuster sagt Ihnen wahrscheinlich: „Aber früher habe ich doch auch nicht geschwitzt, wenn ich Kaffee getrunken habe!"

[10] Alles, was wir im Außen tun, hat Auswirkungen auf unser Inneres.

Akzeptieren Sie, dass es Veränderung gibt. Nun haben Sie die Wahl: „Es ist mir egal, ob ich danach schwitze“ = ja, ich trinke Kaffee oder „Nein, es ist überhaupt nicht egal, wenn ich bei der bevorstehenden Sitzung schwitze“ = ich trinke keinen Kaffee. Es ist eine einfache Lösung, wenn Sie sie zulassen.

Dies ist der erste Schritt, um dem Gefühl, keine Kontrolle mehr über den Körper zu haben, wieder einen Rahmen zu geben. Der zweite Schritt ist die Frage: hatten Sie jemals Kontrolle darüber? Konnten Sie wirklich bestimmen, wann Ihr Körper blutet? Magen-Darm-Grippe hat? Sich erkältet?

Wenn Sie beobachten, dass Sie vor allem nachts schwitzen, dann können Sie daraus schließen, dass Ihr „Yin“ besonders schwach ist, denn die Nacht gehört zum „Yin“. Es hat die Aufgabe die Flüssigkeiten im Körper zu behalten. Daher ist Nachtschweiß ein Hinweis, doch mehr auf die „Yin“-Stärkung zu achten. In diesem Fall können Sie mit homöopathischen Mitteln oder Schüßlersalzen einiges tun.

Wenn Sie merken, dass Sie vor allem tagsüber schwitzen, erinnern Sie sich, dass der Tag zum „Yang“ gehört. Es gilt also das „Yang“ zu reduzieren. Folglich können Sie, wenn Sie schnelle Bewegung (yang) ins Schwitzen bringen, etwas tun: langsamer gehen, vor allem, wenn Sie auf dem Weg zu einer wichtigen Besprechung sind. Ich höre schon den Aufschrei des „wie soll das gehen?“ oder „ich habe dafür keine Zeit!“ Dann ist die nächste Frage, wo Sie denn hinmüssen. Hinter einem gehetzten Lebensstil verbirgt sich immer ein Konzept. Meist heißt es „ich bin wichtig“ oder „ich will gesehen werden“ oder „hoffentlich sieht jemand, wie viel ich arbeite!“

Wie wäre es, beim nächsten Gas geben, langsam zu machen und im wahrsten Sinn des Wortes zu sich zu kommen? Der chinesische Spruch: „Wenn Du es eilig hast, setz‘ Dich!“ könnte helfen. Gehen Sie in der langsamen Gangart in sich, denken Sie nach, was wirklich wichtig ist und versuchen Sie Ihr Konzept zu entdecken. Meist geht es schneller als einer lieb ist!

Zurück zu den Schweißausbrüchen: sie kommen völlig unkontrolliert, „immer“? Möglicherweise sind Sie in Selbstbeobachtung wenig geübt, denn dann ist wirklich „alles“ „immer“ schlimm. Paartherapeuten empfehlen, diese beiden Worte zu allererst aus dem Wortschatz zu streichen. Wenn „immer alles“ ganz schlimm ist kann es auch sein, dass Sie in Ihrer Kindheit Dinge erlebt haben, die ganz schlimm waren. Dann macht es keinen Sinn, das Schwitzen oder die Hitze als Beobachtungsobjekt zu nehmen. Wenden Sie sich in diesem Fall der Freude zu – auch ein Feuerthema – und beobachten Sie, wann Sie sich freuen können oder war Ihr Herz erfreut.

Am besten schreiben Sie sich eine Liste an Dingen, die Sie erfreuen, sonst gerät es schnell wieder in Vergessenheit. Bitte sehen Sie von sogenannten „frommen" Wünschen ab. Meine Mutter antwortete z.B. jahrelang auf die Frage, was sie sich zum Geburtstag wünscht: „liebe Kinder". Schreiben Sie nur das auf, was Sie selbst bestimmen können. Wenn auf der Liste steht „mein Mann soll mir Blumen mitbringen", dann wird wieder alles ganz schlimm. Aber wenn auf die Liste kommt: „ich mag es, wenn Rosen auf dem Tisch stehen", dann schreiben Sie sie einfach auf die nächste Einkaufsliste, kaufen Sie sie UND erfreuen Sie sich daran, denn wieder haben Sie die Wahl, negativ zu denken: „Naja, ist ja eigentlich der Job von meinem Mann" (es heißt: „der Job meines Mannes" – aber so denken Sie nicht! Deshalb habe ich es anders geschrieben).

Oder ist es bei Ihnen tatsächlich so schlimm, dass ich keine Ahnung habe, wie schlimm es ist? Gut, dann können Sie trotzdem mit einem Extrem arbeiten: was müssen Sie tun, damit es noch viel schlimmer wird? So richtig wirklich unerträglich schlimm? Schlimmer geht immer, kommen Sie!

Probieren Sie es aus! Sie könnten zum Beispiel die Hausaufgaben Ihrer Kinder machen, statt sie nur dazu zu drängen. Sie könnten eine defekte Spülmaschine wochenlang nicht ersetzen und von Hand spülen, wobei Ihnen natürlich niemand hilft. Sie könnten sich, obwohl sie todmüde sind, zum Sport zwingen. Ach, das machen Sie schon? Dann könnten Sie z.B. einmal anfangen, Menschen wirklich zu hassen.Bei sich selbst können Sie es ja schon! Dazu gibt es jede Menge Anlass, wenn man sich umschaut oder in öffentlichen Verkehrsmitteln sitzt. Ich bin mir sicher: auch Sie werden etwas finden. Dann kultivieren Sie für einen Moment Ihren Hass gegen alles und jeden. Wenn Sie mutig sind, sprechen Sie ihn aus.

Machen Sie eine Zeitlang das Gegenteil von der Norm, das Gegenteil von dem, was „normal" ist. Normalerweise sprechen wenige Menschen über Hass – außer beim Therapeuten. Lassen Sie sich überraschen, wie viele Menschen Ihnen antworten: „Ich auch!" Es könnte aber auch passieren, dass sich eine tiefe Trauer zeigt. Darüber, dass Sie es so lange versäumt haben, sich selbst in den Blick zu nehmen und stattdessen immer für alle anderen da sein wollten, nur weil Sie glaubten, dass das so sein muss. Dann umarmen Sie Ihre Traurigkeit, setzen sich mit ihr einen Moment bequem hin und holen dann eine Tasse Tee. Und schon hat sich etwas verändert.

Jetzt sind Sie an dem Punkt, an dem die Dünndarmenergie stark wird. In diesem Fall übernimmt sie wieder die Kontrolle über das Metallelement, das für die Gefühle von Traurigkeit, Kummer, Abschied steht.

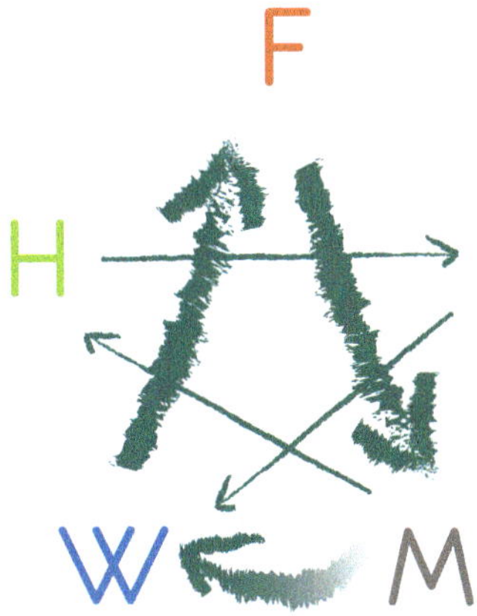

Dieses „Ja" zu Ihren tiefsten inneren Gefühlen gibt ein schönes, wärmendes Feuer, das aus (Selbst-)Liebe genährt wird und dem Metallelement hilft all die (Selbst-)Verurteilungen und alte Trauer loszulassen und schon kommen die Wandlungsphasen in Gang. Wenn Sie schweigen, obwohl Sie sonst immer viel reden, dann stärken Sie Ihr Feuerelement, indem Sie es kultivieren. Wenn Sie die Angst überwinden, ob Ihr Mann es wohl als Angriff verstehen könnte, wenn Sie sich nun selbst Ihre Blumen kaufen, dann entwickelt sich Mut, wieder einmal etwas Neues auszuprobieren. Denn meist ist die erste Frage auf selbst gekaufte Blumen: „Hattest Du Besuch?" (und vor allem: war er männlich?!?!?!)

Mut stärkt das Wasserelement genauso wie das in Fluss kommende Metallelement, wie aus dem Bild deutlich wird. Ein vom Metallelement genährtes Wasserelement steht für Kraft, Stärke und Selbstvertrauen, aber auch für Zufriedenheit und tiefe innere Ruhe. Das Wasserelement wird die Hitze, die die Wechseljahre begleitet und die aus einem übermäßigen Feuerelement entstehen, kühlen. Das Schwitzen wird sich verändern, wenn das Wasserelement seiner Aufgabe nachkommen darf, sich ins Feuer ergießt, es kultiviert und ihm einen Rahmen gibt.

Das Feuerelement kann so wieder die Kontrolle über die maßlose Trauer eines verlorenen Lebens übernehmen und den Prozess des Loslassens von sinnlosen Gedanken und falschen Glaubenssätzen erleichtern. Erneut wird das Wasserelement vom befreiten Metall genährt und damit die Entschlossenheit, auf diesem Weg weiterzugehen. Der Prozess des Klären und Sichten ist der erste Schritt, um die Wechseljahre zu einer Phase zu machen, die Spaß macht, in der Wandlung und Entwicklung stattfindet.

Vermeiden Sie, nachdem Sie dieses Kapitel gelesen haben, alle Übungen, die Ihnen schnell ein positives „yes"-Gefühle geben. Stärken Sie auch dadurch Ihr Metallelement, indem Sie sich nur noch für Yogalehrerinnen, Qigong- oder Meditationsleiterinnen entscheiden, die Ihnen auch dann beistehen, wenn negative Gefühle, Trauer, Kummer oder Frustration ans Tageslicht kommen. Steigen Sie aus aus der Solidargemeinschaft der Hyperaktiven!

Ergänzen Sie alle ruhigen Übungen, die Sie bisher schon praktizieren, ab sofort durch Schweigen, indem Sie sich z.B. nach der Yogastunde ruhig verabschieden und nach Hause gehen, statt mit den anderen zu plaudern und damit Ihre Energie wieder zu zerstreuen. Schweigen Sie, bis es Ihnen leicht fällt und der Schmerz in Ihrem Inneren nachlässt. Er wird immer kleiner werden, das verspreche ich Ihnen, bis Sie ihn eines Tages bei sich tragen können, wie einen Ring. Er wird ein Teil von Ihnen werden, der nicht mehr verschwinden muss.

Wenn die 5 Elemente in Fluss gekommen sind, darf alles wahrgenommen werden und bewusst da sein: der Zorn, die Wut, die Verachtung. Die Verbitterung, die Ihnen das Leben beigebracht hat. Das Grübeln und der „leere" Kopf. Die Trauer. Verzweiflung. All die Angst und tiefe Furcht vor dem Leben. Der Zorn über sich selbst, weil all diese Gefühle immer noch da sind.

Nehmen Sie Ihren Ring an sich, der manchmal im Weg sein wird, wenn er groß ist, der manchmal stört, wenn er eng ist, der manchmal dazu führt, dass Sie irgendwo hängen bleiben. Aber es ist ein schöner Ring – es ist Ihr Ring. Werfen Sie ihn nicht weg, er ist wertvoll. Bleiben Sie mit ihm in Bewegung, damit endlich Ihr Metallelement so genährt wird, dass Sie Stück für Stück loslassen können. Die Homöopathie hilft Ihnen dabei die Hürden zu meistern. Gerade in der Bearbeitung von schmerzlichen Gefühlen und negativen Emotionen ist sie eine wunderbare Begleiterin.

Die Seele entspannen – was Homöopathie leisten kann

Homöopathie ist eine Methode, die Hahnemann vor ziemlich genau 200 Jahren begründet hat. Zum Unverständnis vieler Schulmedizinerinnen[11] wird hier mit „Kügelchen" geheilt, die außer einer Information nichts mehr enthalten. Das ist schwer verständlich, aber zum Glück häufen sich die wissenschaftlichen Forschungsarbeiten über ihre Wirksamkeit. Mir gefällt, was Alfred Geukens[12] dazu sagte: „Ich möchte Ihnen nochmal den guten Rat geben, in irgendwelchen Veranstaltungen nicht über Homöopathie zu diskutieren, sondern einfach nur Ihre Fälle zu zeigen und hinterher ein Bier trinken zu gehen." Ich finde, das ist ein sehr guter Tipp!

Manche behaupten ja, man müsse an Homöopathie glauben, damit sie wirkt. Ich kann Ihnen versichern: Sie müssen nicht an homöopathische Mittel glauben. Sie sollten sie nur einnehmen, wenn Sie wollen, dass sie wirken!

Haben Sie schon einmal ein Schreikind erlebt, das geglaubt hat, dass ihm Chamomilla C30 hilft? Ich nicht, aber ich habe schon viele Schreikinder erlebt, die endlich ruhig wurden und damit ihr Leben gerettet haben. Auch Tiere können nicht glauben – und vielen hilft die Homöopathie auf wunderbare Weise.

Für die Mittelfindung empfehlen sich drei Schritte:
Ursache ermitteln – Symptome ergründen – Modalitäten beobachten

1. Schritt: Ursache ermitteln

Die Homöopathie hält für bestimmte Ursachen spezielle Mittel bereit. Zum Beispiel hilft Rhus toxicodendron wunderbar bei nass-kaltem Wetter, wenn Sie einen Lippenherpes, rheumatische Schmerzen oder einen Hexenschuss haben.

Wenn es trocken-kalt ist, wäre Aconitum das bessere Mittel, vor allem, wenn der Wind von Osten kommt und die linke Seite betroffen ist. Acontium verhindert manchen Schmerz. Auch wenn man einen Schreck oder Schock bekommen hat, ist Aconitum sehr gut, denn die Einsatzgebiete der Mittel können sehr verschieden sein.

Seelische Beschwerden erfordern schon mehr Informationen, aber auch hier gibt es sogenannte „Ursachenmittel". Viele Frauen wissen, dass ihre Beschwerden (Übergewicht, Schlafstörungen, Kopfschmerzen, etc.) durch ein bestimmtes Lebensereignis, wie z.B. eine Trennung oder den Verlust eines Kindes ausgelöst wurde.

[11] Fairerweise müsste ich hier doch eher „Schulmediziner" schreiben. Was meinen Sie?
[12] Dr. Alfons Geukens hat 1983 das „Clinical Training Center for Classical Homeopathy" in Hechtel (NL) gegründet

Die Ursache ist also Kummer. Ignatia ist das wichtigste Kummermittel und sollte in so einem Fall immer eingesetzt werden, wenn Essen alle Symptome besser. Man hat also meist etwas „Kummerspeck". Dass Mobbing krank macht, ist gemeinhin bekannt. Dass es eine Medizin dafür gibt, nicht. Die Ursache wäre in diesem Fall „Kränkung" und Staphisagria das richtige Mittel.

Wenn Sie eine Ursache gefunden haben, die Ihr Symptom ausgelöst hat, dann können Sie jetzt an diesem Punkt stoppen, Energie sparen und genau dieses Mittel einsetzen. Sie brauchen keine weitere Analyse.

2. Schritt: Symptome betrachten

Natürlich ist es für den Arztbesuch wichtig, zu beschreiben, wo man eine Beschwerde hat. Aber für die Auswahl eines homöopathischen Mittels ist es nicht so bedeutend, ob es die Hüfte, die Schulter oder die Finger sind, denn die Symptome werden auf eine andere Art und Weise betrachtet. Es geht mehr um die Qualität der Beschwerde oder die „Empfindungen", z.B. ein Zerschlagenheitsgefühl in den Muskeln oder im ganzen Körper spricht für Arnika. Außerdem freut sich die Homöopathin immer über besondere oder außergewöhnliche Symptome. Es sind Symptome, die sehr selten vorkommen und bei denen im sogenannten Repetitorium[13] oft nur ein einziges wirkungsvolles Mittel beschrieben ist. Auch das ist manchmal schwer begreiflich. Ein Beispiel dafür ist Migräne, die immer nur am Wochenende auftaucht, wenn man einen freien Tag hat oder in Urlaub fährt. Das kann ziemlich nerven. Doch dieses herausragende Symptom lässt uns schnell an Iris versicolor denken.

Eine Mutter hat viel Angst um ihr Kind. Besonders wenn es sich in großen Höhen befindet, wird ihr selbst schwindelig, weshalb das Kind nicht auf die Klettergerüste auf dem Spielplatz darf. Calcium carbonicum wird der Mutter helfen – und auch dem Kind. Es darf seinem Spieldrang folgen OHNE, dass wir ihm das Mittel geben, denn die Mutter wird sich durch das Mittel entspannen können, auf die Bank sitzen, lesen und das Kind lassen!

Eine zurückhaltende und eher schüchtern wirkende Person kommt zu mir in die Praxis wegen Schlafstörungen. Im Laufe des Gesprächs kommt heraus, dass Sie gelegentlich Zornausbrüche bekommt, die sie selbst erschrecken. Sie hat schon einmal einen schweren Glasaschenbecher nach ihrem Mann geworfen und war froh um dessen gutes Reaktionsvermögen. Dieser impulsive Vulkanausbruch ist typisch für Staphisagria.

[13]Standardnachschlagewerk der Homöopathinnen

Oder: ein Lippenherpes geht immer einer Erkältung voraus. Schon beim leichtesten Kitzeln kann Schlimmeres verhindert werden, wenn Rhus toxicodendron eingesetzt wird. Dies sind nur einige Beispiele für „besondere“ oder „außergewöhnliche“ Symptome.

Daher freut sich also die Homöopathin über Symptome, die befremdlich klingen oder von denen die Patientin denkt, dass nur sie so etwas hätte. Aber es erleicht die Arbeit ungemein. Ansonsten ist es für die Mittelauswahl notwendig, dass möglichst viele Symptome aus der Beschreibung passen, aber man muss nicht alle haben, die angegeben sind. Hahnemann sagte „Ähnliches mit Ähnlichem heilen“, nicht: Gleiches mit Gleichem! Meistens ist das Problem, dass es zwei oder drei Mittel gibt, die passen würden, aber man kann sich nicht entscheiden. Was ist dann zu tun?

3. Modalitäten

Es gibt Bedingungen, also sogenannte Modalitäten, die zu einer Verbesserung der Situation führen und Bedingungen, die ein Symptom schlimmer machen. Ich nenne sie „letztendliche Entscheidungshilfen“[14], weil sie uns helfen, eine Entscheidung zu treffen. Diese Modalitäten sind manchmal genauso einzigartig wie außergewöhnliche Symptome. So gibt es nur ein Mittel, bei dem Druck und Ruhe gleichermaßen hilft. Man möchte das betroffene Gelenk bei Beschwerden fest bandagieren und ruhigstellen. Bryonia wäre in diesem Fall richtig. Manchmal verbessert Ruhe den Schmerz, im anderen Fall nicht und es ist besser, wenn Sie sich bewegen. Das ist ein wesentlicher Unterschied!

Interessant ist auch immer die Frage, ob Hitze oder Kälte ein Symptom verbessern. Allerdings gibt es viele Mittel, bei denen Kälte bessert, genauso bei Wärme. Wenn die Entscheidung für zwei oder drei Mittel gefallen ist, unterscheiden sie sich aber meist in genau diesem Bereich: beim einen bessert Kälte, beim anderen Wärme, beim dritten ist gar nichts angegeben, es hat also keine Bedeutung. Dann müssen Sie nur noch schauen, was bei Ihnen der Fall ist.

Manche Symptome sind in einem warmen Raum unerträglich und werden an der frischen Luft besser. Andere tauchen nur in der Wärme des Bettes auf, wie z.B. ein Hautjucken. In der Homöopathie wird Bettwärme, die Wärme der Kleidung und die Wärme in einem Raum von der warmen Jahreszeit unterschieden. Genauso wird Kälte durch frische Luft, kalte Luft, kalte Jahreszeit, kaltes Baden, kalte Getränke oder kaltes Essen unterschieden. Diese Methode fordert von uns also einiges Nachdenken, weshalb sie von vielen Menschen als schwierig empfunden wird. Trösten Sie sich: Schüßler ging es genauso, deshalb hat er die Schüßlersalze beschrieben, die deutlich einfacher in der Auswahl sind!

[14]DIchtl, Karoline „Schüßlersalze und Homöopathie erfolgreich kombinieren“, Triasverlag 2012, Seite 24

Manche behaupten auch, dass es lange dauert, bis die Homöopathie wirkt. Ich glaube, es dauert eher lange, bis man das richtige Mittel gefunden hat, das dann aber schnell wirken kann. Meines Erachtens liegt die größte Stärke der Homöopathie darin, dass sie der Seele hilft, wieder aufzuatmen, wenn sie ins Stocken geraten ist, dass sie Knoten löst, wenn uns eine Nachricht oder ein Schock an die Nieren geht und dass Sie dem Herzen Ruhe verschafft, wenn es durch emotionale Verwicklungen aus dem Häuschen geraten ist. Sie besänftigt die Seele, wenn emotionale Spannungen zu Krisen führen, weil man „außer sich ist vor Entrüstung". Daher ist sie auf jeden Fall für die Wechseljahre eine wunderbare Medizin.

Neben den Haus- und Reisemitteln, den sogenannten „bewährten Indikationen" (z.B. Wespenstich = Apis) und den Komplexmitteln, die aus verschiedenen homöopathischen Mitteln zusammen gesetzt sind, gibt es noch das Feld der „Konstitutionsmittel". Sie werden auch „Typenmittel" genannt, weil sie ein gewisses Gesamterscheinungsbild, einen „Typ" zeigen.

Dabei finden wir Beschreibungen, die häufiger bei Männern zu beobachten sind und andere, die eher zum Verhalten von Frauen passen. Deshalb spricht man auch manchmal von „Frauenmitteln" oder „Männermitteln". Nux vomica ist zum Beispiel ein typisches Männermittel, das zu Workoholics passt, die erfolgreich Geschäfte machen, ehrgeizig sind „bis auf's Blut", viel Kaffee trinken, rauchen, ungesund essen und zu allem Überfluss den Abend mit Alkohol abrunden, um schlafen zu können. Es gibt sicher auch Frauen, auf die diese Beschreibung passt, aber die meisten werden sich nicht unbedingt in dieser kurzen Skizze wieder finden.

Der große Vorteil eines „Typenmittels" ist, dass ein einziges Mittel viele Beschwerden lindern und vor allem Geist, Körper und Seele wieder in Einklang bringen kann. Allerdings sollten diese Beschreibungen nicht zu einer Rollenfixierung führen. Wenn Sie sich in den folgenden Darstellungen bei Arsenicum album wiederfinden, kann es sein, dass das Arsenicum-Verhalten, wie z.B. Zwänge oder Perfektionismus, ein Teil in Ihnen ist, der alte Gefühle in Schach hält, die durch ein Trauma entstanden sind. Dann gibt es eben einen „Arsenanteil" in Ihnen.

Manchmal ist der aber auch sehr nützlich, z.B. wenn Sie Buchhalterin oder Steuerberaterin[15] sind. In diesem Fall ist es sogar gut, wenn Sie extrem sorgfältig und genau sein können. Sie müssen diese Anteile weder verdammen noch verurteilen, sondern sollten sich fragen: plagt es mich oder nicht? Wenn Ihr Arsenanteil Ihnen einen Waschzwang verpasst, dann ist das nicht sehr angenehm und Sie haben sicher den Wunsch, das zu verändern!

[15]Hüten Sie sich vor Verkürzungen wie Zwänge = Steuerberaterin und Umkehrschlüssen, dass alle Buchhalterinnen traumatisiert sind. Es sollte einfach ein Beispiel sein. Es kommen viele Berufe in Frage, denen ein Arsenanteil nutzt!

Vielleicht finden Sie sich bei Lachesis wieder, die voller Lebenslust strotzt. Trotzdem kann es sein, dass tief in Ihrem Inneren noch eine ganz andere Seite schlummert, die Sie nie ausgelebt haben, wie z.B. die nachdenkliche Philosophin. Aber aufgrund Ihrer Kindheitserfahrungen gibt es einen Anteil, der es bevorzugt, exzentrisch zu sein und gute Laune zu haben. Dann gibt es eben eine „Lachesis-Schicht" in Ihnen. Erst nach Jahren der Beobachtung und durch zahlreiche Anamnesegespräche kann DAS Konstitutions- oder Typenmittel gefunden werden, das uns in unserem Kern entspricht. Es dient dann u.U. jahrelang der Behandlung. Dies zu finden ist aber die Aufgabe einer kompetenten Behandlerin!

Hüten Sie sich davor zu sagen, „Ich bin ... (ein Arsentyp, ein Kalium carbonicum-Typ, etc.), denn sie schränken sich damit selbst ein. Sprechen Sie lieber von Schichten, Anteilen oder Phasen und hier trifft die Homöopathie auf die 5-Elemente-Lehre, wie Sie am Ende des Kapitels noch sehen werden.

Die homöopathischen Mittel sind in alphabetischer Reihenfolge aufgelistet, es handelt sich um eine sehr knappe Charakteristik. Ich habe mich dabei dem Trend der Neuzeit, alles positiv zu formulieren, Handlungschancen aufzuzeigen und Qualitäten herauszuheben, verweigert. Man hat keine Probleme mehr, sondern darf alles als „Chance" und „Herausforderung" sehen. Für mich ist das ein „Schmarrn" und wird weder der Not der Betroffenen noch der Naturheilkunde als medizinischer Disziplin gerecht. Ich widme mich bewusst den Schattenseiten der Mittel, da hier meiner Ansicht nach das größte Entwicklungspotential liegt. Daher wirken die Beschreibungen teilweise extrem negativ, aber sie spiegeln damit tiefe Gefühle wieder, über die die meisten Frauen noch nicht einmal mit einer guten Freundin sprechen würden.

Achten Sie, wenn Sie die einzelnen Abschnitte lesen, auf Ihre Gefühle. Spannend sind Widerstand, Aufbegehren, Abwehr. Wenn Sie kurz davor sind, das Buch in die Ecke zu schleudern, dann sind Sie sehr wahrscheinlich bei Ihrem Thema angekommen. Anstatt es aus der Hand zu legen, könnten Sie einfach zum Kapitel „Veränderungen gestalten – den Hochsommer des Lebens genießen" weiterblättern, um gleich an die (innere) Arbeit zu gehen.

Das Ziel ist, dass Sie sich wohlfühlen und handlungfähig werden und nicht Ihre Schattenseiten erneut zu verteufeln. Das Hervorlocken Ihrer Emotionen dient nur dazu, sich in einem Mittel wiederzufinden. Da bei vielen Frauen das Metallelement wenig genährt wurde, befinden sich einige Mittel in der Liste, die nicht speziell zur Gruppe der Frauenmittel gehören. Sie zeigen aber seelische Muster, die wir bei Frauen häufiger beobachten können, als bei Männern. Bei Männern steht eher der Umgang mit Aggression im Vordergrund, da ein geschwächtes Metallelement ihnen die Kontrolle von Zorn und Wut erschwert. Bei Frauen finden wir eher zu starke Kontrolle, das Festhalten oder die Depression.

Das Abschiednehmen von alten Bildern und Vorstellungen des Selbst ist ein Hauptthema des Metallelements, das nur in Fluss kommt und den Wandel zum Alter erfolgreich unterstützt, wenn es im Lot ist. Trauer hat nur dann heilende Kraft, wenn wir das tun, was sie von uns fordert: loslassen! Die Homöopathie kann hier gute Dienste leisten.

Zur Auswahl der Potenzen:

Der Einfachheit halber bitte ich Sie als Anwenderin, sich an die Vorgaben zu halten, die in diesem Buch beschrieben sind und die Potenzen NICHT zu variieren.

Die Homöopathie hat die Fähigkeit, „Schichten" abzuarbeiten, die wir uns im Laufe unseres Lebens zugelegt haben. Es macht Sinn, diese auch Schicht für Schicht mit Zeit und Geduld abzuarbeiten, statt „Hau-Ruck"-Aktionen zu erzwingen, die die Seele stressen. Eine hohe Potenz einzusetzen und die Regeln der Homöopathie zu missachten, kommt einem Hausbrand gleich, denn bei manchen Mitteln kann es sein, dass sehr alte Erfahrungen sich Bahn brechen. Ich halte sehr viel davon, diese zu bearbeiten, aber ich halte sehr wenig davon, dass Sie alleine mit sich herumexperimentieren und eine Re-Traumatisierung erzeugen. Zu viele Frauen haben scheußliche Situationen alleine durchstehen müssen und tragen heute noch tiefe Einsamkeitsgefühle von damals in sich. Warum wollen Sie wieder alleine dastehen, wenn die Erinnerung aufbricht? Tun Sie das bitte nicht!

Eine hohe Potenz kann auch immer zu einer Arzneimittelprüfung führen, was bedeutet, dass Sie Symptome bekommen, die Sie vorher nicht hatten. Vor dieser Arzneimittelprüfung sind Sie nur bei den sogenannten „Tiefpotenzen", also D3 bis D12 sicher. Bei diesen Potenzen passiert im schlimmsten Fall eben nichts.

Wenn keine Hochpotenz angegeben ist, verwenden Sie sie bitte nicht, auch, wenn es in anderen Büchern anders steht. Für derlei Experimente wird keine Verantwortung übernommen und die Haftung ausgeschlossen. Homöopathie ist Medizin und keine Nahrungsergänzung, die man wahllos „mal" einnimmt.

Wenn die Potenz C30 angegeben ist, dann dürfen Sie diese einsetzen, sofern Sie Erfahrung mit Homöopathie haben. Dies gilt z.B. für Arnika, Aconitum, Chamomilla, Calendula, Rhus toxicodendron und in manchen Fällen auch für Ignatia.

Bei den seelischen Beschwerden sollten Sie in der Selbstbehandlung NIE höhere Potenzen einsetzen und immer zuerst bei der D12 oder tiefer bleiben. Tragen Sie es mit Fassung, dass Sie auch als Kennerin die gleiche Potenz nehmen, wie eine Anfängerin. Es gibt keine bessere oder schlechtere Potenz – es gibt nur die rechte Potenz zur rechten Zeit!

Nehmen Sie bei seelischen Beschwerden mindestens 4 Wochen lang 3x täglich das Mittel in D12 mit je 5 Globuli ein. Wenn Sie akute seelische Beschwerden haben, können Sie es auf 6 bis 10 Gaben am Tag erhöhen, aber höchstens 3 Tage lang, dann wieder reduzieren. Wenn Sie sehr erfahren sind und Ihnen „Ihr" Mittel immer wieder gute Dienste geleistet hat, dann könnten Sie auch mit einer C30 arbeiten – beachten Sie aber die Dosierungsregeln. Es wird NIE mehrfach am Tag eingenommen und schon gar nicht tagelang!!!

Die folgenden Beschreibungen der homöopathischen Mittel werden durch den Bezug zur 5-Elemente-Lehre ergänzt. Der Begriff „Achse" bedeutet immer eine starke Dynamik und große Kraft, weil das Mittel den Kontrollzyklus beeinflusst. „Verbindung" entspricht dem Nährzyklus der Wandlungsphasen und wenn das Element selbst genannt ist, wird dieses aus sich heraus harmonisiert.

Wundern Sie sich nicht, wenn Sie in anderen Büchern andere Zuordnungen finden: das muss nicht falsch sein. Es kommt immer auf den Standpunkt und den Schwerpunkt der Betrachtung an. So sieht die eine Behandlerin bei einem Menschen ganz andere Aspekte herausragen als die andere. Dies schlägt sich auch in der Behandlung nieder. Deshalb ist es schwierig von „richtig" und „falsch" zu sprechen, wenn man nicht alle Umstände kennt.

Perfektion ist alles. Zumindest für Frauen, die dieses Mittel brauchen. Häufig besticht die Wohnung durch Staub- und Keimfreiheit und große Teile des Wohnraums sind in weiß oder grau gehalten. Die Sitzmöbel sind wegen des edlen Aussehens aus Leder, aber auch weil darin weniger Milben wachsen können. Beim weißen oder hellbeigen Teppich fragt sich manche Nachbarin, wie es zu schaffen ist, dass er so bleibt, vor allem, wenn Kinder im Haus sind.

Genau hier liegt der Ursprung für eine abgrundtiefe Erschöpfung und Unruhe: die Küche ist immer tipp-topp, sauber, aufgeräumt, fast schon steril. Das Badezimmer ist wie der Rest der Wohnung: weiß, weiß, weiß oder allenfalls grau. Im schlimmsten Fall dehnt sich dieser Hang auch auf die Kinderzimmer aus. Tief im Inneren besteht eine große Furcht vor Überfällen oder Einbrechern, deshalb gibt es ein ausgefeiltes Sicherheitssystem. Eine Arsenfrau ist äußerst misstrauisch und kontrolliert alles! Bezüglich ihres Äußeren löst die Arsenfrau einen „wow"-Effekt aus: alles ist perfekt aufeinander abgestimmt, der Gürtel passt zu den Schuhen, der Schmuck ist ebenfalls darauf abgestimmt und es gibt nichts in dieser Komposition, was nicht passend gewählt wäre. Die Kleidung ist hochwertig, aber nicht extravagant.

Ekel ist ein häufiges Gefühl. Fremde Toiletten zu benutzen ist sehr schwierig, unter Umständen wird auch nichts außer Haus gegessen oder getrunken. Im Extremfall tritt ein Waschzwang auf. Alle Zwänge, Zwangsstörungen und Perfektionismus sind ein Thema von Arsenicum album. Gewissenhaft und vor allem in Kleinigkeiten übergenau, rückt die Arsenfrau auch in fremden Wohnungen ungefragt alles gerade, was nicht exakt gerade liegt oder hängt. Die Neigung zur Perfektion zeigt sich auch am Arbeitsplatz. Jede Tätigkeit, die Akkuratesse erfordert, passt zu ihr. Der Umgang mit Zahlen, Buchhaltung und Gesetzen liegt ihr im Blut. Sie hat ein großes Bedürfnis nach klaren Regeln und achtet akribisch auf deren Einhaltung - leider auch bei anderen.

Eine Arsenicum album-Frau hält sich an Vorgaben und kennt das Kleingedruckte. Aus der Angst heraus, Fehler zu machen, fragt sie viel nach und will ständig Rückversicherung, die manche Chefin zum Wahnsinn treibt. So entsteht bei vielen Menschen ein gewisser Zwiespalt, da man die Korrektheit der Arsenfrau zwar schätzt, sie aber in ihrer Gesamtheit als schwierig empfindet. Sie erträgt es nicht gut, angesehen zu werden, sofort kommt das Gefühl auf, bei einem Fehler ertappt worden zu sein. Frieren führt bei ihr zu Gereiztheit, was den Arbeitsalltag ebenfalls erschwert, weil die anderen das extreme Wärmebedürfnis meist nicht teilen.

Im Privatleben ist sie sehr beliebt, denn wenn sie etwas organisiert, laufen die Dinge nicht nur gut, sondern sehen auch noch gut aus. Sie ist in der Nachbarschaft als perfekte Gastgeberin bekannt. Wenn sie etwas falsch gemacht hat, neigt sie zu extremen

Selbstvorwürfen bis hin zur Selbstbestrafung, möglicherweise mit der Folge (heimlich) Alkohol zu trinken. Manchmal zeigt sie sarkastische oder bissige Züge, vor allem, wenn andere scheinbar besser sind. Neid ist daher ein großes Thema, er spornt sie jedoch an, noch perfekter zu werden.

Sie ist sehr besorgt um ihre Gesundheit, was der Angst vor Krankheit, Alter und Tod entspringt. Die Arsenfrau hat den am stärksten ausgeprägten Gesundheitswahn, kennt immer die neuesten Trends und befolgt alles, was sie jung und schlank hält. Sie verfolgt eine Sparsamkeit bis zur Bedürfnislosigkeit, was sich auch im Essen zeigt. Häufig lebt sie sehr spartanisch oder isst immer dasselbe, der Körper ist eher sehr schlank bis mager.

Die Anorexie bei Erwachsenen (Magersucht) ist immer ein Arsensymptom. Jegliche Erkrankung erschöpft sie aufgrund des knappen Gewichtes sehr schnell, häufig stehen Durchfälle im Vordergrund, wobei sich keine medizinische Ursache dafür finden lässt. Vor allem Rohkost und Obst, aber auch viele andere Lebensmittel lösen vermeintliche Allergien aus.

Sie hat Angst, alleine zu sein, denn ihre Unruhe wird dann zu extremer Ruhelosigkeit, die sich auch in Schlafstörungen zeigt. Sie ist enorm empfindlich gegen Gerüche, Geräusche und grelles Licht, wacht daher oft auf und liegt nicht selten nach null Uhr bis zum Morgengrauen wach und wälzt ihre Sorgen.

Die Wärme des Klimakteriums ist ihr angenehm, da sie extrem verfroren ist. Aber sie schafft es bei Hitzewallungen nicht, ihr perfektes Erscheinungsbild aufzugeben und etwas abzulegen. Daher kommt sie schnell ins Schwitzen, was ihr hochgradig peinlich ist und Ekelgefühle gegen sich selbst hervorruft. Arsen ist ein Mittel, das viele Menschen brauchen, vor allem wenn sie Perfektionismus - auch in einer abgeschwächten Form - plagt. Es ist nicht so oft ein Typenmittel, als viel häufiger eine Schicht, die sich auf ein Kindheitstrauma legt.

Verschlimmerung:	nach Mitternacht, nasskaltes Wetter, kaltes Essen, kalte Getränke
Besserung:	Wärme, Hitze, Ruhe, warmes Essen oder Trinken
Abneigung:	gegen den Anblick oder Geruch von Speisen, gegen Rohkost, gegen Fleisch
Verlangen:	nach warmen Getränken, warmem Essen, Ordnung, Sauberkeit, Hygiene, Gesellschaft, Kontrolle, Saures (Whisky, Zitrone)

Die große Verantwortung für Eltern oder Geschwister oder schwierige familiäre Verhältnisse bedingen Schwermut und mangelnde Leichtigkeit oft schon von Kindesbeinen an. Auch als Mensch erscheint die Aurum metallicum-Persönlichkeit schwer und behäbig, die Statur ist eher grob und kräftig. Die meist dunkel gekleidete, ernste Person kann andere mit ihrer Schwere schnell anstecken. Die Zurückgezogenheit ist daher für beide Seiten eine Entlastung. Auch die Wohnräume sind dunkel und gediegen mit schwerem, wertvollem Mobiliar eingerichtet, die Fenster sind eher verdeckt, als luftig und offen.

Wenn eine Aurumfrau in einer Familie lebt, zieht sie sich oft in das dunkle Schlafzimmer zurück, die Kinder müssen still sein und dürfen ihre Lebendigkeit und Tatendrang nicht innerhalb des Hauses ausleben. Kinder von Aurummüttern sind nicht selten Dauergäste in anderen, herzlichen Familien und saugen dort das „normale" Familienleben auf. Es ist schwierig mit einer Aurumperson in Kontakt zu kommen. Alles erscheint ihr profan. Sie wirkt einschüchternd kultiviert. Gemeinschaft ist nichts, was sie braucht, sie ist lieber allein. Sie leidet an der Welt, denn schlichte Gemüter kann sie kaum ertragen. Meist handelt es sich um äußerst erfolgreiche Personen, hochgestellte Führungskräfte oder erfolgreiche Unternehmerinnen, die es zu Reichtum gebracht haben. Aber auch im Arbeitsleben zeigt sich die beschriebene Problematik. Als Chefin hat sie hohe Ansprüche an sich und andere und ist fähig hart zu arbeiten. Das erwartet sie von allen in ihre Umfeld. Sie verträgt keinen Widerspruch, reagiert darauf äußerst gereizt bis cholerisch und verzweifelt an der Dummheit der Menschen. Die Mitarbeiterinnen oder Kolleginnen fühlen sich in ihrer Nähe unwohl und meiden sie, was ihr sehr entgegenkommt.

Der Stolz über erreichte Ziele kippt schnell in Hochmut und Arroganz um. Finanzieller Ruin ist unerträglich und führt zu Selbstmordgedanken. Wenn es im Arbeitsleben um das Scheitern von Geldgeschäften oder hohen, riskanten Investitionen geht, wird Aurum eher von Männern gebraucht, die ihr Scheitern nicht verarbeiten können. Es besteht eine tiefe Neigung zu (Selbst-) Zerstörung, unter Umständen als Folge vom Gefühl des Versagens oder einer Trennung. Die Aurumpersönlichkeit erlebt den Tod als Befreiung von einer unerträglichen Welt. Möglicherweise hat sie selbst den Vater, die Mutter oder eine wichtige Bezugsperson durch Suizid verloren.

Von daher ist es kein typisches Frauenmittel, obwohl es aber eines der wichtigsten klimakterischen Mittel ist, wenn es um Rache geht. Oft ist dieser Gedanke gar nicht bewusst, sondern breitet sich ungewollt aus, z.B. durch eine chronische Krankheit nach einer Scheidung, die den Mann zu ewigen Unterhaltszahlungen verpflichtet oder durch einen folgenreichen Unfall in einer Trennungssituation, so dass sie rückgängig gemacht werden muss. Wenn ein Mann seine Aurum-Frau wegen einer anderen verlassen will, kann es ihm passieren, dass er sie demonstrativ im Hausflur aufgehängt findet, wenn er am Abend nach Hause kommt.

Das ist Aurum metallicum. Aurum, das Gold, wird auch mit der Sonne assoziiert, die bei einer Aurum metallicum-Person vollkommen fehlt und obwohl Kühle und frische Luft alle Symptome bessern, ist sie im fortgeschrittenen Stadium nicht mehr fähig, aus dem Haus zu gehen. Sie sitzt nur noch „im Loch", eine extreme Lichtempfindlichkeit passt dazu. Sie hört gerne schwere, getragene Musik, die sie zum Weinen bringt, was sie öffentlich nie tun würde. Aufgrund der mangelnden Sonne im Herzen wird auch der Winter mit den grau bewölkten Tagen nicht gut vertragen. Schlimmer wird es noch mitten in der Nacht. Die Neigung zur Depression ist oft mit einer Neigung zu Trinken verknüpft, was aber alles noch schlimmer macht. Der Gedanke an den Tod bringt Erleichterung und so beschäftigt sich die Aurumfrau auch gerne mit diesem Thema und hat keine Scheu davor. Wenn Sie noch Kraft hat, arbeitet sie z.B. gern ehrenamtlich im Hospiz. Wenn sie die Kraft verlässt, neigt sie dazu, sich im Stillen zu verabschieden, wenn es keinen Anlass zur Rache gibt, indem sie Tabletten nimmt oder einfach verschwindet, was die Angehörigen hilflos zurücklässt. Ein Selbstmord wird von einer Aurum-Persönlichkeit nie angekündigt, sondern durchgeführt.

Körperliche Erkrankungen haben meist ein destruktives Element. Bei rheumatischen Erkrankungen werden z.B. die Knochen angegriffen und nekrotisch zerfressen. Bei Krebserkrankungen sind meist Haut, Lunge oder Dickdarm betroffen. Das Klimakterium führt bei der Aurumfrau häufig zu Herzbeschwerden und vor allem nachts treten Angina pectoris-Anfälle auf, die mit Bluthochdruck und rotem Kopf einhergehen. Die Betroffene hat das Gefühl, als würde das Herz stehen bleiben. In Gesellschaft wir sie zunehmend gereizt und kann in den Wechseljahren kaum mehr verbergen, dass sie mit sich allein zufrieden ist. Sie „flieht die Welt". Der Schlaf ist schlecht, die Betroffene wimmert und stöhnt im Schlaf, der von Alpträumen beeinträchtigt ist. Da die Aurumfrau generell unter einer mangelnden Lebenswärme leidet, tut ihr die Hitze der Wechseljahre gut.

Verschlechterung: im Winter, oft treten die Beschwerden nur dann auf, Kälte, nachts

Besserung: durch Alleinsein, Abkehr von der Welt, Dämmerung, Musik, gehen, sich bewegen

Abneigung: gegen Fleisch, gegen Gesellschaft, gegen schlichte Gemüter, gegen Emotionen

Verlangen: nach Süßigkeiten, feinem Gebäck, Alkohol, Milch, Kerzenlicht

Calcium carbonicum D12 — Erdelement

Carbon ist eine Substanz, die für Struktur steht. Das Wesen der Calcium carbonicum-Frau ist daher von Stabilität gekennzeichnet, zumindest körperlich: sie ist korpulent, blond, blauäugig. Die Kehrseite ist Trägheit, die sich auf allen Ebenen zeigen kann, sowohl im Verdauungstrakt durch Verstopfung als auch bei der Aufnahme von Informationen, im Sinne einer gewissen geistigen Trägheit. Sie hat ein schlechtes Zeitgefühl und ist daher oft unpünktlich. Wenn sie zu spät kommt, entschuldigt sie sich noch nicht einmal dafür, was ihre Freundinnen immer wieder auf die Palme bringt.

Für Calcium carbonicum-Frauen hat das Zuhause eine große Bedeutung, auch wenn es tendenziell ein wenig unaufgeräumt ist. In einer Trennungssituation klammert sie sich an alles, was Sicherheit gibt, vor allem an das Haus oder die gemeinsame Wohnung, für die sie wie eine Löwin kämpft. Der Verlust der gewohnten Umgebung stürzt sie in tiefste Verzweiflung und sollte sie sie verlieren, leidet sie darunter weit mehr, als unter dem Verlust des Partners. Während sie in jungen Jahren eher zur Sanftmut oder Schüchternheit neigt, zeigt sie mit fortgeschrittenem Alter eine große Bereitschaft zu Intrigen, vor allem, wenn sich alter Ärger angesammelt hat. Im Extremfall macht es ihr offensichtlich Vergnügen, andere absichtlich zu ärgern oder sogar zu quälen. Das gilt auch für den Ex-Ehemann, vor allem, wenn er sie ihres sicheren Umfeldes beraubt hat. Sie lässt sich nicht in die Karten schauen und ist geneigt, ihre Macht im Verborgenen auszuüben.

Calcium carbonicum-Frauen zeigen eine unglaubliche Hartnäckigkeit, die als Trägheit getarnt, eigentlich nur auf den rechten Zeitpunkt wartet, um die eigenen Ziele zu verwirklichen. Das kann auch bedeuten, dass sie andere manipuliert, die ihrer Ansicht nach etwas Bestimmtes tun oder erreichen sollen. Beruflich ist die Calcium carbonicum-Frau sehr auf Sicherheit bedacht, häufige Berufswechsel oder Selbständigkeit kommt für sie nicht in Frage. Sie ist praktisch veranlagt und arbeitet gern mit den Händen. Eine Arbeit, die der Routine bedarf und sie nicht überfordert kommt ihr sehr entgegen. In den Wechseljahren kann ihre Sturheit bedenkliche Ausmaße annehmen, denn die schwindende Kraft bedroht ihr tief verwurzeltes Sicherheitsbedürfnis. Jede Anstrengung, sei sie geistig oder körperlich, überfordert sie. Bergaufgehen wird zeitweise unmöglich. Wetterwechsel und alles, was mit Nässe und Kälte zu tun hat, löst Beschwerden aus, da der Körper sich eh schon häufig kühl oder unterkühlt anfühlt.

Wenn ein Kältephänomen zum frostigen Körpergefühl beiträgt, werden die Hitzewallungen meist als angenehm empfunden. Statt der Menstruation treten Nasenbluten und Kopfschmerzen auf. Schlafstörungen sind häufig abhängig von den Mondphasen, wobei er vor allem durch das Schwitzen im Kopf- und Nackenbereich gestört wird, weil das Kopfkissen durchgeschwitzt und nasskalt ist, was sie gar nicht verträgt.

Das Schwitzen im Bereich des Kopfes kann so dramatisch sein, dass die Haare durchnässt sind und die Calcium carbonicum-Frau oft mit einem Handtuch um den Nacken herumläuft, was das Umfeld albern findet. Jedoch ist sie durch die ständige Nässe am Kopf empfindlich gegen Zugluft und neigt schnell zu Erkältungen. Die Kommentare lässt die Calcium carbonicum-Frau mit ihrer Dickfelligkeit an sich abprallen. Das ständige Frieren und Schwitzen im Wechsel nervt sie viel mehr.

Ebenfalls nervt sie ihr Gewicht, dessen Ursache sie kennt: zu viel Essen und vor allem Süßes und Pikantes im Wechsel sind ihre Spezialität. Sie hat ein großes Verlangen nach Kohlehydraten, vor allem Pasta und Brot sind unverzichtbar und immer wieder quält sich die Frau durch eine kohlehydratfreie Diät, um direkt danach erneut zuzunehmen, wenn sie wieder Kohlehydrate isst. Aufgrund der körperlichen Trägheit und der mangelnden Bewegung fällt das Gewicht selten nach unten, die Neigung zu Verstopfung tut ihr übriges dazu.

Typisch für die Calcium carbonicum–Frau sind viele Nahrungsmittelunverträglichkeiten, allem voran aber Milchunverträglichkeit. In der Kindheit bestand oft schon Milchschorf, in der Pubertät gesellt sich nicht selten Heuschnupfen oder Asthma dazu. Als Erwachsene häufen sich Ekzeme, wobei alle Symptome werden besser, wenn Milchprodukte gemieden werden.

Verschlimmerung:	nasse Kälte, jegliche Anstrengung, direkt nach dem Aufwachen
Besserung:	durch Frühstück, Ruhe, Berührung, Dunkelheit, Lockern der Kleidung, trockene Umgebung, trockenes Klima
Abneigung:	gegen Fleisch, Kaffee, Milch, gegen Höhe, kann es auch nicht sehen, wenn Kinder sich in die Höhe begeben (Klettergerüst)
Verlangen:	nach hartgekochten Eiern, Süßigkeiten, weiche, einfache Speisen, Kohlehydrate (Brot, Pasta!)

Causticumfrauen haben hohe Ideale und engagieren sich daher gern im Tierschutzverein, im Kinderschutzbund oder überall dort, wo es um die Rechte von „Schwachen und Hilfsbedürftigen" geht. Sie sind ernste Personen mit einem großen Sinn für Gerechtigkeit. Causticumfrauen kompensieren damit alte Gefühle aus der Kindheit, da sie meistens selbst traumatisiert sind und schießen in ihrer Kampfbereitschaft oft über das Ziel hinaus.

Nicht selten werden die Rechte der Tiere über den Menschen gestellt. Nicht dass daran etwas falsch wäre, nur können die radikalen oder auch gewalttätigen Gedanken gegen „böse" Menschen bisweilen beängstigende Ausmaße annehmen, weil sie so gar nicht zu dem sonst so sanften Wesen passen. Die Heftigkeit dieser Gefühle kann sich bis zum Fanatismus oder sogar Menschenhass steigern.

Dies zeigt sich auch im Beruf, wenn sich der Kampfgeist gegen Vorgesetzte richtet. Eine Causticum-Frau unterwirft sich keinen „sinnlosen" Regeln und kämpft geradezu erbarmungslos gegen eine ungerechte Chefin, selbst wenn sie aufgrund der Machtverhältnisse verlieren muss. Causticum ist kein spezielles Frauenmittel, sondern ein „Metallmittel". Da es aber mehr traumatisierte Frauen als Männer gibt, kommt es häufiger bei ihnen zum Einsatz. Bei Causticumfrauen fällt eine gewisse Selbstgerechtigkeit auf. In ihrer Radikalität fühlen sie sich vollkommen im Recht, denn die anderen tun ja „Böses". Sie gehören zu den „Guten" und sehen sich selbst als „Opfer" – des Ehemannes, des Systems, der Konzerne, des Chefs, der Intrigen. Ihre extrem spartanische, fast zölibatäre Lebensweise dient als Beweis (dass sie zu den „Guten" gehören), eine starke Abmagerung ist über die Jahre unausweichlich, auch durch eine vegane Lebensweise.

In den Wechseljahren kann sich das Verharren in der Opferrolle zu dramatischen Formen auswachsen, vor allem, da eine Causticumfrau viel Solidarität braucht und andere gern ins Boot holt, weil sie nicht gern allein ist. Wenn Mitstreiterinnen dann das Ausmaß des Zornes erfassen, distanzieren sie sich häufig und nähren damit die Opferrolle der von allen Verlassenen, die allein gegen die böse Welt kämpfen muss. Manche Frau bemerkt die Bereitschaft zum radikalen Kampf zu spät, da sich Causticumfrauen nicht selten als sehr milde, friedliebend und gerecht präsentieren.

Sprachstörungen oder Tics sind erste Anzeichen auf dem Weg zu einer zunehmenden Isolation. Die Causticumfrau wird immer misstrauischer und mürrisch. Das Alleinsein, das sie vor allem nachts überhaupt nicht erträgt, führt langfristig zu Zwangsstörungen. So muss sie z.B. immer wieder in die Wohnung zurückkehren, wenn sie aus dem Haus gegangen ist, um zu kontrollieren, ob sie den Herd wirklich ausgemacht hat. Verschwörungstheorien aller Art werden zum Lebensinhalt.

Am meisten fällt die Blasenschwäche auf, die anfangs, z.B. nach einer Schwangerschaft nur beim Husten oder Niesen auftritt, später bei Bewegungen wie Treppen laufen oder wenn die Blase sehr voll ist. Sie dehnt sich weiter bis zur dauerhaften Inkontinenz aus, die sehr unangenehm ist. Sie spiegelt die Härte von Causticum, da Weinen und Weichheit nicht in Frage kommen. Die Blasenschwäche symbolisiert die nicht geweinten Tränen. Rücken und Gelenksbeschwerden gehen häufig mit dem Gefühl der „Rohheit" einher, d.h. brennende Empfindungen und das Gefühl, als ob das „(Muskel-)Fleisch wund wäre". Hier zeigt sich die psychosomatische Seite des Mittels, denn Causticum trägt den Schmerz der Welt und ist geschlagen von deren Grausamkeiten. Im weiteren Verlauf treten muskuläre Schwäche und zunehmende Lähmungssymptome mit Taubheitsgefühlen auf.

Wenn Arthrose oder Rheuma bestehen, dann häufig in einer sehr aggressiven Form mit starken Gelenkdeformationen. Die Wechseljahre sind von nächtlicher trockener Hitze und Unruhe geprägt, die zu völliger Schlaflosigkeit führen können. Auch ein starker Schwindel ist nicht selten oder eine Lidlähmung (Ptose). Im sozialen Bereich fällt die Grenzenlosigkeit vor allem bezüglich der Gesprächsthemen auf. Die Hemmung, über „Tabuthemen", wie die Verdauungssituation oder andere intime Probleme zu sprechen, ist gering.

Verschlimmerung:	schönes, klares, kaltes Wetter mit rauem Wind, 3-5 Uhr morgens, Zugluft, Dunkelheit, trockene Heizungsluft, Kaffee, Fett, Saures, Fahren in einem Wagen
Besserung:	mild-feuchtes Wetter mit bedecktem Himmel, Dampfbad, feuchte Wärme (Einnässen!), kalte Getränke, Bettwärme, leichte Bewegung
Abneigung:	gegen Kälte (äußerlich - kalte Getränke helfen!) und Süßigkeiten
Verlangen:	Salziges, Speck, Geräuchertes, vegetarische Ernährung, Käse, Eier

Graphites D12 — Erdelement

Von der Erscheinung her sehen wir eine Person, die dem Calcium carbonicum-Typ ähnelt, allerdings ist eine Graphitesfrau trotz ihres Übergewichts eher dynamisch und überraschend beweglich. Sie hat ebenso wie Calciumfrauen eine enorme Dickfelligkeit und die geistige Stumpfheit erweckt einen groben Eindruck. Sie wirkt schlicht, erdverbunden und ist für Kultur nicht unbedingt zu begeistern, zumindest nicht von sich aus. Gelegentlich lässt sie sich mitreißen, ist dann aber schnell erschöpft, denn Neues überfordert sie schnell. Häufig fehlt es den Frauen an Selbstvertrauen, sie neigen zu Ängsten, Feigheit und Unentschlossenheit. Klares Denken und vorausschauendes Handeln fällt schwer.

Da der Körper weder durch die Ernährung noch durch körperliche Herausforderungen gestärkt wird und auch soziale Kontakte auf die Familie beschränkt sind, vermehren sich alle Ängste und Unsicherheiten, die neben den Ohrgeräuschen auch ein Zeichen von Nierenschwäche sind. Die Ursache ist eine kolossale Fehlernährung. Die überschüssigen Pfunde sind die Folge einer extrem ungesunden, fett- und kohlehydratreichen Lebensweise, die zu Entzündungen, Wassereinlagerungen und einem starken Körpergeruch führt.

Im Klimakterium neigt eine Graphitesfrau zu großer Unzufriedenheit. Sie wird mürrisch, kritiksüchtig und weiß an anderen Frauen immer etwas auszusetzen. Allerdings fehlt ihr im Gegensatz zu Calcium carbonicum die Neigung zu Intrigen. Der Lebensinhalt einer Graphitesfrau konzentriert sich auf die Kinder, die Familie und einfache Dinge, wie Fernsehen oder Zeitschriften lesen. Im Extremfall kann die Trägheit zur Fernsehsucht werden. Auffällig ist dabei, dass sie mit zunehmdem Alter die Schuld bei anderen sucht und findet. Ständig gibt es jemand oder Umstände, die sie an Veränderungen hindern. Wenn man ein Gespräch mit ihr führen möchte, weint sie schnell, denn ihre Neigung zum Selbstmitleid ist sehr hoch.

Da ihre Lebensweise weit entfernt ist von jeglichem Gesundheitsbewusstsein, findet sie wenig Gleichgesinnte, aber sie braucht andere Menschen auch nur, weil sie alleine keine Entscheidungen treffen kann. Ihr Kreis an Freundinnen ist eher klein, denn genau genommen möchte sie keine Ratschläge hören, vor allem, wenn sie ihre Lebensweise betreffen. Nicht umsonst besteht häufig eine Schwerhörigkeit, die den Umgang mit ihr erschwert und eine gute Begründung für einen vermehrten Rückzug in die eigenen vier Wände und die gewohnten Lebensbedingungen ist. Dynamische Menschen strengen sie an.

Trotz des Übergewichts frieren Graphitesfrauen, die meist ein Kältephänomen haben. Eine Schilddrüsenunterfunktion könnte tatsächlich eine Ursache für mangelnde Dynamik und Fettsucht sein und daher sollte sie schon in jungen Jahren untersucht und behandelt werden.

Die Verdauung und speziell der Bauch ist natürlich durch den Gesamtstoffwechsel und die ungesunde Ernährung beeinträchtigt. Der Blähbauch ist hart und aufgetrieben, oft wird die Kleidung gelockert oder nur noch wallende Kleidung getragen, die nirgends einzwängt. Verstopfung ist begleitet von stark riechenden Blähungen. Auch bedeckte Körperareale oder tiefe Hautfalten oder bedeckte Bereiche riechen unangenehm, was unter Umständen mit einem Pilzbefall zu tun hat.

Hauterkrankungen begleiten diesen Frauentyp fast immer und reichen von Akne über Ekzeme bis zu Couperose oder Rosazea, die vor allem im Winter schlimmer wird. Alle Hautprobleme betreffen auch den Genitalbereich. Obwohl sie friert, verträgt sie keinerlei heiße Getränke, was ihr die Anwendung der oft empfohlenen Schüßlersalze „heiße 9" und „heiße 10" erschwert. Sie sollte sie dann wenigstens lauwarm versuchen, da es für alle körperlichen Symptome gut wäre.

Im Klimakterium verschlimmert sich die bereits bestehende Problematik und alle Zivilisationskrankheiten, angefangen von rheumatischen Schmerzen über Diabetes bis hin zu Bluthochdruck prägen zunehmend den Alltag. Die Hautproblematik im Intimbereich wird durch Juckreiz verstärkt, der extrem werden kann. Schlafstörungen lassen die Betroffenen die ganze Nacht wach liegen und über ihre Lebensumstände grübeln. Wenn sie schläft, plagen sie angstvolle Träume.

Verschlimmerung:	Kälte, Zugluft, Licht, Bettwärme, früher Morgen bis zum Aufwachen, Süßigkeiten, Fett, Fasten, Milchprodukte
Besserung:	Berührung, Essen, Dunkelheit, abends, sich einhüllen, Spaziergang in frischer Luft, Fahren mit dem Auto oder Zug
Abneigung:	gegen Süßigkeiten, Salz, Suppe, Fleisch, gegen Hitze und Kälte
Verlangen:	Hähnchen, Fast Food, Currywurst, Döner, ungewürzte Speisen, Bier, kalte Getränke, Milch, Verlangen dauernd zu essen

Die Beschwerden der dunkelhaarigen Ignatiafrau sind verursacht durch Kummer oder den Verlust eines geliebten Menschen. Trennung, Scheidung und Tod führen bei ihr zu starken Gefühlsausbrüchen und Stimmungsschwankungen. Wechselhaftigkeit ist eine Hauptcharakteristik: zum Einen redet sie gern, dann ist sie wieder schweigsam, einerseits fröhlich, dann unverhofft traurig, manchmal aufgeschlossen und offen und dann wieder ganz verschlossen für sich. Eine Ignatiafrau kann in einem Atemzug vor Kummer zerfließen und im nächsten Moment aus tiefstem Herzen lachen. Es ist schwer, eine „Linie" bei ihr zu entdecken. Während der Pubertät besteht eine große Neigung, sich zu inszenieren. Die Mädchen rennen hysterisch schreiend ins Zimmer, um sich schluchzend aufs Bett zu werfen. Wehe, wenn keiner kommt, um sie zu trösten!

Ignatia ist ein Mittel, das im Leben einer Frau immer wieder zum Einsatz kommt, wenn sie zu Kummerspeck neigt oder sie aufgrund des Kummers über ihr Gewicht immer weiter isst. Daher ist es nur bedingt ein spezielles Typenmittel, sondern mehr ein allgemeines Frauenmittel für dunkelhaarige Frauen. Die Angst vor Spinnen, die das Mittel ebenfalls kennzeichnet, teilen auch viele Frauen.

Nach einem Verlust, sei es Trennung oder Tod, wird der oder die andere idealisiert oder verteufelt. So hatte eine Ignatiafrau die „liebste Mutter der Welt", selbst wenn diese despotisch war. Während der Trennung von ihrem Ehemann war sie mit dem „schlimmsten Trottel aller Zeiten" verheiratet, ist aber sofort bereit, zu ihm zurückzukehren, sofern sich die Möglichkeit dazu ergibt. Für Freundinnen ist diese extreme Widersprüchlichkeit manchmal schwer auszuhalten. Das Hin und Her fällt in allen Bereichen auf: wenn sie auf Reisen geht, bekommt sie sofort Heimweh. Sie kann schlecht allein sein, weist andere aber gleichzeitig zurück. Ihre Emotionalität bleibt nur an der Oberfläche, über wirklich tiefe Gefühle spricht sie kaum. Meist tritt dadurch ein Kloßgefühl im Hals auf und nicht selten wird bei der Ärztin keine Ursache dafür gefunden. Der Kloß steht für die erstickten Tränen, die „im Hals stecken bleiben", denn ihr Weinen gleicht mehr einer hysterischen Inszenierung als einem echten Gefühlsausdruck.

Manchmal entwickelt sie eine unglückselige Neigung zur Geliebten, die sich ständig mit neuen Versprechungen abspeisen lässt und mit Essen tröstet. Essen hilft immer, auch wenn Übelkeit sie plagt. Wenn sie dann von Freundinnen ermahnt wird, reagiert sie ungehalten und bisweilen so zornig, dass sie sich lieber von der Freundin distanziert, als von dem Schuft, der sie am kleinen Finger verhungern lässt. Die Fähigkeit zu romantischen Phantasien ist leider so extrem groß wie der Realitätssinn klein ist. Wie die Pflanze braucht die Betroffene viel Halt und jemand zum Anklammern.

Daher bereut sie ihren Zorn schnell wieder und greift zum Telefonhörer, da sie nicht allein sein kann. Als fürsorgliche Person, die sich gern um andere kümmert, ihre Vorliebe für gutes Essen und ihr offenes Ohr für die Sorgen anderer macht sie zu einer beliebten Freundin. Auch wenn ihre Gefühlsüberschwänge anstrengend sind, so gehen sie doch schnell wieder vorüber.

In den Wechseljahren kann die Geruchsempfindlichkeit gegen Tabakgeruch oder Rauch extreme Formen annehmen, genauso wie die Empfindlichkeit gegen Kaffee. Die Neigung Gefühle durch Essen in Schach zu halten, führt spätestens jetzt zu einer immensen Gewichtszunahme. Da die Menstruation schon immer von Unregelmäßigkeit geprägt war, ist der Umgang damit nicht schwierig. Viel schwieriger ist die Unverträglichkeit der Hitze, die bei ihr zu Gereiztheit führt.

Da sich Kummer im Alter mehrt – die Eltern sterben, die Kinder verlassen das Haus, unter Umständen eine Trennung – reagiert eine Frau, die Ignatia braucht mit immer mehr Symptomen, für die auch nach langen, unseligen Arztbesuchen keine Ursache gefunden wird, da keiner die wirkliche Ursache betrachtet. Im schlimmsten Fall wird sie mit Psychopharmaka oder Schlafmittel abgespeist, um sie ruhig zu stellen. Da sie es vermeidet nach innen zu schauen und sie Veränderung scheut, entsprechen derlei Verschreibungen ihrer Tendenz zu gesellschaftlich anerkannten Süchten.

Verschlimmerung:	durch Sorgen, Verlust, Enttäuschungen, Kummer und Tod, Kälte, schlimmer morgens, unangenehme Gerüche, Tabakgeruch
Verbesserung:	seufzen, Essen
Abneigung:	gegen Tabak, Zigarettenrauch, Kaffee, Obst, Alkohol, Fleisch, gegen warmes Essen, Brei
Verlangen:	nach Essen, Brot, mag eher Kühles als Warmes

Kalium carbonicum D12 — Feuer-Metall-Achse

Die Kalium carbonicum-Frau ist ein Mensch mit festen Prinzipien. Diese dienen der emotionalen und materiellen Sicherheit. Daher mag sie gewachsene, vertraute Strukturen, auf die sie sich verlassen kann und ist in vielen Belangen konservativ. Sie schätzt vorgegebene Regeln, an die man sich halten kann und Ordnung, die den Alltag übersichtlich macht.

In gewisser Weise erinnert das Bedürfnis nach Kontrolle und Ordnung an Arsenicum album. Während jedoch bei Arsen die Angst zu Unruhe führt, spürt sie die Kalium carbonicum-Frau im Bereich des Solarplexus als Magenschmerzen. Mit Spontanität kann sie nicht umgehen. Sie plant ihr Leben gern, sowohl im Alltag als auch bei außergewöhnlichen Ereignissen oder Reisen, das Vertrauen in andere Menschen ist extrem gering ausgeprägt. Obwohl sie ein unsicherer Mensch ist, weiß sie sich durchzusetzen, wenn es um ihr Bedürfnis nach Ordnung und Gewohnheit geht.

Da sie nicht gern allein ist, liegt ihr die Familie sehr am Herzen. Wenn diese sich aber nicht an die von ihr aufgestellten Regeln halten, gibt es Streit, der so lange andauert, bis alle wieder „auf Linie" sind. Dies gilt auch für die Ernährung, bei der es gerade mit pubertierenden Jugendlichen oder jungen Erwachsenen regelmäßig zum Eklat kommt. Alles, was Jugendliche gern tun oder essen, widerstrebt der Kalium carbonicum-Frau, die eher spartanisch lebt. Jeglicher Exzess, bei dem sie die Kontrolle verlieren könnte, ist für sie eine Horrorvision, lieber erstickt sie ihr eigenes Lebensfeuer. Dabei friert sie generell, aber vor allem der Leib fühlt sich ausgekühlt an.

Dass ihr Sex nicht besonders wichtig ist, liegt auf der Hand. Es ist für sie kein Thema und dasselbe fordert sie von ihrem Partner, dem sie starre Vorgaben macht, wie er mit seinen Kindern umgehen soll. Wenn er durch die Einengung, Konformität und Ordnung des Alltags zu ersticken droht und Freiräume fordert, löst er maximalen Stress bei ihr aus. Der Blick engt sich immer mehr ein, die Katastrophe, die alle voraussehen und die abwendbar gewesen wäre, muss eintreten: die Kalium carbonicum-Frau steht alleine da. Es gibt wenig Menschen, die das Kontrollbedürfnis so einer Partnerin ertragen können.

Der Zusammenbruch des Sicherheitsgefühls wirkt sich oft über Jahre hinweg aus. Wenn dann noch auf beruflicher Ebene Veränderungen notwendig werden, weil z.B. jüngere Kolleginnen neue Impulse einbringen, sind körperliche Beschwerden unausweichlich. Sie reichen von Magenschmerzen und Schlafstörungen bis zu Rückenschmerzen oder Herzproblemen und umfassen eine breite Palette an verschiedenen, teilweise gleichzeitigen, teilweise wechselnden Symptomen.

Die Wechseljahre bringen extreme Schwierigkeiten mit sich, da jeder Tag unberechenbar wird. Hitzewallungen oder Schweißausbrüche lösen das Gefühl von Ohnmacht und Kontrollverlust aus, gegen das die Kalium carbonicum-Frau verzweifelt kämpft.

Die unregelmäßiger werdende Menstruation setzt dem ganzen die Krone auf, es entsteht eine tiefe Verunsicherung. Alte Erinnerungen, meist in Bezug zum Vater brechen sich Bahn. Die Betroffene klammert sich extrem an den Ehemann, der den Vater ersetzen soll. Damit gibt sie ihm den Rest.

In ihrer Not (der Trennung, des Alleinseins, der Verlassenheit) klammert sie sich an den nächsten Strohhalm, der sie natürlich nicht trägt. Dabei versucht sie ihre Kinder, vor allem aber den Sohn an sich zu binden. Meist gelingt die Abhängigkeit durch Überfürsorge und Komfort so lange, bis eine Frau für ihn auftaucht. Die Beziehungspartnerin des Sohnes wird als Bedrohung empfunden, die Mutter lässt nichts unversucht, sie schlecht zu machen. Die Abwärtsspirale des Kontrollverlusts und die vermeintliche existenzielle Bedrohung macht sie panisch. Die Freundinnen sehen eine Frau in größter Not, der nicht zu helfen ist.

Verschlimmerung:	kaltes Wetter, Kaffee, nachts zwischen 2 und 4 Uhr, Sex, Wetterwechsel
Besserung:	Wärme, tagsüber, umhergehen oder liegen, sich anlehnen, warmes Essen
Abneigung:	gegen Sex, gegen Berührung, kaltes Baden (Schwimmbad)
Verlangen:	nach frischer Luft und Wärme in jeglicher Form (außer Körperwärme), Sicherheit, Kontrolle, Gesellschaft

Es gibt verschiedene „Milchmittel“ (Lac = Milch), aber Lac caninum, die Hundsmilch, ist das erste Milchmittel nach Hahnemann. Es erinnert an Romulus und Remus, die von einer Wölfin genährt wurden und es repräsentiert die mangelnde Nährung durch die Mutter. Körperlich wurde das Kind nur leidlich genährt, meist schnell und lieblos gefüttert, damit es Ruhe gab. Die Mutter hat sich aber auch wenig mit den Kind beschäftigt. Das Gefühl, nicht gemocht zu werden, findet hier seinen Ursprung.

Die traumatischen Kindheitserfahrungen führen zu einem großen Bedürfnis nach Ordnung. Dies zeigt sich im Beruf durch einen großen Wunsch nach Führung und Struktur. Um die Ängste und Zweifel in Schach zu halten, braucht die Lac caninum-Frau viel Anerkennung von außen. Die Angst vor Versagen ist eine dauernde Begleiterin, sie hat ständig das Gefühl, dass andere auf sie herabsehen und sie geringschätzen.

Konzentrationsstörungen zeigen sich meist im Verwechseln von Buchstaben oder im Verdrehen von Silben, die Merkfähigkeit beim Lesen ist gering ausgeprägt. Die Neigung der Lac caninum-Frau zu Selbstzweifeln ist genauso groß wie ihre Zweifel an anderen Menschen. Sie steht Zuneigungsbekundungen und Liebesbeweisen misstrauisch gegenüber, ihre ständige Furcht, verlassen zu werden, ist immens.

Das Gefühl von Abhängigkeit führt zu Aggressionen, die sich, weil sie unterdrückt werden, in Selbsthass oder autoaggressivem Verhalten zeigen. Angst, die Kontrolle zu verlieren, führt zu Zwangshandlungen, wie z.B. Waschzwang, nervösen Tics oder einer Abneigung gegen den eigenen Körpergeruch. Die Angst vor Krankheit, Keimen und Ansteckung ist ähnlich wie bei Arsenicum album.

Obwohl die Lac caninum-Frau ein großes Bedürfnis nach Nähe hat, verträgt sie sie nicht. Es kann so weit gehen, dass die Berührung der Kleidung schon als Druck empfunden wird. Wenn sie krank ist, ist es schwierig ihr zu helfen, da die Symptome ständig wechseln.

Spätestens in den Wechseljahren kommt es durch den immer schon bestehenden Heißhunger zu Übergewicht, weil durch ihre frühkindlichen Erfahrungen das Sättigungsgefühl fehlt. Seelische Beschwerden und ihre tiefen Gefühle der Minderwertigkeit werden in den Wechseljahren verstärkt.

Alte, schmerzliche Erfahrungen werden aktiviert und können in eine Persönlichkeitsstörung münden. Das Gefühl, dass man ihr nicht glaubt, was sie schildert, verstärkt ihre Verunsicherung und das Gefühl der Einsamkeit.

Die große Distanz zwischen ihr und den anderen scheint zunehmend unüberbrückbar. Die Kluft zwischen Realität und Erinnerungen, Wirklichkeit und Fantasie wird unerträglich groß. Die Unsicherheit, was in ihrer Kindheit wirklich geschehen ist, oder ob sie sich alles nur eingebildet hat, nimmt üble Formen an.

Verschlimmerung: Milch, Bewegung, Menstruation

Besserung: durch Wärme, vor allem bei Kopfschmerzen und Neuralgien, Kälte

Abneigung: gegen Berührung, Süßigkeiten, Erschütterungen, Ruhe

Verlangen: nach Salz, scharfen Sachen, Whiskey, kalte Getränke

Eine Lachesisfrau sticht meist aus der Gruppe heraus: sie ist eher exzentrisch, trägt auffällige Kleidung, auffälligen Schmuck und nicht selten sind Lachesisfrauen an ihren Hennaroten Haaren, roter Kleidung oder knallrotem Lippenstift zu erkennen – auch noch in hohem Alter.

Sie sind wunderbare Unterhalterinnen, Erzählerinnen, lebendige Frauen, aber ihre Dynamik und der Drang zur Selbstdarstellung kann auch anstrengend sein. Treffen mit ihr gleichen einer Urlaubsreise mit zahlreichen Eindrücken, die man erst einmal verarbeiten muss.

Ablehnung erfährt sie vor allem von Frauen, für die Kontrolle ein wichtiges Thema ist. Sie spürt oft Neid und Eifersucht und es ist für ein Schlangenmittel mehr als natürlich, dass die Lachesisfrau giftig werden kann. Der Neid auf Jüngere ruft viel Abwertung hervor, die deutlich zum Ausdruck gebracht wird. Eine Lachesisfrau hält ihre Gefühle nicht hinter dem Berg. Sie kann zerstörerisch und tödlich sein, was sich vor allem in Beziehungsabbrüchen zeigt, die ebenso radikal wie endgültig sind. Sie spricht viel und schnell und trägt ihr Herz förmlich auf der Zunge, dabei ist sie bisweilen scharfzüngig und spart nicht an Kritik, die äußerst spitz ist.

Die Schlange ist ein altes Symbol für Sexualität, die einer Lachesisfrau viel bedeutet. Ihre erotische Ausstrahlung ist mehr als auffällig, um nicht zu sagen, neiderregend. Sie zieht die Blicke der Männer auch im Alter auf sich, wenn ihr Körper nicht mehr ganz so muskulös und schlank ist. Sex ist für sie wie Nahrung und lange Enthaltsamkeit kann sich in Gereiztheit und Haarausfall äußern, der dramatische Ausmaße annehmen kann.

Enge und Einengung verträgt eine Lachesisfrau überhaupt nicht. Dies gilt vor allem für den Halsbereich, wo sie Rollkragen, Schals, eng anliegenden Halsschmuck vermeidet, genauso wie Kleidung, die den Bauch einengt. Manche verträgt auch im Zuge der Wechseljahre die Enge des BHs nicht mehr. Was aus emanzipatorischer Sicht völlig gerechtfertigt ist, kann bei Frauen mit großem Busen zu einer Herausforderung für das ästhetische Auge werden.

Ihre Abneigung gegen Einengung zeigt sich auch geistig durch Mut, Entschiedenheit und Widerstand. Sie lässt sich von einer strengen Chefin schwerlich einschränken und findet immer kreative Wege, ihre Ziele zu verfolgen. Ihre Ideen für Veränderungen am Arbeitsplatz stoßen vor allem bei Frauen, die viel Wert auf Sicherheit und Regelkonformität legen auf Widerstand und führen regelmäßig zu Konflikten, die heftig ausgetragen werden.

Aufgrund ihres Wesens wundert es nicht, dass sie während der Wechseljahre Herzprobleme bekommt. Sie kann dann nicht mehr auf der linken Seite schlafen, weil sie dann ihr Herz fühlt. Hitzewallungen setzen ihr extrem zu und „bringen sie um“, weil sie Hitze noch nie vertragen hat, weder in Form von Alkohol noch während des Sommers oder bei Reisen in heiße Länder.

Anders ist es mit den Schweißausbrüchen: es geht ihr gut, wenn Sekrete fließen, daher entlastet sie das Schwitzen. Das Versiegen der Menstruation bringt dagegen eine große Gereiztheit mit sich. Der ausbleibende Monatsfluss führt dazu, dass sie noch mehr redet und andere im schlimmsten Fall gar nicht mehr zu Wort kommen lässt. Die „Logorrhoe“ ist für die Lachesisfrau im Klimakterium typisch.

Verschlimmerung:	Schlaf, morgens, Hitze in jeglicher Form, Ausbleiben der Mens durch Schwangerschaft oder Klimakterium, Alkohol
Besserung:	das Fließen von Sekreten (Menstruationsblutung, Schwitzen), frische Luft, kalte Getränke, Sex, Bewegung
Abneigung:	gegen seelischen Druck und Einengung des Körpers, Alkohol, Kaffeegeruch (Klimakterium)
Verlangen:	nach Kaffee, Alkohol, scharfen Speisen, Sex, Unabhängigkeit

Lilium tigrinum D12 — Holzelement

Es ist in der Homöopathie ein selten angewendetes Mittel und nichtsdestotrotz gerade in der Zeit des Klimakteriums ein wertvolles Frauenmittel. Es zeigt sich eine sensible Frau, die mit großen Ängsten und Unsicherheiten zu kämpfen hat, was sich in Herzbeschwerden oder einer Neigung zu Durchfall äußert.

Das seelische Dilemma der Lilium tigrinum-Frau ist das Gefühl von Minderwertigkeit. Sie fühlt sich „klein" und ist extrem empfindlich gegen Kritik oder negative Äußerungen. Daher meidet sie den Kontakt mit anderen Menschen, obwohl sie nicht gut alleine sein kann. Ein einmal gefasstes Vertrauen wird durch eine falsche Bemerkung sofort wieder zerstört. Sie neigt zu heftigen Zornausbrüchen, bei denen sie Gegenstände wirft. Wenn man mit ihr über etwas sprechen möchte, weint sie schnell.

Obwohl sie selbst sehr viel Wert auf Beachtung und Anerkennung legt, ignoriert eine Lilium tigrinum-Frau die Leistungen oder Stärken anderer Menschen oder setzt sie herab und wird verächtlich. Ihre pessimistische Grundhaltung verstärkt sich im Klimakterium durch einen Hang zur Nörgelei und Beleidigung anderer. Die ausgeprägte Arbeitswut, Hyperaktivität und hektische Arbeitsweise fällt extrem auf, da sie auf andere ziel- und sinnlos wirkt.

Berufe, bei denen mal viel stehen muss, sind für sie nahezu unmöglich, da sie das Empfinden hat, als würden die inneren Organe nach unten drücken oder als würde etwas aus der Scheide herausdrücken. Daher steht sie oft mit überkreuzten Beinen und drückt in unbeobachteten Momenten mit der Hand auf die Scheide. Sex ist für eine Frau, die Lilium tigrinum braucht, extrem wichtig und kann zur Promiskuität führen. Im schlimmsten Fall wird diese Neigung am Arbeitsplatz bekannt.

Eine Lilium tigrinum-Frau hat Heißhunger und leidet oft unter einem aufgeblähten Bauch. Ihr Schlaf ist eher unruhig und durch Träume gestört. Wenn sie viel allein ist, liegt sie in der Nacht oft wach, weil sich die Angst vor dem Alleinsein verstärkt. Während des Klimakteriums spannen die Brüste sehr häufig und schmerzen, was normalerweise eher bei einem hohen Östrogenspiegel zu beobachten ist. Verfärbter Ausfluss, der unangenehm riecht und ein Jucken hervorruft, begleitet die Phase der unregelmäßigen Menstruation und ist ihr auch schon aus jungen Jahren bekannt. Es fällt auf, dass die Blutung nur tagsüber fließt und nachts versiegt.

Hitze macht ihr vor allem im Bereich des Kopfes zu schaffen, daher verträgt sie keine warmen oder überheizten Räume und bekommt dort schnell Herzenge oder das Gefühl einer Einschnürung im Brustkorb. Diese Problematik verstärkt sich im Klimakterium.

Das Schwitzen tritt vor allem an den Händen auf, die auch noch durch rheumatische Schmerzen beeinträchtigt sind. Viele Beschwerden sind links stärker als rechts oder tauchen nur auf der linken Seite auf! Die Fußsohlen sind in der Nacht oft heiß.

Verschlimmerung: Wärme, warme Räume, Trost, abends

Besserung: im Freien, kühle Luft

Abneigung: gegen Hitze, langes Stehen, Brot, Kaffee

Verlangen: nach Beschäftigung, Fleisch, Sex, großer Durst

Das zentrale Thema der Frau, die Natrium chloratum braucht, ist der Tod oder Verlust eines wichtigen Menschen, das Ende einer Beziehung, das nie verarbeitet wurde oder eine verlorene Kindheit, die sich in stillem Kummer und großer Ernsthaftigkeit zeigt. Das Gefühl, dass die Wunde nicht mehr heilen wird, führt zu Pessimismus und Rückzug. Die Angst vor einem erneuten Verlust löst ein Unbehagen gegenüber anderen Menschen aus, die Person verschließt sich und bleibt lieber allein. Probleme trägt sie eh mit sich selbst aus. Sie spricht auch nicht darüber, denn Trost und Zuwendung verträgt sie nicht besonders gut.

Andere geben Kontaktversuche oft auf, weil nur spröde und spärliche Reaktionen kommen. Dadurch nährt sich das Gefühl, nicht geliebt zu werden immer wieder. Die Natrium muriaticum-Frau wirkt erschöpft und schwach, alle Symptome sind morgens und bis zur Mittagszeit schlimmer und werden erst am Abend besser. Das gilt für Kopf- oder Rückenschmerzen genauso wie die Depression. Morgens hört man am Telefon von extremen Stimmungstiefs, abends scheinen sie völlig verschwunden zu sein und sie wirkt sogar bisweilen fröhlich und entspannt.

Gelegentlich trinkt sie Alkohol, der ihr hilft, sich zu öffnen. Dadurch kann sie unerwartet gesellig und redselig werden, um am nächsten Morgen wieder dieselbe zu sein. Die Unfähigkeit Altes loszulassen zeigt sich seelisch, aber auch im Alltag in einer großen Sammelleidenschaft, die bis zum Messie-Zustand reichen kann. Ihre schlichte und zuweilen abgetragene Kleidung ist altmodisch, es herrschen dunkle und gedeckte Farben vor. Farbe kommt nicht in Frage, höchstens als kleines Accessoire.

In Beziehungen sucht die Natrium muriaticum-Frau häufig einen Elternersatz, bei dem sie sich intensive Zuwendung wünscht und mit Enttäuschung reagiert, wenn sie nicht ganz und gar angenommen wird. Die Sammelleidenschaft wird bisweilen zum Konfliktthema, da es ihr unmöglich ist, Dinge wegzuwerfen oder auszusortieren. Alles ist mit einer Geschichte verknüpft und sie hat das Gefühl, mit dem Gegenstand die Geschichte wegzuwerfen. Im schlimmsten Fall hat sie einen Partner mit derselben Neigung. Eine Trennung aktiviert die Kindheitserfahrung des nicht geliebt Werdens und kann schwere Verbitterung auslösen.

Auf Reisen oder im Arbeitsleben wird ihre Verstopfung zu einem wirklichen Problem. Sie ist unfähig loszulassen, wenn sie andere Menschen hört oder nicht alleine im Bereich der Toilette ist. Viele Symptome haben einen psychosomatischen Aspekt, wie z.B. der trockene Husten, der nachts auftaucht und den Schlaf stört. Die Betroffene würde wirklich gern „jemand etwas husten", sie ist aber zu schwach dazu.

Die meisten körperlichen Symptome zeigen entweder eine übermäßige Produktion von wässrigen und klaren Sekreten, wie z.B. starkes Schwitzen oder tränende Augen, vor allem bei kaltem Wind und Heuschnupfen. Andererseits führt die Trockenheit neben den Verdauungsproblemen zu Hautbeschwerden, die oft gleichzeitig mit fetten Haaren oder fetter Haut einhergehen.

Die seelischen Veränderungen führen im Klimakterium zu sehr viel Selbstmitleid: „Jetzt muss ich das auch noch ertragen." ist ein Satz, den man nicht selten hört. Die Hitzewallungen sind ein großes Problem, da die Natrium chloratum-Frau Hitze generell nicht verträgt. Gelegentlich kommt es zu Phasen der Gereiztheit mit aufbrausendem Zorn. Das Schwitzen taucht vor allem während des Essens auf, was die Betroffene ziemlich nervt.

Verschlimmerung:	morgens schlimmer bis über die Mittagszeit, an der See oder in den Bergen, Hitze, warmes Zimmer, Menschenmenge, Lärm, Reden, Trost
Besserung:	abends, nach Sonnenuntergang, an der See oder in den Bergen, frische Luft, Druck auf den Rücken, Alleinsein, melancholische Musik
Abneigung:	gegen Zuwendung, gegen Gesellschaft, gegen Berührung
Verlangen:	nach Salz, salzigen Speisen, Geräuchertem, Saurem, Alleinsein, Rückzug

Platinum D12 — Feuerelement

Platin ist ebenso wie Gold ein Edelmetall und war ursprünglich ein Nebenprodukt der Goldgewinnung. Diese Wesenheit spiegelt sich auch in der Platinfrau wieder, die sehr von sich überzeugt ist und deren Eitelkeit sich bis zur Arroganz steigern kann. Hochmut, Verachtung und Bosheit sind das Hauptthema des Mittels.

Das seelische Muster zeigt sich auch auf körperlicher Ebene, denn die Platinfrau hat das Gefühl, sie sei größer als die anderen oder sie würde auf andere hinabblicken. Das Symptom ist außergewöhnlich, wenn sie körperlich von kleiner Statur ist. Bei ihren sozialen Kontakten ist sie sehr wählerisch und umgibt sich möglichst nur mit Menschen, die zu ihr passen. Sie mag anspruchsvolle Frauen und erfolgreiche Männer, mit denen sie gemeinsam über andere lästern und ihre Verachtung durch Spott zum Ausdruck bringen kann.

Dass sie platinblond ist, steht außer Frage. Wenn nicht von Natur aus, dann hilft sie nach. Sie ist immer extravagant und teuer gekleidet, wenn das Budget es nicht zulässt, dann macht sie für ihre perfekte äußere Erscheinung auch Schulden. Ihr Schmuck ist teuer und exklusiv. Alterserscheinungen sind unerträglich und die Platinfrau ist zu allen erdenklichen Maßnahmen bereit, um ihr Aussehen jugendlich zu halten. Der Wunsch nach Kindern ist wenig ausgeprägt, da diese die körperliche Attraktivität ruinieren könnten. Wenn sie schwanger wird, lässt sie die Entbindung nur durch Kaiserschnitt zu.

Der Ehrgeiz einer Platinfrau ist extrem ausgeprägt, sie fühlt sich zu Höherem berufen. Durch ihre faszinierende Ausstrahlung bekommt sie schnell zu Macht und reagiert mit maßloser Enttäuschung, wenn etwas nicht so läuft, wie sie es sich vorgestellt hat. Misserfolge führen dazu, dass sie andere beschimpft, unverschämt, fordernd oder maßlos wird. Die mangelnde Kritikfähigkeit vervollständigt das Bild einer schwierigen Person, die auch noch nachtragend ist. Wenn sie nicht selbst einen gut dotierten Job hat, hat sie einen Ehemann mit demselben. Nur selten sieht man sie an der Seite eines einfachen Mannes, den sie mit ihrer Extravaganz finanziell ruiniert, da sie keine Grenzen kennt. Meist ist es dann ein langjähriger Partner, der sie sich als junge Frau auserwählt hat, als sich ihre Platinneigung noch nicht so stark zeigte.

Durch die Fähigkeit, andere mit ihrer Ausstrahlung in den Bann zu ziehen, kann sie leicht manipulieren. Mit ihren empfindsamen und fein ausgeprägten Sinnen spürt sie die Schwächen ihres Gegenübers und nutzt diese im rechten Moment aus. Sie ist Meisterin darin, andere auszugrenzen, wenn sie zur Gefahr für ihr Image werden oder Machtansprüche hegen. Ihre Eifersucht ist wie ihr ganzes Wesen extrem ausgeprägt. In der Fachliteratur wird vom „Verlangen zu töten" gesprochen, was sich meist nur in „seelischem Töten" durch Beziehungsabbruch äußert. Wenn jemand durch ihr Raster gefallen ist, gibt es kein Zurück mehr.

Alle Ängste der Platinfrau beziehen sich auf Verfall, Krankheit und Tod, ähnlich wie bei Arsen. Aufgrund ihrer machtvollen Anziehungskraft hat sie jedoch weniger das Bedürfnis nach Kontrolle. Die Ängste äußern sich in extremer Ruhelosigkeit und können sich zu Panikattacken steigern.

Als körperliche Beschwerden stehen Taubheit, Kältegefühl und neurologische Erkrankungen, wie z.B. Trigeminusneuralgie im Vordergrund. Durch das Klimakterium gerät die Platinfrau, die ihr Selbstbewusstsein ausschließlich aus ihrer Anziehungskraft gewinnt, seelisch in eine Krise. Alle negativen Verhaltensweisen werden noch extremer und verstärkt, wenn der Menstruationsfluss endet. Allein schon das drohende Gefühl des Klimakteriums führt zu Gereiztheit und Anspannung, die nur durch heftigen Sex gelöst wird. Aus Mangel an sexuellen Kontakten und Zunahme der inneren Anspannung nimmt der Drang zur Selbstbefriedigung extrem zu und wird immer schwerer kontrollierbar. Unter Umständen überfällt er sie auch in der Öffentlichkeit oder sie wendet sich extremen Sexualpraktiken zu, die ihre Ängste vor einer schwindenden Attraktivität in Schach halten sollen. Zur Not wendet sie sich homosexuellen Liebesbeziehungen zu.

Das Abnehmen ihrer Ausstrahlung ist mehr ihrem negativen Auftreten als schwindender Schönheit geschuldet. Meist sieht die Platinfrau auch noch im Alter wirklich gut aus, aber die negativen Seiten der Verachtung, des Hochmuts und ihr Spott werden derartig stark, dass sie vor allem Männer abstößt. Ihre Schattenseiten führen spätestens dann zu einer zunehmenden Isolation. Wenn andere eine Schwäche an ihr entdecken, bekommt sie „die Rechnung" für ihren verächtlichen Umgang mit anderen präsentiert. Ihre Unfähigkeit, Kritik zu ertragen und die selbst geschaffene Vereinsamung führen zu tiefer Depression und einem Gefühl der Sinnlosigkeit, die in einem Suizid enden kann. Die Fixierung auf Äußerlichkeiten und die Weigerung, ihrem innersten Wesen Beachtung zu schenken, wird zum Trauerspiel.

Verschlimmerung: Ärger, Berührung, Hitze, Sitzen, Stehen, abends

Verbesserung: durch Sonne, Licht, Wärme, Gehen, frische Luft

Abneigung: gegen jegliche Kritik, gegen Kälte

Verlangen: nach Sex, nach sexuellen Exzessen, nach Beachtung

Wir sehen beim Pulsatillatyp eine Frau, die fast zerbrechlich wirkt, auch wenn sie körperlich nicht zierlich ist. Man hat das Gefühl, die Frau mit Glacé-Handschuhen anfassen zu müssen. Sie ist blond, blauäugig und ein zarter Flaum säumt das Gesicht oder den ganzen Körper. Sie wirkt mild, nachgiebig, extrem harmoniebedürftig und verträgt überhaupt keine Konflikte oder Unfrieden. Die anfängliche Schüchternheit wandelt sich allerdings schnell zu einem einehmenden bis aufdringlichen Wesen.

Mit ihrem Verhalten trägt sie selbst immer wieder zu massiven Streitigkeiten bei. Sie glaubt immer zu wissen, was andere brauchen und überschreitet mit ihrer maßlosen Fürsorge klar gesetzte Grenzen. Sie neigt zu Manipulation und schlägt im Konfliktfall gern mit Vorwürfen des Undanks zurück, die immer wieder äußerst wirksam sind. Ein Rückzug wird von unterwürfig-schnippischen Kommentaren begleitet und wenn sie danach wieder auftaucht, spielt sie die Rolle der Angepassten, die sich fügt. So ist die Familie einem ständigen Auf- und Ab der Gefühle ausgesetzt, die alle Beteiligten gleichermaßen nervt. Wegen dieser Wechselhaftigkeit wird Pulsatilla auch der „Wetterhahn" der Gefühle genannt.

Wenn sie von anderen mit ihrem Verhalten konfrontiert wird, zieht sie sich häufig auf ein „ich habe doch gar nichts gemacht" zurück und beeindruckt mit ihren „Krokodilstränen", denn sie hat nah am Wasser gebaut. Sachliche Auseinandersetzungen werden dadurch nahezu unmöglich, was die anderen wiederum verärgert. Eine Pulsatillafrau braucht viel Anerkennung und Aufmerksamkeit. Eifersucht ist immer ein großes Thema, nicht nur bei ihrem Partner, sondern auch im nachbarschaftlichen Umfeld oder am Arbeitsplatz. Vor allem Menschen, die ihre eigenen Wege gehen, lösen Missmut aus, aber auch alle, die ihr die Aufmerksamkeit stehlen. Intrigen sind keine Seltenheit, vor allem, wenn sie zu großer Aufmerksamkeit führen. Allerdings gerät sie dadurch erneut ins Kreuzfeuer.

Am Arbeitsplatz sucht sie daher gern Sicherheit, Schutz und Unterstützung bei einem Mann und macht sich aufgrund ihrer fürsorglichen, sich um alles kümmernden Art natürlich bei Chefs sehr beliebt (bei Chefinnen deutlich weniger!). Ihr extrem großes Bedürfnis nach Nähe und die Unfähigkeit allein zu sein, lässt sie bald eine Familie gründen.

Die Zeit der Schwangerschaft ist eine der Schönsten in ihrem ganzen Leben, sie eignet sich bestens dazu, neun Monate lang viel Aufmerksamkeit zu bekommen. Daher setzt sie andere sofort davon in Kenntnis, indem sie die Hand auf den kaum gewölbten Bauch legt und somit das Gespräch in diese Richtung lenkt. Als Mutter geht sie völlig in ihrer Rolle auf und vergisst für Jahrzehnte die Welt. Weil sie Nähe gern mag, kuschelt viel mit den Kindern, vor allem, wenn der Ehemann die Zuwendung verweigert.

Zur Not wird der Sohn in eine abhängige Beziehung verstrickt. Eine Pulsatillafrau spricht gern und viel, Gespräche dienen nur dazu, das Alleinsein nicht spüren zu müssen, aber nicht um in Verbindung mit anderen Menschen zu kommen. Sie nimmt Ratschläge weder an noch setzt sie sie um, denn Probleme sichern ja Aufmerksamkeit und Zuwendung.

Die Phase des Klimakteriums macht der Pulsatillafrau schon im Vorfeld Angst, weil damit die Zeit kommt, in der die Kinder aus dem Haus gehen (wollen). Sie beginnt spätestens jetzt die Kinder durch Überbemutterung von sich abhängig zu machen und ignoriert, dass diese ihre Mutter oft nur noch peinlich finden. Wenn die Kinder es trotzdem schaffen das Haus zu verlassen und der Mann durch Abwesenheit glänzt, bleibt sie einsam und allein zurück und bekommt viele körperliche Beschwerden. Alle klimakterischen Beschwerden sind bestens geeignet um Aufmerksamkeit zu buhlen. „JETZT habe ich wieder so einen heißen Kopf" oder „Siehst Du, wie mir jetzt wieder der Schweiß von der Stirn rinnt?!?!" sind typische Aussagen vieler Frauen im Klimakterium, aber bei Pulsatillafrauen garantiert.

Erkrankungen, für die keine Ursache gefunden wird, sind sehr typisch, dann wandert sie von Arzt zu Arzt, sitzt Stund' um Stund' im Wartezimmer, jammert aller Orten über ihr schweres Schicksal und die Unerträglichkeit einer solchen Erkrankung. Die Ärztin fürchtet die Patientin, deren Symptome kaum zu fassen sind, immer mehr. Nicht selten endet dieses Drama mit der Verschreibung von Psychopharmaka, da sich die ratlose Haus- und Fachärztin nicht anders zu helfen weiß, um wieder Ruhe zu bekommen.

Verschlimmerung:	in warmen Räumen, fette/üppige Speisen, nasse, kalte Füße, Hitze
Besserung:	durch frische Luft, milden Wind, Aufmerksamkeit, kalte Getränke und Speisen
Abneigung:	gegen geschlossene Räume, gegen (Schweine-)Fleisch, langes Stehen
Verlangen:	nach Butter, Sahne, Eis, Gesellschaft, Zuneigung, Trost, Aufmerksamkeit, Halt

Die Sepiafrau ist dunkelhaarig und zeigt eher eine muskulös-drahtige Erscheinung. Sie liebt es zu tanzen und Sport zu machen, beides ist ihr Lebenselixier. Dafür geht sie nicht nur ins Fitnessstudio, sondern sucht sich Sportarten, die sie richtig fordern. Wie der kleine Sepia-Tintenfisch versteckt die Sepiafrau ihre Gefühle hinter einer trüben, undurchschaubaren Hülle, die andere mit Ratlosigkeit zurücklässt.

Auf körperlicher Ebene plagen sie zahllose gynäkologische Beschwerden, vor der Menstruation bekommt sie häufig Putzanfälle und muss die ganze Wohnung akribisch säubern. Danach ist sie wieder entspannter. Freiheit und Unabhängigkeit ist für eine Sepiafrau sehr wichtig, allerdings hat sie keine genauen Vorstellungen davon. Für sie bedeutet Freiheit ihre Ruhe zu haben, denn ihre Energie reicht für die Umsetzung eigener Ideen nicht aus. Zu sehr ist sie in Normen und Regeln gefangen und fügt sich dem, was „man so macht".

Sie sucht ihre Freiheit in der Anpassung, indem sie im Strom mit schwimmt, auch wenn sie innerlich immer wieder dagegen aufbegehrt. Daher leidet sie unter den Mondphasen und alle Wechsel rauben ihr viel Kraft, wie z.B. Pubertät, Schwangerschaft, aber auch das Klimakterium. Ihre innere Ablehnung zeigt sich im Schwangerschaftserbrechen, das mindestens die ersten 3 Monate und nicht selten während der ganzen Schwangerschaft andauert. Als Mutter ist sie zwar liebevoll und verantwortungsbewusst, aber insgesamt etwas spröde. Im Vergleich zur herzlich-liebevollen Pulsatillamutter wirkt sie vielleicht sogar grausam-distanziert. Ihr selbst auferlegtes Pflichtgefühl führt nicht selten zu ruppigem Verhalten gegenüber Familienmitgliedern, aber sie käme nie auf die Idee, die Kinder oder auch ihren Mann zu verlassen.

Weil sie sich selbst in etwas hineinzwingt, empfindet sie eine tiefe Erschöpfung, die sie zu verbergen sucht. Sexualität ist für viele Sepiafrauen ein schwieriges Thema und sie suchen sich eher einen Partner mit geringem Appetit. Fordert der Mann seine Zuwendung ein, entstehen häufig Konflikte, denn auch hier passt sich die Sepiafrau den Wünschen ihres Mannes an. Tief im Inneren führt dies jedoch zu immer mehr Ablehnung oder sogar Aggression, die unterdrückt wird und schließlich in einer Depression mündet. Unter Umständen ist sich der Mann keiner Schuld bewusst, da die Sepiafrau alles dafür tut, nicht „erkannt" zu werden. So spielt sie manches Mal beim Sex mit, in der Hoffnung, dass „es" schnell vorbei ist.

In den Wechseljahren, wenn die Kinder aus dem Haus sind, bricht sich dann oft die angesammelte Ablehnung und aufgestaute Aggression gegen den Ehemann Bahn. Im besten Fall schafft es die Sepiafrau, ihre eigenen Wünsche zu erkennen und ihr Potenzial zu entwickeln, um sich aus dem selbst geschaffenen Gefängnis zu befreien.

Sport und vor allem Tanzen könnten ihre Lebendigkeit hervorlocken, hier sollte sie sich ein Betätigungsfeld suchen. Ein prägnantes Kennzeichen der Sepiafrau ist das Gefühl, dass etwas aus der Scheide hinausdrängt, ebenso wie bei Lilium tigrinum. Daher steht sie oft mit überkreuzten Beinen und bevorzugt sitzende Tätigkeiten.

Während der Wechseljahre leidet sie extrem unter dem Schwitzen, da sie es als Ausdruck von Emotionen fürchtet. Es ist ihr peinlich, wenn andere Menschen ihr Schwitzen bemerken. Daher kommt sie mit den im Inneren verborgenen Hitzewallungen etwas besser zurecht, wobei sie auch diese nur stoisch erträgt.

Wenn die Sepiafrau in dieser Phase in ihrem Pflichtgefühl gefangen bleibt führt ihre Neigung zur Depression zu vollkommener Lähmung und Trennung der Welt in „innen" und „außen", wie beim Sepiafischchen: der Mann geht ins Leben und lässt die Frau in ihrem selbst gemachten Elend zuhause zurück. Da sie lange Zeit zu vieles erduldet und ertragen hat, ist die Kraftlosigkeit und Schwäche so ausgeprägt, dass sie auch jetzt das Ruder weder in die Hand nehmen, noch herumreißen kann. Das Alter mündet in vollkommener Gleichgültigkeit.

Verschlimmerung: Nässe, Kälte, hormonelle Umstellungsphasen, Berührung

Besserung: Wärme, Beschäftigung, Sport, abends

Abneigung: gegen fremde Menschen, Trost, Sex, geistige Anstrengung, gegen Schwangerschaft

Verlangen: nach Bewegung, Sport, vor allem Tanzen, nach Saurem, Überkreuzen der Beine, Unabhängigkeit, Alleinsein, Rückzug

Bei der Siliceafrau, die meist groß, schlank, grazil, blond und blauäugig ist, finden wir wenig Klarheit über das eigene Selbst, sie wirkt zerbrechlich. Durch ihre Erscheinung löst sie einen Beschützerinstinkt aus und bevor sie sich auch nur auf den Weg zu sich selbst machen könnte, steht da immer wieder ein Mann an ihrer Seite, um ihr zu helfen. Aus diesem Grund entwickelt sie schon als junges Mädchen nie ein wirkliches Selbst-Bewusstsein.

Tief im Inneren trägt die Siliceafrau eine große Unsicherheit in sich, die Entscheidungen im schlimmsten Fall unmöglich macht. Sie legt sich lieber überhaupt nicht fest, als etwas falsch zu machen. In allen Prüfungssituationen erweist sich dies als Katastrophe, da sie aus Angst einen Fehler zu machen, überhaupt nichts sagt. Silicea findet keine eigene Meinung oder Sichtweise, weil alles sein kann. Das Leben, das sie lebt kann ja vollkommen richtig sein, woher sollte sie wissen, ob ein anderes Leben besser wäre?

So fühlt sie sich oft überfordert und zieht sich in ihre Traumwelt zurück. Nichtsdestotrotz sind Siliceafrauen sehr fleißig, arbeitsam und eifrig – aber eben nicht selbständig. Eigenständiges Handeln liegt ihr fern, sie fragt immer um Rat und lässt lieber noch andere entscheiden. Nicht umsonst schätzt sie es, eine Chefin mit klarem Führungsstil zu haben oder in einem Team zu arbeiten. Ihr Wesen ist geleitet von einem tiefen inneren Frieden, weshalb häufig auch die Nägel brüchig und wenig stabil sind. Nägel sind die „Waffen einer Frau", mit starken Nägeln ist ein Mensch kampffähig. Wozu sollte eine Siliceafrau starke Nägel haben? Für sie gibt es nichts zu kämpfen.

Die mangelnden Grenzen zeigen sich auch in ihrer „Dünnhäutigkeit". Neurodermitis und andere Hauterkrankungen führen bei Anspannung oder Leistungsdruck zu einem unerträglichen Juckreiz, so dass sie sich im schlimmsten Fall die Haut vom Leib kratzt. Spätestens im Klimakterium entsteht die Pergamenthaut, die schon beim kleinsten Stoß aufreißt und blutet, blaue Flecken sind an der Tagesordnung.

Die meisten Schwierigkeiten entstehen für die Siliceafrau, wenn andere von ihr fordern, dass sie eine Position einnimmt, eine Meinung vertritt oder eine Entscheidung trifft. Deshalb suchen dynamische oder eigenständige Frauen suchen nicht unbedingt ihre Nähe oder Freundschaft. Andere, die gern die Kontrolle übernehmen, mögen die Zusammenarbeit mit ihr sehr, da sie sich problemlos anpasst und auch keine Aggressionen anstaut. Selbst die grenzüberschreitende Pulsatillafrau löst keine Aversion bei ihr aus – sie ist eben so. Auseinandersetzungen sind mit einer Siliceafrau unmöglich und ein Partner oder eine Freundin, die sich gern reibt oder auseinandersetzt, wird ins Leere laufen.

Das einzige, was eine Siliceafrau überhaupt nicht verträgt, sind spitze oder scharfe metallene Instrumente oder medizinische Gegenstände. Schon beim Anblick der Nadel für die Blutabnahme fällt sie in Ohnmacht. Eigentlich könnte man sie beneiden, wäre da nicht die hohe Empfindsamkeit, die sie äußerst verletzlich macht. Diese Verletzlichkeit macht ihr bisweilen das Leben schwer und verleitet sie eher zum Rückzug.

Ihre Dünnhäutigkeit zeigt sich körperlich in Zugempfindlichkeit, Erkältungsanfälligkeit und extremer Abneigung gegen Kälte. Sie trägt sogar oft noch im heißen Sommer eine langärmelige Bluse aus dünnem Stoff. Daher genießt sie die Hitze der Wechseljahre, weil sie endlich nicht mehr friert. Dazu passt es auch, dass die Reibungs- und Haftstellen im Körper (Knorpel) nicht sehr robust sind. Es besteht eine große Neigung zu Arthrose, die vor allem im Winter, wenn es kalt oder nasskalt ist, mit Entzündungen, starken Schmerzen und Bewegungseinschränkung einhergeht.

Das Schwitzen, das bei ihr eh schon immer extrem war und Achseln, Hände und Füße betrifft, verstärkt sich in den Wechseljahren enorm, so dass sie teilweise schweißnasse Hände und völlig durchnässte Socken hat, nicht selten mit extremem Schweißgeruch, der gar nicht zu diesem elfenhaften Wesen passen will.

Verschlimmerung: nasse Kälte, Zugluft, Wetterwechsel, Vollmond/Neumond

Besserung: durch sich einmummen, Einhüllen des Kopfes, Kopfbedeckung, Wärme, Massage, im Sommer

Abneigung: gegen Berührung, gegen Trost, gegen Aufregung, gegen Sinneseindrücke, gegen scharf oder stark gewürzte Speisen (alles muss mild sein), gegen Fett, Fleisch, Milch, Alkohol

Verlangen: nach einer Mütze, Wärme, Sommer, Süßigkeiten

Bei den meisten Staphisagriafrauen sind die Grenzen sehr schwach ausgeprägt und sie reagiert extrem empfindlich auf Grobheiten. Die Fähigkeit zum Selbstausdruck ist wenig entwickelt, vieles wird geschluckt, weil sie nicht weiß, wie sie sich klar und verständlich ausdrücken kann. Durch ihre mangelnde Abgrenzung werden schnell wieder ihre Grenzen überschritten, ein Teufelskreis entsteht. Meist liegen die Wurzeln in der Kindheit. Staphisagria ist eines der Hauptmittel, wenn traumatische Erlebnisse oder sexueller Missbrauch stattgefunden haben und es sollte mindestens einmal oder so oft wie nötig zum Einsatz kommen, um die alten Wunden zu heilen. Aufgrund ihrer Geschichte besteht eine große Neigung zu Süchten, die von Alkohol, Drogen über Arbeits- oder Sexsucht reichen können.

Die Reaktion auf Verletzungen zeigt sich zum einen in der Neigung, still zu halten, in einer Abscheu gegen das ganze Leben und andererseits auch in einem extremen Zorn. Er richtet sich meist gegen Männer, vor allem natürlich, wenn sexuelle Gewalt oder Missbrauch im Spiel waren. Die Wutausbrüche sind explosiv wie ein Vulkan, gefolgt von Scham über die mangelnde Fähigkeit zur Selbstbeherrschung. Daher sieht man die Staphisagriafrau häufig etwas nach der Person werfen, die sie geärgert hat. Sie schreit, tobt, zerschlägt Geschirr und weint, wenn sie sich wieder beruhigt hat.

Ihre Gewohnheit alles zu schlucken und sich nicht zu wehren, führt immer wieder dazu, dass sich vieles anstaut, bis dann der Kragen wieder platzt. Manchmal richtet sie die Zerstörungswut gegen sich selbst. Das selbst verletzende Verhalten reicht von sich ritzen bis über die Haut aufkratzen oder mörderischen Autofahrten. Eine Unfallneigung kann ein Hinweis auf das Mittel sein. Manche Frauen suchen auch unbewusst (lebens-)gefährliche Situationen auf, indem sie nachts durch dunkle, einsame Tunnel gehen oder z.B. auf Reisen Orte aufsuchen, an die man als Frau besser nicht alleine geht. Das Unterbewusste versucht durch eine Re-Traumatisierung alte Muster aufzulösen.

Am Arbeitsplatz und auch im Beziehungsleben erschwert die emotionale Unbeständigkeit den Umgang mit ihr. Ihre Neigung, nicht über Schwierigkeiten zu sprechen, führt dazu, dass der Vulkanausbruch weit entfernt ist vom auslösenden Ereignis und mancher Mann oder manche Kollegin kann sich noch nicht einmal an das auslösende Geschehen erinnern. Dies verhindert oft ein klärendes Gespräch mit der Folge, dass die Betroffene beim nächsten Anlass wieder nichts sagt, weil sie sich beim letzten Mal unverstanden gefühlt hat, als sie überreagierte. Die Staphisagriafrau bräuchte jemand, der ihre Rückzugsreaktion wahrnimmt und Spannungen oder Konflikte anspricht, um eine Klärung herbeizuführen. Selbst wenn die Staphisagriafrau aufgrund ihres Traumas nicht reagieren kann (oft hat sie den Reflex einer Schockstarre, sobald schon das Wort Konflikt oder Aggression auftaucht), hilft ihr die Freundlichkeit und sie kann im Idealfall zeitnah an dieses Gespräch anknüpfen und so aus dem Dilemma aussteigen. Körperlich zeigen sich die unterdrückten Gefühle oft in Bauchkoliken, für die keine Ursache gefunden wird. Da die Staphisagriafrau nicht über Kränkungen oder alte Verletzungen spricht, wird sie nicht selten unnötigerweise operiert, weil die Beschwerden zu einem „akuten Abdomen" passen. Viele gynäkologischen Beschwerden, Blasenentzündungen oder auch Magenschmerzen sind Ausdruck unterdrückter Emotionen und mangelnder „Verdauungsleistung" von alten Erlebnissen.

Als Folge eines sexuellen Traumas kommt es häufig zur Ablehnung von Sexualität, zumindest mit einem Mann. Aber auch sexuelle Hyperaktivität, die wie ein Heilsbemühen betrieben wird und dabei emotionale Nähe vermeidet, fällt auf. Sie zeigt sich oft in Promiskuität, wenn die Frau allein lebt oder in außerehelichen Beziehungen, während in der Partnerschaft Sex vermieden wird.

Die Wechseljahre verstärken alle auffälligen Verhaltensweisen. Die Ablehnung von Sex bildet sich zu einem tiefen Hass gegen alle Männer aus, die „nur das eine wollen". Wenn es zu einer Trennung oder Scheidung kommt, steht der „Ex" stellvertretend für alle bösen Männer und darf „bitteschön" zahlen, bis er blutet. Das Wort Ex-Mann wird förmlich ausgespuckt und das Rachemotiv zeigt sich lebendiger und blutiger als bei Aurum. Den Schmerz im Inneren wahrzunehmen scheint unmöglich, weil vernichtend. Lieber zerstört man alles, was man an Schönem erlebt hat und vor allem sich selbst. Die Hyperaktivität ist in diesem Fall ein schmerzlicher Ausdruck von Selbsthass und Autoaggression, die aus dem unverarbeiteten Trauma resultiert.

Verschlimmerung:	Berührung, Tabak(geruch), körperliche Anstrengung, Ärger, Demütigung
Besserung:	Wärme, Nachtruhe, Frühstück
Abneigung:	gegen Berührung, gegen Sex
Verlangen:	nach Sex, Milch, Rauchen, Süßigkeiten, Rotwein, Fleisch

Eigentlich ist Veratrum album in der homöopathischen Hausapotheke ein Mittel gegen Kreislaufkollaps und Schocksymptome, wie z.B. kalten Schweiß auf der Stirn und Blutdruckabfall. Es ist aber auch ein sehr gutes Mittel für Menschen mit einem religiösen Wahn. Vor allem Krisen führen die Betroffene zum Glauben, der anfänglich noch nachvollziehbar gelebt, später aber fanatisch wird.

Anfangs wirkt sie noch frohgemut, redet viel und betet exzessiv. Aber da die Veratrum album-Frau voller Verzweiflung und in ihrem Selbstmitleid gefangen ist, wird sie missionarisch. Sie glaubt, erkannt zu haben, was im Leben richtig und wichtig ist und versucht auch andere davon zu überzeugen. Dabei tadelt sie andere, wenn sie sich ihrer Ansicht nach falsch verhalten und neigt zu kleinlicher Kritik, wenn jemand nicht auf „ihrer Linie" ist. Die Kluft zwischen ihren Idealen und der Welt führt häufig zu Essstörungen wie Bulimie oder zu extremem Nägelkauen, weil sie voller Anspannung ist und nicht zur Ruhe kommt. Die Ursache dafür liegt vor allem in der körperlichen Kälte. Wenn sie aktiv ist, friert sie nicht so sehr.

Das Überengagement, das sie selbst an den Tag legt, erwartet sie auch von anderen. Wenn es Anlass zum Ärger gab, kann es sein, dass die Veratrum album-Frau die ganze Nacht nicht schläft, sondern schimpft und flucht. Sie ist getrieben von Ehrgeiz und versucht daher beruflich eine hohe Position zu erreichen, für die sie auch hart arbeitet. Als Vorgesetzte ist ihr Hang zu Abwertung oder Kritiksucht ebenfalls ein großes Problem, da sie von ihren Mitarbeitern Perfektion erwartet und äußerst gereizt ist, wenn die Dinge nicht wie erwartet laufen. In ihrem Glaubenssystem sieht sie die „Knechtschaft" ihrer Mitarbeiter als Gott gegeben an, nicht selten ist sie Mitglied einer Kirche, die diese Denkweise unterstützt. Ihre Wahrnehmung der Welt ist sehr eingeschränkt und lässt andere Meinungen nicht zu. Häufig sucht sie sich wichtige Personen in ihrer Glaubensgemeinschaft, die sie unterstützen und ihr Verhalten als richtig bestätigen.

Wenn der Ehemann ihre Einstellungen nicht teilt, lässt sie nicht davon ab, ihn mit allen Mitteln zu überzeugen – auch da gibt sie keine Ruhe. Die beschriebenen Verhaltensweisen bestimmen den Familienalltag. Besonders heftig werden die Auseinandersetzungen mit den größer werdenden oder pubertierenden Kindern, wenn diese sich gegen ihren Glaubensterror wehren. Vor allem, wenn Söhne vom Weg abkommen, Drogen nehmen oder aggressiv werden, versucht sie geradezu hypnotisch Einfluss zu nehmen, indem sie Horrorszenarien eines bevorstehenden Unglücks herauf beschwört und als einzig sicheren Ort die Kirche und den Glauben aufzeigt. Etwas anderes kann sie nicht gelten lassen.

Manchmal erweckt sie den Eindruck, als würde sie den Verstand verlieren. In Streitgesprächen verlässt sie im Affekt das Haus und wandert stundenlang ziellos umher, auch im Winter. Damit versetzt sie die Familie in Angst und Schrecken, was für die Kinder traumatisch sein kann. Dasselbe gilt für die Ohnmachtsneigung durch die die Mutter immer wieder leichenblass und eiskalt-schwitzig darnieder sinkt, was den Kindern vor allem dann zu schaffen macht, wenn kurz zuvor ein Streit war.

Das Klimakterium führt oft dazu, dass sie melancholisch und kraftlos wird. Im schlimmsten Fall nimmt sie ihre Umgebung nicht mehr wahr und wird völlig gleichgültig. Manchmal leidet sie unter extremer Hitze, die in jähem Kontrast zu ihrem sonstigen Kälteempfinden steht. Dabei fällt vor allem das Kältegefühl in den Knochen auf, das die Hitzewallungen begleitet.

Verschlimmerung: kalte Getränke, nass-kaltes Wetter, Wetterwechsel, nachts, Bewegung

Besserung: heiße Getränke, Wärme, Ruhe

Abneigung: gegen Anstrengung, gegen warmes Essen, gegen Ehemann oder die ganze Familie

Verlangen: Wärme, heftiges Verlangen nach saftigen Früchten, Eis, Salz, großer Durst auf kalte Getränke, obwohl sie friert.

Wie bereits beschrieben, handelt es sich bei diesen Beschreibungen um sehr kurze Charakteristiken. Wenn Sie passende Mittel entdeckt haben, beschäftigen Sie sich ausführlich damit, indem Sie mehr darüber lesen. Dabei sollten vor allem die körperlichen Beschwerden im Vordergrund stehen, denn sie sind nach Hahnemann führend in der Auswahl.

Die klare und offene Benennung der Schwierigkeiten und Schattenseiten ist meines Erachtens hilfreich, um den Blick zu weiten. Reife bedeutet, möglichst alle Eigenschaften, die Ihre Person ausmachen, zu integrieren. Der Prozess der Entwicklung streift alle Anteile unserer Persönlichkeit, Stärken und Schwächen, Unzulänglichkeiten und Abgründe, aber auch Wahnsinnsressourcen und Potenziale, um zu wissen, wann welcher Anteil sich zeigt, wann er zu Erfolg führt oder wann daraus Konflikt entstehen. Das Wissen um unsere Facetten, um Reaktionsmuster und Einflussmöglichkeiten macht uns wirklich klug.

Suchen Sie sich für die Auseinandersetzung mit sich selbst mutige Menschen. Die Höflichkeit von Freundinnen und Arbeitskolleginnen, die oft in ein „sie kann ja nichts dafür" mündet, verhindert Wachstum und damit auch ein starkes Selbst-Bewusstsein, gerade bei uns Frauen. Damit untergraben wir selbst immer wieder unsere Stärke und Macht, um dann den Männern die Schuld für unsere Unterdrückung zu geben. Natürlich ist es schmerzlich, ehrliche Rückmeldungen zu hören und zu verdauen, dass die andere die so gut verborgenen oder kaschierten Schattenseiten sieht. Es fühlt sich an, als ob einer die Maske vom Gesicht gerissen wird und man nackt dasteht, zumindest solange wir noch ungeübt darin sind, mit Ehrlichkeit umzugehen. Auch ich muss schlucken, wenn mir eine unverblümte Rückmeldung gegeben wird, besonders wenn sie einen Anteil betrifft, der mir nicht gefällt.

Beim aufrichtigen Umgang miteinander sollten wir überprüfen, ob uns eine liebevolle Haltung und Fairness leitet, bevor wir sprechen. Warum sage ich einer Frau, dass ihr Rock zu kurz ist? Weil ich neidisch auf ihre schönen Beine bin und ich sie verunsichern will? Dann werde ich es verächtlich oder mit einem hämischen Grinsen aussprechen. Oder sage ich es ihr, weil ich annehme, dass sie nicht weiß, dass man schon die Verstärkung der Strumpfhose sieht? Dann werde ich es ihr freundlich sagen können und auch nicht persönlich nehmen, wenn sie schroff reagiert. Vielleicht raunzt sie mich an, weil sie es selbst schon gemerkt hat, aber keine Zeit mehr ist, die Kleidung vor einer wichtigen Besprechung zu wechseln. Was für ein grauenvolles Gefühl, zu wissen, dass man mit zu kurzem Rock in ein wichtiges Meeting oder zu einem wichtigen Termin geht!

Ehrlichkeit ist ein hohes Gut, wenn sie nicht mit Gnadenlosigkeit verwechselt wird. Erbarmungslosigkeit ist eine Form von Kälte, die uns bei vermeintlich ehrlichen Menschen häufig begegnet. Diese „Direktheit" dient aber nur dazu, andere zu verletzen, bevor man selbst, unser Wesen verletzt wird.

Es ist gut, wenn wir Frauen uns in liebevoller Aufrichtigkeit und gegenseitiger Herzenswärme üben und gleichzeitig lernen, Rückmeldungen und Beobachtungen anzunehmen. Der beste Weg dahin ist es, tief einzuatmen, innezuhalten, auszuatmen und weiter zu atmen, zu atmen, zu atmen. Sagen Sie nichts, erklären Sie nichts, begründen Sie nichts. Reagieren Sie nicht, bevor Sie nicht mindestens drei Atemzüge bewusst wahrgenommen haben. So können wir uns gemeinsam immer weiter von dem Stichwort entfernen, auf das wir beleidigt und gekränkt reagieren wollten, um miteinander zu einer neuen Form der Aufrichtigkeit zu finden. Wenn wir auf dem Weg voran schreiten, gelingt uns vielleicht schon ein „Danke für Deine Offenheit" als gute Antwort, vielleicht sogar ein „Ja, Du hast Recht. Das ist ein Teil von mir, mit dem ich auch noch nicht gut zu Recht komme." Das ist eine wunderbare Gelegenheit in Verbindung zu kommen – mit uns selbst und mit anderen Frauen!

Bei der Auswahl Ihres augenblicklichen Mittels sollten Sie folgendes beachten:

- Das Mittel sollte vom Typ her zu Ihnen passen. Wenn da steht, dass es für sehr schlanke Menschen passt, sollten Sie nicht übergewichtig sein. Wenn beschrieben wird, dass ein gewisser Perfektionismus vorherrscht, sollte Ihr Arbeitsplatz oder Ihre Küche nicht wie ein Schlachtfeld aussehen, usw.
- Wenn eine Haarfarbe angegeben ist, sollte es sich dabei um Ihre Originalhaarfarbe handeln. Wenn sie nicht zur Mittelschreibung passt, sollten fast alle sonstigen Beschreibungen zutreffen, um sich trotzdem für das Mittel zu entscheiden. Wenn keine Haarfarbe angegeben ist, ist sie nicht von Bedeutung für die Auswahl.
- Es sollten mindestens 60 – 80 % der Beschreibung zutreffen, um sich für die Mittelanwendung zu entscheiden. Es passt nie zu 100 %. Hahnemann sprach von „Ähnlichkeit" bei der Mittelauswahl, nicht von vollständiger Übereinstimmung.
- Wie Sie schon richtig erkannt haben, gibt es Mittel, die häufig zum Einsatz kommen und von vielen Frauen gebraucht werden, wie z.B. Staphisagria oder Ignatia, aber auch Natrium chloratum. Beginnen Sie, wenn Sie mehrere Mittel für sich entdecken, immer bei den gebräuchlichsten. Sie erkennen sie daran, dass es viele Frauen in Ihrem Umfeld gibt, die zu der Beschreibung passen.
- Für die Selbstbehandlung sollte ausschließlich die Potenz D12 eingesetzt werden. Die Dosis beträgt 3x täglich 5 Globuli für 4 oder 8 Wochen. Bei Beschwerden, die den weiblichen Hormonhaushalt betreffen, reicht das aber nicht aus. Daher empfehle ich, das ausgewählte Mittel generell 3 „Zyklen" (= 3 x 4 Wochen) anzuwenden
- Wenn Sie gute Erfahrungen gesammelt haben, gehen Sie damit zu einer versierten Behandlerin, die Ihre Beobachtungen in die Gesamtanalyse einfließen lassen kann. Überlassen Sie es der Therapeutin, eine höhere Potenz auszuwählen (hier gibt es sehr verschiedene Vorgehensweisen!). Vielleicht wählt sie nach einer ausführlichen homöopathischen Anamnese aber auch ein ganz anders Mittel aus. Es gibt Hunderte davon!

Mit der Homöopathie als Begleiterin der Wechseljahre kommen Sie in meiner Vorstellung leichter wieder „in ihre Mitte", wo Ihre Stärke liegt. Die Verbindung zur 5-Elemente-Lehre* bietet viele Möglichkeiten mit negativen Emotionen umzugehen. Sie hilft die notwendigen Verwandlungsschritte zu gehen, damit Sie während der Wechseljahre weder vom Unbewussten regiert, noch von Hormonen gebeutelt werden. Gefühlsterror können Sie damit bewusst wahrnehmen und verändern, um wieder „Herrin im eigenen Haus" zu werden.

Eine Frau, die beweglich ist und dadurch die Freiheit hat, sich zu entscheiden, wie sie auf eine Situation reagieren will, hat Wahlmöglichkeiten. Statt sich selbst in eine Zwangsjacke von Normen und alten Erwartungen zu stecken, kann sie geistige Flexibilität und vor allem Weisheit entwickeln. Eine weise Frau wird unabhängig von ihrem Aussehen. Sie erkennt, dass Zufriedenheit zu einem inneren Strahlen wird, das auf andere Menschen eine ganz eigene Anziehungskraft hat.

Ihre sympathische Ausstrahlung entsteht, weil sie mit sich im Reinen, also „eins" ist. Eins zu sein bedeutet nicht, nur eine Seite zu leben, sich einzuschränken oder „auf Linie zu bringen", sondern „einig" mit sich zu sein, einverstanden zu sein, mit den vielen Anteilen, die jede in sich findet. Sich klar darüber zu sein, warum man im einen Moment wütend wird oder Grenzen setzt, wenn es notwendig ist und warum man andererseits liebevoll fürsorglich sein kann, wenn ein Mensch in Not ist.

Weisheit ist, zu wissen, welche Eigenschaften man hat und wann der rechte Zeitpunkt für sie ist. Diese Klarheit führt zur Unabhängigkeit von der Meinung anderer, die Frauen so oft fehlt. Aus der Freiheit, sich zu entscheiden, was für genau diesen Moment das Richtige ist, entsteht Ruhe und Frieden. Somit bringt Klarheit Ruhe und Frieden. Nicht nur für uns, auch für unser Umfeld.

Wenn die Seele sich durch homöopathische Mittel entspannt, fällt das Klären und Sichten leichter, die „Dünndarmenergie" wird gestärkt. Wenn unser Feuer warm und einladend brennt, kommt der nächste Schritt, vielleicht ein anderes Mittel. Manchmal zeigen sich aber auch hinter den seelischen Verstrickungen einfach körperliche Mangelzeichen, die einen Ausgleich verlangen. An dieser Stelle kommen die Schüßlersalze ins Spiel.

* Die Abbildung (S. 97) ist frauenspezifisch. Bei Männern wären andere homöopathische Mittel angegeben.

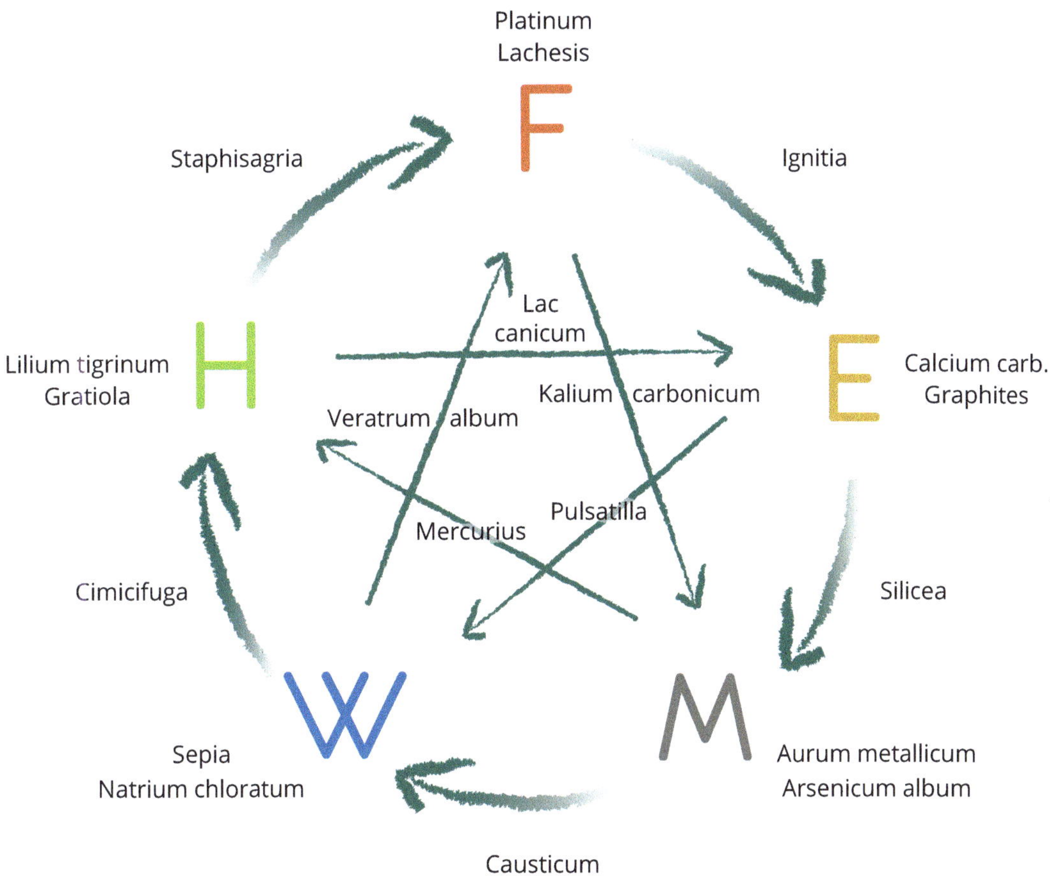
Platinum
Lachesis
F
Staphisagria
Ignitia
Lac
canicum
H
Lilium tigrinum
Gratiola
E
Calcium carb.
Graphites
Kalium carbonicum
Veratrum album
Pulsatilla
Mercurius
Cimicifuga
Silicea
W
M
Sepia
Natrium chloratum
Aurum metallicum
Arsenicum album
Causticum

Den Mangel beseitigen – die Mineralstofftherapie nach Dr. Schüßler

Bisher waren alle Empfehlungen, was Sie gegen Ihre körperlichen oder seelischen Beschwerden durch die Wechseljahre tun können, nicht gerade leichte Kost. Sowohl die Beschäftigung mit den Wandlungsphasen der 5 Elemente, als auch die Homöopathie fordert Innenschau, Selbstbeobachtung und Nachdenken von Ihnen, was nicht selten anstrengend ist.

Dr. Wilhelm Schüßler empfand das genauso, daher ging er auf die Suche nach einer einfachen, aber wirkungsvollen Methode, Beschwerden zu lindern. Er kam zu dem Schluss, dass ein Mineralstoffmangel in der Zelle immer eine Auswirkung auf den ganzen Körper hat und Symptome hervorruft, die mit zwölf Schüßlersalzen erfolgreich behandelt werden können. Er arbeitete lange Zeit sogar nur mit 11 Salzen, bevor er Nr. 12 Calcium sulfuricum wieder in die Reihe aufnahm. Seine Mineralstofftherapie wird oft kurz und knapp „Schüßlersalze" oder „Schüßlertherapie" genannt. 1873 schrieb er den ersten Artikel und 1878 ein einziges kleines Büchlein dazu. Mehr brauchte es aus seiner Sicht nicht. Er wollte eine einfache Medizin begründen und wurde dafür von vielen Kollegen angefeindet.

Eine ähnliche Debatte erleben wir heute immer noch, wenn die Schüßlersalze in ihrer Wirkung als „wissenschaftlich nicht nachweisbar" eingestuft werden. Schüßlersalze sind genauso wie homöopathische Mittel potenziert, aber die Verdünnung dient in diesem Fall nur der leichteren Aufnahme. Da die Zelle krank und schwach ist, erschien es Schüßler sinnvoll, die Mineralstoffe zu verfeinern und er übernahm von Hahnemann das Prinzip der Verreibung. Daher sind in den Schüßlersalzen nur geringe Mengen des Ausgangsstoffes verarbeitet, die eine Art Matrix darstellen.

Durch dieses „Modell" kann der Körper das fehlende Mineralsalz selbst wieder aus der Nahrung ziehen, in die Zelle transportieren und absorbieren. Die Mineralstofflager der Zellen und des gesamten Körpers werden durch Stress, Schwangerschaft, aber auch einfach das Alter immer leerer, wenn sie nicht optimal aufgefüllt werden. Viele klimakterische Symptome stehen in Verbindung mit einem Mangel an Mineralsalzen.

Ich möchte Sie ermuntern, die Schüßlersalze einfach auszuprobieren und Sie werden im Kapitel „Körperliche Beschwerden" sehen, dass es ganz einfache Tipps und Tricks für die Beschwerden der Wechseljahre gibt, die leicht anzuwenden sind und auch noch schnell wirken.

Falls Ihnen Ihre Ärztin Calcium, Vitamin D-Präparate oder andere Mineralstoffe empfohlen oder verschrieben hat, sollten Sie diese jedoch nicht durch Schüßlersalze ersetzen. Sie können aber die Aufnahme der verordneten Substanzen verbessern, indem Sie sie mit der Mineralstofftherapie nach Dr. Schüßler kombinieren.

Folgende Schüßlersalze haben sich während des Klimakteriums bewährt:

Nr. 1 Calcium fluoratum - Erdelement
Bindegewebsschwäche, Narben, Hautschlaffheit, Schwangerschaftsstreifen, Hornhaut, Hauterkrankungen wie Psoriasis, Schuppen oder Ekzeme

Nr. 2 Calcium phosphoricum - Erdelement
Fördert die Bildung von „Fleisch und Blut" und ist daher ein grundsätzliches Stärkungsmittel für alle normalen, schlanken oder zierlichen Menschen, Erschöpfung, trockene Haut, struppige Haare, Erkältungsneigung, Allergien, Osteoporose

Nr. 3 Ferrum phosphoricum - Feuerelement
Erschöpfung, Müdigkeit, Immunschwäche, Anfälligkeit für Infekte, Eisenmangel, Blutverlust durch (starke) Blutungen, Entzündungen, Sauerstoffmangel, Atemnot

Nr. 4 Kalium chloratum - Wasserelement
Mittel der Schleimhäute, Erkrankungen des Kältephänomens wie Couperose, Rosazea oder Verdauungsprobleme, Sodbrennen, Durchblutungsstörungen, weißer Zungenbelag

Nr. 5 Kalium phosphoricum - Feuerelement
geistige Erschöpfung, Müdigkeit, Übergewicht durch Stress, Herzbeschwerden, Unruhe, kreisrunder Haarausfall, Resorptionsstörungen des Dickdarms

Nr. 6 Kalium sulfuricum - Holzelement
Entgiftung und Entschlackung, erhöhter Cholesterinspiegel, erhöhte Leberwerte, Fastenkuren, chronische Erkrankungen, wie Bronchitis oder COPD

Nr. 7 Magnesium phosphoricum - Holzelement
Anspannung, Stress, Einschlafstörungen, Muskelverspannungen, Krämpfe, Extremsport mit hohem Magnesiumverbrauch, Nackenbeschwerden, kalte Füße, Tics

Nr. 8 Natrium chloratum - Wasserelement
Wassereinlagerungen, Trockenheit der Haut oder Schleimhäute, Pilzinfektionen, PMS, Schwitzen, Durstlosigkeit, Durchfälle, Verstopfung, kalte Hände und kalte Füße

Nr. 9 Natrium phosphoricum - Feuerelement
unreine Haut, Heißhunger auf Süßes, Gewichtszunahme, Übersäuerung, Sodbrennen, träger Stoffwechsel, Gicht, Akne oder periorale Dermatitis, Darmentzündungen

Nr. 10 Natrium sulfuricum - Metallelement
Verstopfung, Blähungen, Darmpilzbelastung, Übersäuerung, Verdauungsstörungen, Akne, Arbeit in feuchter oder nasskalter Umgebung, Schimmelpilzbelastung

Nr. 11 Silicea – Metallelement
Haut, Haare, Nägel, Zugempfindlichkeit, Eiterungen der Haut (Abszesse, Fisteln) oder der Zähne, Arthrose, Osteoporose, Hauterkrankungen wie Ekzeme oder Neurodermitis

Nr. 12 Calcium sulfuricum – Holzelement
Chronische Verspannungen, „Hartspann", Fibromyalgie, Altersflecken, Lebersymptome

Nr. 17 Manganum sulfuricum – Wasserelement
Katalysator für Nr. 3 Ferrum phosphoricum, Allergien, Heuschnupfen, brennende Zunge, erleichtert die Aufnahme von Sauerstoff im Muskelgewebe (Kombination mit „heißer 3")

Nr. 21 Zincum chloratum – Metallelement
Haarausfall, Störungen des Tag-Nacht-Rhythmus bei alten Menschen, Knorpelabbau, Krämpfe, Hauterkrankungen, Restless legs, schlechte Wundheilung

Nr. 22 Calcium carbonicum – Erdelement
Übergewicht, Heißhunger auf alles, Schweißausbrüche im Kopf- und Nackenbereich, Entzündungen, Erkältungsneigung, Zugempfindlichkeit, Allergien, Asthma, Osteoporose, Verdauungsbeschwerden, Nahrungsmittelunverträglichkeiten, v.a. Milchprodukte

Nr. 23 Natrium carbonicum – Wasserelement
Übersäuerung, Stärkung von Milz und Pankreas, Diabetes, rheumatische Erkrankungen

Neben den Funktionsmitteln Nr. 1 bis Nr. 12 werden Ergänzungssalze beschrieben, die von Nr. 13 bis Nr. 28 reichen. Sie gehen jedoch nicht auf Dr. Schüßler zurück und entsprechen oft nicht den Anforderungen, die er an seine Mineralstofftherapie hatte.[16] Nur vier Ergänzungssalze (Nr. 17, Nr. 21, Nr. 22, Nr. 23) haben wirklich die notwendigen Eigenschaften und sind daher hier mit aufgeführt.

Alle Schüßlersalze sollten bei Beschwerden der Wechseljahre einige Monate zur Anwendung kommen, in manchen Fällen, vor allem bei Hauterkrankungen, mindestens ein Jahr. Die lange Einnahme trägt dazu bei, die Dauer der Wechseljahre auf 2-3 Jahre zu begrenzen.

Die Verbindung von Schüßlersalzen und dem Wandlungsphasenmodell sieht folgendermaßen aus:

[16]Details finden Sie dazu im Buch „Schüßlersalze und Homöopathie erfolgreich kombinieren", Triasverlag 2012, Seite 34

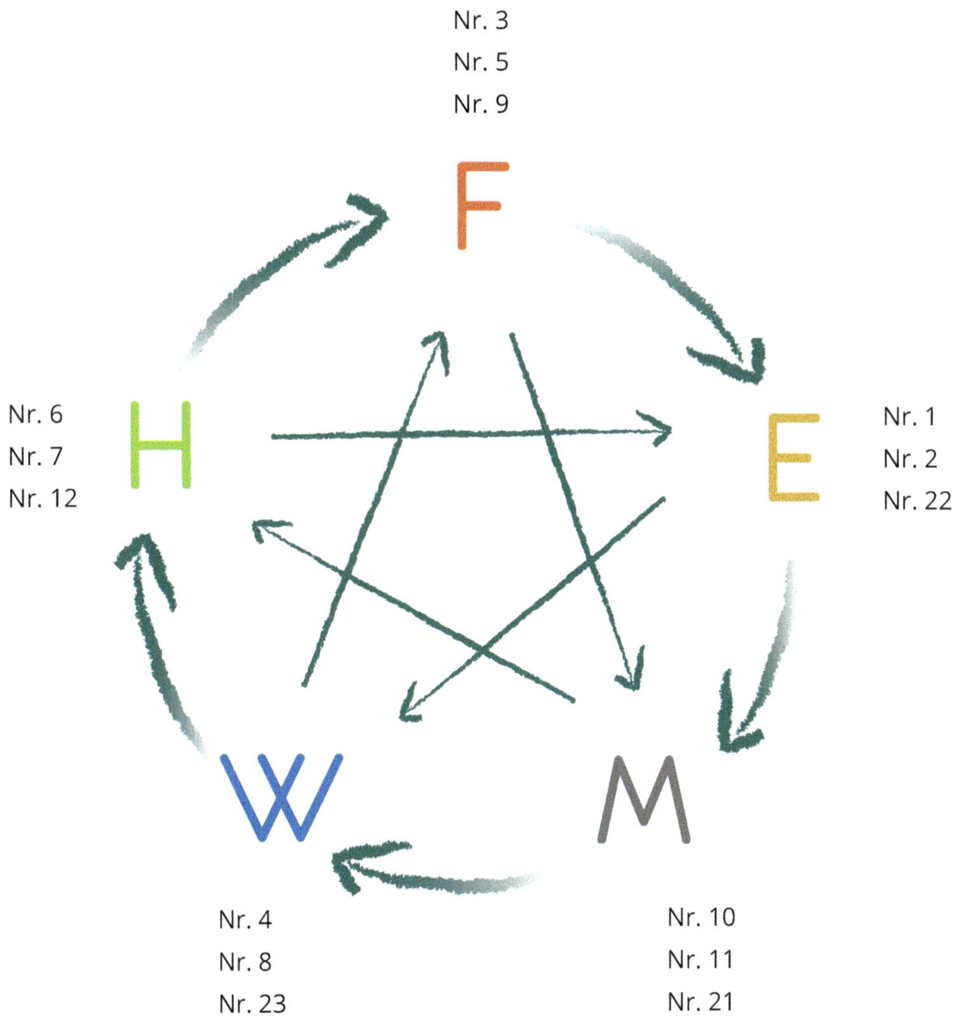
Nr. 3
Nr. 5
Nr. 9
F
Nr. 6
Nr. 7
Nr. 12
H
E
Nr. 1
Nr. 2
Nr. 22
W
M
Nr. 4
Nr. 8
Nr. 23
Nr. 10
Nr. 11
Nr. 21

Desiderata

Gehe ruhig und gelassen durch Lärm und Hast und
sei des Friedens eingedenk, den die Stille bergen kann.
Stehe, soweit ohne Selbstaufgabe möglich, in freundlicher Beziehung zu allen Menschen.
Äußerere Deine Wahrheit ruhig und klar und höre anderen ruhig zu,
auch den Geistlosen und Unwissenden; auch sie haben ihre Geschichte.
Meide laute und aggressive Menschen, sie sind eine Qual für den Geist.
Wenn Du Dich mit anderen vergleichst, könntest Du bitter werden und Dir nichtig vorkommen,
denn es gibt immer jemanden, größer oder geringer als Du.
Freue Dich Deiner eigenen Leistungen wie auch Deiner Pläne.
Bleibe aber weiter an Deinem eigenen Weg interessiert, wie bescheiden auch immer.
Er ist ein echter Besitz im wechselnden Glück der Zeiten.
In Deinen geschäftlichen Angelegenheiten lasse Vorsicht walten; die Welt ist voller Betrug.
Aber nichts soll Dich blind machen gegen gleichermaßen vorhandene Rechtschaffenheit.
Viele Menschen ringen um hohe Ideale, und überall ist das Leben voll Heldentum.
Sei Du selbst,
vor allen Dingen heuchle keine Zuneigung, noch sei zynisch, was die Liebe betrifft; denn auch
im Augenblick aller Dürre und Enttäuschung ist sie dennoch immerwährend wie Gras.
Ertrage freundlich gelassen den Ratschluss der Jahre, gib die Dinge der Jugend mit Grazie auf.
Stärke die Kraft des Geistes, damit sie Dich in plötzlich hereinbrechendem Unglück schütze.
Aber erschöpfe Dich nicht mit Phantasien.
Viele Ängste kommen aus Ermüdung und Einsamkeit.
Neben einer heilsamen Selbstdisziplin sei freundlich mit Dir selbst.
Du bist ein Kind Gottes, genauso wie die Bäume und Sterne; Du hast ein Recht, hier zu sein.
Und ob es dir bewusst ist oder nicht, es besteht kein Zweifel,
dass das Universum sich wie Vorgesehen entfaltet.
Darum lebe in Frieden mit Gott, was für eine Vorstellung auch immer Du von ihr hast.
Was auch immer Deine Arbeit und Dein Sehnen ist,
erhalte Dir den Frieden mit Deiner Seele in der lärmenden Wirrnis des Lebens.
Mit all der Schande, der Plackerei und den zerbrochenen Träumen
ist es dennoch eine schöne Welt.
Strebe behutsam danach, glücklich zu sein.

Frei nach der „Desiderata", die in der alten St. Pauls Kirche,
Baltimore, im Jahr 1692 gefunden wurde

Körperliche Beschwerden – schnelle Hilfe für die Zeit des Aufbruchs

Die folgenden Empfehlungen stellen eine Auswahl an verschiedenen Mitteln und Maßnahmen für die Beschwerden der Wechseljahre dar. Es handelt sich um meine Erfahrungen im Praxisalltag. Bei den homöopathischen Angaben finden sich immer wieder Mittel, die auch als Typenmittel beschrieben wurden. Wenn mehrere Mittel angegeben sind, wählen Sie das, welches zu Ihrem Typ am besten passt. Erst wenn es nicht wirkt (spätestens nach etwa 10 Tagen bei andauernden Gaben oder nach etwa drei Stunden bei intensiven Gaben), wechseln Sie zu einem der anderen. Achten Sie bei Ihrer Auswahl besonders darauf, ob die Modalitäten passen, sofern sie angegeben sind.

Bei den meisten Mitteln gibt es sogenannte „bewährte Indikationen", die unabhängig vom Typ sind, z.B. ist Arsenicum album ein wichtiges Hausapothekenmittel gegen Magen-Darm-Grippe. Für den Einsatz müssen Sie nicht dem Arsen-Typ entsprechen! Fixieren Sie sich bei den folgenden Themen nicht zu sehr auf die Typenmittel und deren Negativität. Es ist jetzt Zeit, das bisher Gelesene loszulassen! Wenn es wichtig ist, erinnere ich Sie daran. Lesen Sie auch noch einmal die Hinweise zur Auswahl der Potenzen auf Seite 58.

Dosierung homöopathischer Mittel bei akuten Beschwerden:

D12: das Mittel kann für einige Stunden ½ stündlich oder öfter eingenommen werden, bis das Symptom besser wird. Dann reduziert man auf stündlich bis zweistündlich. Wird es nach 2 Stunden intensiver Einnahme nicht besser, ist es das falsche Mittel!

C30: Sie können am ersten Tag 1x oder 2x täglich 5 Globuli nehmen, an den weiteren Tagen dann nur noch 1x täglich. Anwendung höchstens 3 Tage lang und nur, wenn es angegeben ist.

Dosierung homöopathischer Mittel bei andauernden Beschwerden:

D12: 3x täglich 5 Globuli für 4 bis 12 Wochen. Man kann nach 4 Wochen eine Pause für einige Tage einlegen, um dann erneut zu beginnen.

C30: sofern bei chronischen Beschwerden angegeben, dann nur 1x pro Woche einnehmen! Spätestens nach 6 Wochen aufhören oder eine lange Pause machen. Wenn das Symptom schon früher verschwunden ist, die Einnahme sofort beenden und beobachten, wann es wieder auftaucht. Dies kann Wochen oder Monate dauern.

Wenn ein in der Potenz C30 angegebenes Akutmittel jede Woche oder häufiger zum Einsatz kommt, sollten Sie auf jeden Fall eine Ärztin oder eine versierte Behandlerin aufsuchen. Die Dauergabe von C30-Potenzen ist ein Kunstfehler und kann Arzneimittelprüfungen, d.h. Beschwerden, die gar nicht da waren, auslösen! Dasselbe gilt für die Potenz C200 oder höher! Bitte nehmen Sie solche Potenzen nur ein, wenn eine wirklich kundige Behandlerin sie Ihnen verordnet oder wenn es sich um die Ausnahmen[17] Aconitum oder Apis mellifica handelt.

Dosierung der Schüßlersalze:

„heiße Getränke": 10 Tabletten des entsprechenden Schüßlersalzes auflösen und warm trinken. Tagsüber in 250-300ml (große Tasse), abends nach 21 Uhr eher nur eine kleine oder halbe Tasse. Anzuwenden bei Nr. 3, Nr. 7, Nr. 8, Nr. 9, Nr. 10.

Standarddosis bei Nr. 2, 4, 6, 12, 17, 21, 22, 23: 3x 2 Tabletten täglich lutschen.

Ausnahmen: bei Nr. 5 höchstens 2x täglich 2 Tabletten und nicht nach 16 Uhr.
Bei Nr. 1 und Nr. 11 mindestens 20 -30 Tabletten über den Tag verteilt lutschen.

Bei den folgenden Indikationen sind die Dosierung und Einnahmezeit für die Schüßlersalze jeweils angegeben, da sie je nach Beschwerde variieren. Die Dosierung der homöopathischen Mittel erfolgt nach dem eben genannten Schema.

Altersflecken/Pigmentflecken

Altersflecken sind ein Zeichen des Alters, aber auch ein Leberzeichen, z.B. bei jungen Frauen, die die Pille nehmen. Sie sind im Alter normal und entstehen aus der nachlassenden Entgiftungsleistung der Leber. Am häufigsten beginnen Sie auf dem Dickdarmmeridian, der über den Handrücken (Zeigefingerseite) läuft. Bei jungen Frauen ist häufiger das Gesicht betroffen. Bedenken Sie, dass die Leber durch Stress oder kalte Ernährung ebenfals verspannt wird und ihre eigentliche Filterfunktion nicht mehr ausführen kann.

Schüßlersalz Nr. 12 Calcium sulfuricum D6: 3x täglich 2 Tabletten lutschen, wenn keine rheumatischen Erkrankungen vorliegen. In den ersten 14 Tagen kann es zu Müdigkeit kommen. Ich empfehle den Beginn im Frühjahr oder Sommer. Mindestens 3, eher 6 Monate lang einnehmen.

Mineralstoffcreme Nr. 12: betroffene Bezirke morgens und abends eincremen, am besten von Orthim, wenn sie im Gesicht Anwendung findet.

[17]Siehe „Schüßlersalze und Homöopathie erfolgreich kombinieren", Karoline Dichtl, Triasverlag 2012

Angst

Akute Ängste durch bevorstehende Prüfungen oder Flugangst können Sie selbst behandeln. Für Ängste, die ein Ausdruck seelischer Nöte sind, sollten Sie ein Typenmittel suchen, das zu Ihnen passt. Zusätzlich sollten Sie Ihre Nierenenergie, z.B. durch wärmende Ernährung, stärken und sich einer versierten Behandlerin anvertrauen.

Argentum nitricum D12/C30: Lampenfieber, Prüfungsangst, Angst vor dem Zahnarzt, Angst im Aufzug oder in einer Menschenmenge. Unfähigkeit durch Tunnel zu fahren, Höhenangst in jeglicher Form, auch Flugangst, Angst auf offenen Plätzen. Charakteristisch ist der „Schiss" vor dem Ereignis (Durchfall, v.a. durch Süßigkeiten).

Gelsemium D12/C30: Lampenfieber und Prüfungsangst, wobei das Denken an die bevorstehende Situation alles verschlimmert. Angst vor Auftritten in der Öffentlichkeit oder Bewerbungsgesprächen. Die Betroffene hat ständig das Gefühl auf die Toilette gehen zu müssen („Konfirmandenblase"), sie zittert oder hat weiche Knie.

Silicea D12/C30: extrem große Angst vor Prüfungen mit Schweißausbruch an Händen und/oder Füßen. Kann sich bei Multiple-Choice-Aufgaben nicht entscheiden, schweigt bei mündlichen Prüfungen aus Angst, etwas Falsches zu sagen. Muss mindestens vier Wochen (1x pro Woche C30) oder 10 Tage vorher (mehrfach täglich D12) genommen werden.

Antriebslosigkeit

Bei Antriebslosigkeit gilt es immer zu prüfen, ob sie eine Folge von Hyperaktivität oder Schlafstörungen ist. Dann sollte auf jeden Fall die Ursache behandelt werden.

Schüßlersalze Nr. 2 Calcium phosphoricum D6: Konzentrationsstörungen, Vergesslichkeit, tiefe Erschöpfung bei schlanken Menschen, die durch Stress schnell abnehmen und abends völlig erledigt auf das Sofa sinken oder sofort ins Bett gehen. 3x täglich 2 Tabletten lutschen, mindestens 6 -12 Wochen.

Schüßlersalz Nr. 3 Ferrum phosphoricum D12: als „heiße 3" 10 Tabletten in warmem Wasser auflösen, morgens 1x warm trinken. Unterstützt Nr. 2 optimal, 4 - 6 Wochen lang.

Schüßlersalz Nr. 5 Kalium phosphoricum D6: tiefe Erschöpfung, vor allem geistiger Natur. Konzentrationsstörungen, Vergesslichkeit bei Menschen, die eher kräftig gebaut sind. 2x täglich 2 Tabletten lutschen, morgens und mittags. 4 - 6 Wochen.

Schüßlersalz Nr. 22 Calcium carbonicum D12: Erschöpfung bei einer Frau, die schon immer eher träge war oder zu Übergewicht neigte. Schwitzen im Kopfbereich, 3x täglich 2 Tabletten lutschen, mindestens 3 Monate.

Atemnot

Die erste Frage, die Sie sich bei Atemnot stellen sollten: wann haben Sie zum letzten Mal etwas von Ihrem Körper gefordert? Die Lunge ist wie ein Muskel darauf angewiesen, dass Sie sie regelmäßig trainieren, z.B. durch intensive Atemübungen oder Sport (v.a. Laufen, Radfahren, Schwimmen).

Sitzende Tätigkeiten und Bewegungsmangel führen zu einem begrenzten Lungenvolumen, das sich in Atemnot und Kurzatmigkeit äußert. Erster Schritt: Atemübungen, bewusstes Atmen, Lunge dehnen und weiten.

Schüßlersalz Nr. 3 Ferrum phosphoricum D12: verbessert den Sauerstofftransport in der Lunge, hilft bei Müdigkeit und Sauerstoffmangel. Als „heiße 3" 10 Tabletten in warmem Wasser auflösen und morgens 1x warm trinken. Mindestens 6 Wochen.

Schüßlersalz Nr. 6 Kalium sulfuricum D6: als Folge einer ungesunden Lebensführung haben sich Giftstoffe und Schlacken im Köper angesammelt, Atemnot ist die Folge. 3x 2 Tabletten täglich lutschen, mindestens 6 Wochen.

Schüßlersalz Nr. 22 Calcium carbonicum D12: Neigung zu Atemnot und Asthma bei einem Calcium carbonicum-Typ (übergewichtig, träge). 3x täglich 2 Tabletten lutschen, mindestens 3 Monate.

Beziehungsprobleme

Vor allem die Unzufriedenheit über Gewichtszunahme, Erschöpfung und Stimmungsschwankungen oder die Gereiztheit über den Kontrollverlust werden häufig am anderen ausgelassen, der sich irgendwann wehrt.

Konflikte entstehen, die Sexualität verändert sich dadurch, Trockenheit verstärkt die Problematik. Manchmal werden Beschwerden zur willkommenen Ausrede, sich endlich verweigern zu können. Körperliche Einschränkungen treffen häufig auf mehr Verständnis als ein „nein". Lesen Sie dazu auch den Abschnitt zum Thema „Sexualität".

Betrachten Sie Ihre Beziehung unter den Aspekten der 5-Elemente-Lehre entsprechend der Abbildung auf Seite 40. In welcher Phase befinden Sie sich? Wo steht Ihr Partner? Wenn Sie bisher mit Kinderfürsorge, Hausbau oder anderen wichtigen Dingen beschäftigt waren, wäre jetzt die Zeit, dem andern neu zu begegnen. Weg vom „wir", hin zum „ich" und „Du", um die Beziehung zu einem neuen „Wir" zu wandeln. Oft ist es notwendig, erst wieder zu lernen, mit dem Partner alleine sein zu können, sich miteinander zu beschäftigen, statt aneinander vorbei zu leben.

Wenn Sie feststellen, dass Sie sich tatsächlich so verändert haben, dass Ihr Partner nicht mehr zu Ihnen passt, können Sie fair sein und sich in Frieden von einer Lebensphase verabschieden, um einen eigenen, neuen Weg zu gehen. Kampfansagen wie, z.B. bei der Hochzeit der Kinder „Du kannst Deinen Vater gern einladen, aber dann komme ich nicht!" sind ein Hinweis darauf, dass der Partner „nur" Stellvertreter für etwas ist oder war, was im Inneren gärt und auf Auflösung hofft. Kinder wollen immer beide Eltern haben, auch wenn sie erwachsen sind. Dies gilt vor allem bei wichtigen Familienfesten! Suchen Sie ein Typenmittel für sich und verschonen Sie Ihren Partner.

Bindegewebsschwäche

Bindegewebsschwäche bedeutet eine lockere Bindegewebsstruktur, die im weiblichen Körper natürlich angelegt ist. Schon der Ausdruck an sich ist eigentlich diskriminierend, da es sich bei den meisten Frauen um einen normalen Zustand handelt. Wie sollte sonst eine Zunahme von 10 bis 20kg während einer Schwangerschaft möglich werden? Der Körper kann nicht zwischen „am Bauch zur Zeit der Schwangerschaft ja – ansonsten und an den Armen: nein!" unterscheiden. Das weiche Bindegewebe macht Sinn und da es nicht weh tut, ist das Durchhaltevermögen bei der Behandlung m. E. sehr begrenzt. Wundern Sie sich also nicht, wenn Sie Ihr Vorhaben frühzeitig wieder aufgeben! Wenden Sie sich lieber sinnvollen Dingen zu, wie z.B. der Entwicklung von Weisheit – die darüber hinaus von Dauer ist!

Schüßlersalz Nr. 1 Calcium fluoratum D12: DAS Bindegewebsmittel. Stärkt wirklich das Bindegewebe, sofern Sie die Dosierung einhalten: 30 Tabletten über den Tag verteilt lutschen, mindestens 6 – 12 Monate lang. Bei Übergewicht oder Cellulite funktioniert Nr. 1 nicht!

Schüßlersalz Nr. 11 Silicea D12: die ideale Ergänzung für Frauen, die die Nr. 2 brauchen, weil sie schlank, zierlich oder untergewichtig sind. Auch hier gilt: 30 Tabletten über den Tag verteilt lutschen, mindestens 6 – 12 Monate.

Blasenentzündung

Blasenentzündung ist kein Thema der Wechseljahre, sondern ein generelles Frauenthema. Ursache für häufige Infekte ist die kurze Harnröhre, in der Bakterien schneller aufsteigen können, als beim Mann. Als „Yin"-Wesen reagieren Frauen aber auch schneller auf Unterkühlung oder nass-kalte Bedingungen.

Cantharis D12/C30: ständiger Harndrang, Krämpfe beim Wasserlassen, der Urin geht nicht ab, brennen beim Wasserlassen, besser durch Trinken von kalten Getränken und reiben.

Dulcamara D12/C30: bei Blasenentzündungen durch nasse Kälte oder sitzen auf kaltem Untergrund. Kälte verschlimmert, Wärme verbessert ebenso wie umhergehen.

Staphisagria D12/C30: „Honeymoon-Cystitis", Blasenentzündung durch die Reibung beim Sex oder intensiven Sex. Blasenentzündung als Folge einer Kränkung. Wärme lindert!

Apis mellifica D12/C30: Brennen und dauerndes Wasserlassen von kleinsten Mengen Urin, der dunkel verfärbt ist, stechende Schmerzen, Kälte lindert!

Solidago D12: Stärkung von Niere und Blase. Es sollte mindestens 4 Wochen eingesetzt werden, wenn chronische Blasenbeschwerden bestehen. Oft auch in Blasentees enthalten.

Blasenschwäche

Auch die Blasenschwäche ist nicht charakteristisch für die Wechseljahre, denn der Ursprung liegt häufig schon in Schwangerschaft und Geburt. Da es ein Tabuthema ist, sprechen Frauen selten darüber, auch weil sie glauben, dass es keine Hilfe gibt. Wenn sich das Problem in den Wechseljahren dann verstärkt und nicht mehr zu verheimlichen ist, wird es eher thematisiert. Schade eigentlich, liebe Frauen!

Causticum D12/C30: ein wirkungsvolles Mittel für Blasenschwäche! Sie müssen für die Einnahme kein Causticumtyp sein! Urinabgang durch Husten, Niesen, Treppenlaufen, beim Sport. Anfangs nur, wenn die Blase voll ist, dann immer früher! Es sollte bald eingesetzt werden, also z.B. schon bald nach der Geburt, um die Blase wieder ins Lot zu bringen.

Equisetium hiemale D12/C30: Harninkontinenz, die erst mit den Wechseljahren beginnt und von ständigem Harndrang begleitet ist. In der Kindheit bestand häufig nächtliches Einnässen durch den Traum, auf der Toilette zu sitzen. Ausgeprägtes Bedürfnis am Nachmittag zu ruhen.

Schüßlersalz Nr. 1 Calcium fluoratum D12: wenn wirklich eine Bindegewebsschwäche die Ursache für die Blasenschwäche ist. Dann sind aber auch Beckenbodenübungen unerlässlich. Schüßlersalz Nr. 1 hilft nur, wenn die Dosierung eingehalten wird: 30 Tabletten über den Tag verteilt lutschen, mindestens 6 – 12 Monate lang.

Schüßlersalze Nr. 7 Magnesium phosphoricum D6: als "heiße 7", indem man 10 Tabletten warm auflöst und schluckweise trinkt. Hilft gegen die Anspannung, die durch eine Blasenschwäche an sich auftreten kann, v.a. wenn man außer Haus geht. Stärkt aus Sicht der TCM die Blase.

Burnout

Darf man noch ohne Burnout leben oder ist das Symptom ein "Leistungsabzeichen" geworden, das es zu erreichen gilt? Burnout hat seine Ursache darin, dass der körpereigene Rhythmus und das Bedürfnis nach Regeneration keine Beachtung finden. Da der weibliche Körper eher einen harmonischen Rhythmus braucht, sind Frauen häufiger betroffen als Männer. Das Bedürfnis alles zu kontrollieren und/oder allein machen zu wollen, verschärft die Problematik.

Schüßlersalze Nr. 2 Calcium phosphoricum D6: eine abgrundtiefe Erschöpfung bei schlanken Menschen, die durch Stress abgenommen haben. Bedarf nach ständigen, kleinen Pausen, am Abend völlig energielos und tief erschöpft. 3x täglich 2 Tabletten lutschen, mindestens 6 - 12 Wochen.

Schüßlersalz Nr. 3 Ferrum phosphoricum D12: als „heiße 3" 10 Tabletten in warmem Wasser auflösen und morgens 1x warm trinken. Unterstützt Nr. 2 perfekt. 6 Wochen lang.

Schüßlersalz Nr. 5 Kalium phosphoricum D6: tiefe Erschöpfung, vor allem durch eine gehetzte Lebensweise. Ständiges Essen, um Energie zu haben. Vor allem abends ermöglichen Süßigkeiten noch einmal Höchstleistungen. Ob das sinnvoll ist? Der Körper sagt „nein" (=Burnout) 2x täglich 2 Tabletten lutschen, morgens und mittags.

Manuia®: DAS Burnout-Mittel schlechthin, wenn Sie gar nicht mehr auf die Beine kommen. Aber Vorsicht: wenn Sie am Hyperaktivitäts-Syndrom leiden, werden Sie das Mittel missbrauchen, um sich weiter zu schinden. Ihr Körper wird dann mit einem völligen Zusammenbruch reagieren, der schwer zu behandeln ist! Nehmen Sie das Mittel höchstens 4 Wochen lang, 3x täglich eine Tablette zerbeißen und lutschen.

Wärmende Ernährung: sie wäre eine gute Entscheidung, da regelmäßiges Essen einen Rhythmus gibt und Hunger zu regelmäßigen Pausen führt. Leider sehen die meisten Betroffenen keinen Sinn darin, sich selbst zu nähren und den Körper, von dem sie Höchstleistungen fordern, regelmäßig „aufzutanken". Der Ursprung sind meist kindliche „Allüren" mit dem Wunsch, dass sich endlich jemand (alle?) um eine kümmern.

Arsenicum album D12: Perfektionismus ist die Hauptursache für eine abgrundtiefe Erschöpfung, weil er nicht für einzelne Bereiche gilt, sondern alles perfekt sein muss.

Bryonia D12: sie möchte eigentlich Ruhe, aber arbeitet wie wahnsinnig, in der Hoffnung, endlich einmal fertig zu sein. Erschöpft sich, spürt es auch, aber kann nicht mehr aufhören.

Acidum phoshoricum D12: wenn die Ursache für die Schwäche ein Flüssigkeitsverlust ist, wie z.B. Schwitzen, Blutung, Geburt, hilft dieses Mittel extrem gut. Die Betroffene möchte noch nicht einmal mehr sprechen, so erschöpft ist sie und weint.

Cellulite

Cellulite, auch bekannt als „Orangenhaut" ist etwas anderes als Bindegewebsschwäche! Die Ursache ist Übersäuerung und wir Frauen haben den Vorteil, dass sich überschüssige Säuren, die durch Stress, falsche Ernährung (Süßigkeiten, Fett, Käse, Milchprodukte, Fleisch, Kaffee, etc.) oder Medikamente entstehen, in den Fettpolstern, vor allem im Bereich von Bauch, Po und Hüften zur Neutralisierung ablagern können. Unser Körper schützt uns dadurch vor den gefährlichen Säuren, die zu unklaren Schmerzen, Fibromyalgie, Rheuma, Hautproblemen, Herzinfarkt und vielen anderen Symptomen führen.

Mineralstoffcrememischung „N": einmal täglich in die dellige Haut einmassieren. Sie hat Bezug zu den Schüßlersalzen Nr. 8, Nr. 9 und Nr. 10, die die Entschlackung fördern. Entgiften Sie Ihren Körper auch innerlich, egal mit welcher Methode! Das Mittel ist meine persönliche Empfehlung, auch wenn „Neurodermitis" im Beipackzettel steht. Lassen Sie sich überraschen!

Couperose

Couperose ist aus Sicht der chinesischen Medizin genau dasselbe Krankheitsbild wie Rosazea. Der Ursprung ist ein Kältephänomen durch „kalte oder kühlende Ernährung", daher sind Frauen auch häufiger betroffen als Männer. Wärmende Ernährung[19] ist der wichtigste Behandlungsschritt.

Couperose ist, wenn sie mit Übergewicht einhergeht, ein Vorzeichen für extreme Hitzewallungen! Werden Sie hellhörig, wenn Ihnen jemand erklären möchte, dass die Krankheit unheilbar oder genetisch bedingt ist und fragen Sie sich, für wen es Vorteile bringt, wenn Sie das glauben!

Schüßlersalz Nr. 4 Kalium chloratum: DAS Hauptmittel gegen Couperose. 3x täglich 2 Tabletten lutschen, mindestens 6 - 12 Monate bzw. 2 Winter lang.

Schüßlersalze Nr. 9 Natrium phosphoricum D6 **+ Nr. 10** Natrium sulfuricum D6: in Entzündungsphasen, wenn Übergewicht besteht als „heiße 10" am Morgen, möglichst nüchtern, also vor dem ersten Kaffee und „heiße 9" am Abend nach dem Abendessen, schluckweise trinken plus wärmende Ernährung für einige Monate.

Schüßlersalz Nr. 3 Ferrum phosphoricum D12: in Entzündungsphasen bei schlanken, drahtigen oder untergewichtigen Frauen als „heiße 3" indem man 10 Tabletten in warmem Wasser auflöst und 2x täglich warm trinkt, ca. 4 - 6 Wochen.

[19]Siehe dazu „Das Kältephänomen –Ursache für chronische Erkrankungen und Übergewicht", Karoline Dichtl, BoD 2020

Depressive Verstimmung

Depressionen und depressive Verstimmungen sind generell ein Frauenthema, werden aber durch die Wechseljahre verstärkt. Es lohnt sich ein Blick auf die beschriebenen Typenmittel, um mit einer ganzheitlichen Behandlung zu beginnen. Im Zentrum steht die Frage, welche Ursache die depressive Verstimmung hat: Erschöpfung? Ärger? Ängste? Wenn es Erschöpfung ist, sollten Sie dort nachlesen und die Ursache behandeln.

Aus Sicht der 5-Elemente-Lehre kann eine Depression drei Ursachen haben: wenn sie lähmend ist, bedeutet sie unterdrückte Aggression, Zorn und Wut. Befreien Sie sich! Die zweite Ursache ist ein schwaches Metallelement, das in alten Erinnerungen, Trauer oder Verbitterung erstickt. Stärken Sie in diesem Fall Ihre Dünndarmenergie, um zu klären und zu sichten, was los ist! Stärken Sie auch das Erdelement, damit es das Metall nährt. Die dritte Ursache sind Ängste, die das Wasserelement blockieren: Wasser nimmt die Energie aus dem Metall auf und leitet sie an das Holzelement weiter, damit es wachsen kann. Wenn kein harmonischer Fluss besteht, kommt es zur Depression, weil sich die Energie im Metallelement staut. Fragen Sie sich dann, was Ihnen Angst macht. Wählen Sie ein passendes Typenmittel für sich aus und setzen Sie es mindestens 4 Wochen lang ein.

Endometriose

Bei der Endometriose wird Gebärmutterschleimhaut im Inneren des Körpers „versprengt“. Die Gewebeareale, die an anderen Organen anhaften, bluten unter Umständen während der Menstruationsblutung mit. Starke Schmerzen, für die oft jahrelang keine Ursache gefunden wird, sind die Folge. Aus Sicht der 5-Elemente-Lehre ist die Ursache der Erkrankung ein „blutendes“ Herz. Es kann eine Erfahrung aus der Kindheit sein, die das Feuerelement und damit das Herz verletzt hat. Aber auch starker oder unterdrückter Zorn schadet dem Herz. In beiden Fällen wird die Energie über den Meridian Baomai zum Uterus abgeleitet und treibt dort ihr Unwesen. Eine naturheilkundliche Behandlung mit TCM, Homöopathie und Schüßlersalzen ist möglich, aber nicht ohne eine versierte Behandlerin.

Erschöpfung/Schwäche

Es kommen dieselben Mittel wie bei Burnout in Frage, wählen Sie eines der dort angegebenen aus. Aus Sicht der 5-Elemente-Lehre ist ein Blick auf die „Organuhr“ hilfreich, wenn das Symptom immer zur selben Zeit auftaucht. Sie zeigt an, welches Organ Stärkung braucht. Neben den körperlichen Ursachen sind es aber vor allem negative Gedanken, die uns stark erschöpfen. Arbeiten Sie mit Ihnen!

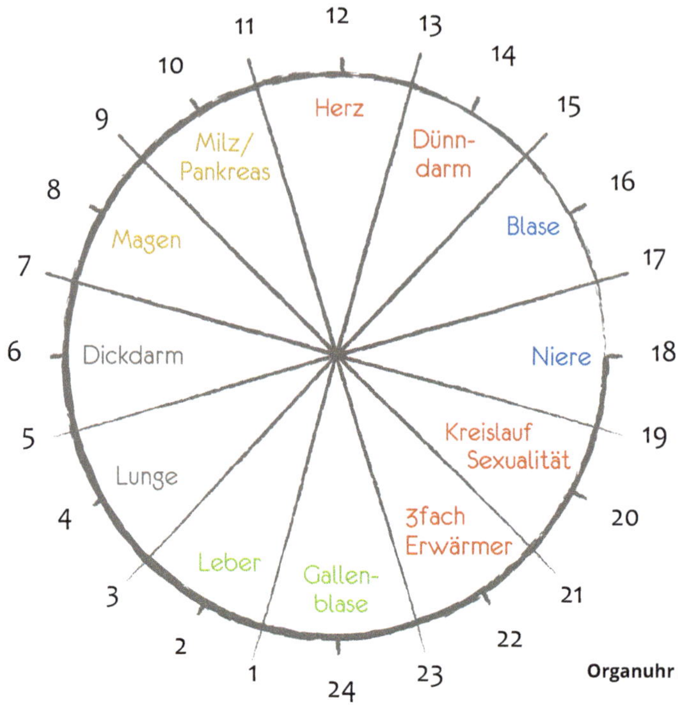

Organuhr der TCM

Falten

Lachen ist die beste Medizin. Wenn Sie lachen und Ihre Augen strahlen, dann treten alle Falten in den Hintergrund und Sie trainieren dazu noch alle Gesichtsmuskeln. Seien Sie vorsichtig mit extrem teurer Kosmetik. Sie ist zwar sehr wirkungsvoll, macht aber nicht selten abhängig. Manipulation führt zu einer Kluft zwischen Seele und Geist, die irgendwann unüberbrückbar wird, vor allem, wenn Botox und Faltenstraffung durch Operationen ein Thema für Sie sind. Setzen Sie lieber auf Naturheilkunde und eine entspannte Lebensführung. Meditation und Muße sind die wichtigsten Maßnahmen für lange Faltenfreiheit! Arbeiten Sie vor allem an negativen Gedanken, denn sie zeichnen sich unweigerlich im Gesicht ab.

Falten im Bereich der Unterlippe haben Bezug zum Dickdarm und zeigen die Notwendigkeit auf, Altes loszulassen. Die Nasolabialfalte („Magenfalte“) weist auf Schwierigkeiten hin, Dinge zu verdauen und die sogenannten „Marionettenfalten“ entstehen häufig durch Resignation und ein „auf die Zähne beißen“. Achten Sie einmal darauf, wie oft Sie Ihre Kiefer zusammenpressen. Die Falte zwischen den Augenbrauen ist als „Zornesfalte“ bekannt und Stirnfalten sind bei Männern weit häufiger als bei Frauen und zeigen tiefe, innere Zweifel auf.

„Botox" der Schüßlertherapie: **Mineralstoffcreme Nr. 7** und **Mineralstoffcreme Nr. 1** in gleicher Menge mischen und regelmäßig in die gefährdeten Bezirke einmassieren. Bitte wählen Sie für den Gesichtsbereich eine Cremegrundlage ohne Paraffine oder Wollwachs. z. Zt. bietet das nur die Firma Orthim (Stand 2016).

Mineralstoffcreme Nr. 1 / Nr. 11: sie enthält die „Schönheitssalze" der Schüßlertherapie und kann vorbeugend morgens und abends eingesetzt werden, auch als Unterlage zu anderen Pflegeprodukten. Beginnen Sie frühzeitig damit!

Mineralstoffcrememischung „V": sie hat Bezug zur Nr. 1, Nr. 11, Nr. 4 (gerötete Äderchen), Nr. 8 (verquollenes Gesicht) und Nr. 9 (Pickelchen). Morgens und abends auf die gereinigte Haut und evtl. als Grundlage für andere Pflegeprodukte.

Schüßlersalz Nr. 11 Silicea: für Frauen, die zu dünner Haut mit Knitterfalten neigen, vor allem wenn gleichzeitig eine Veranlagung zu Arthrose besteht. 30 Tabletten über den Tag verteilt lutschen, mindestens 6 - 12 Monate.

Schüßlersalz Nr. 8 Natrium chloratum D6: als „heiße 8", wenn die Haut gleichzeitig sehr trocken oder extrem fettig ist, indem man 10 Tabletten warm auflöst und schluckweise trinkt. Mindestens 6 Wochen lang.

Fersensporn

Ein Fersensporn ist eine knöcherne Wucherung im Bereich der Ferse. Da sich dort viele Muskeln befinden, kann er extrem schmerzhaft sein. Frauen sind häufiger betroffen als Männer, meist liegt gleichzeitig eine starke Verspannung der Fußmuskulatur vor, die aber nicht bewusst wahrgenommen wird.

Mineralstoffcreme Nr. 7 und **Mineralstoffcreme Nr. 1** in gleicher Menge mischen und regelmäßig, jedoch mindestens 2x täglich einmassieren, mindestens 3 Monate.

Schüßlersalz Nr. 1 Calcium fluoratum D12: 30 Tabletten über den Tag verteilt lutschen, mindestens 6 – 12 Monate lang.

Schüßlersalze Nr. 7 Magnesium phophoricum D6: als "heiße 7", indem man 10 Tabletten warm auflöst und schluckweise trinkt. Hilft gegen Schmerzen, daher je nach Bedarf 1 - 3x täglich trinken.

Hekla lava D4: ein homöopathisches Mittel aus Vulkangestein, das der Knochenstruktur ähnelt. Es hilft bei der Regulation von überschüssigem Knochengewebe. Als Alternative oder Ergänzung zu Schüßlersalz Nr. 1.

Fibromyalgie

Fibromyalgie gehört zu den rheumatischen Erkrankungen, die bei Frauen weit häufiger vorkommen als bei Männern. Ursache ist meist eine zu kalte oder kühlende Ernährung oder ein nass-kalter Arbeitsplatz. Symptome sind starke Muskelschmerzen, die mit großer Müdigkeit einhergehen. Sie verläuft schleichend und was sich zu Beginn wie ein Muskelkater anfühlt, endet in völliger Leistungsunfähigkeit. Wärmende Ernährung hilft am besten!

Schüßlersalze Nr. 7 Magnesium phophoricum D6: als "heiße 7", indem man 10 Tabletten warm auflöst und schluckweise trinkt. In akuten Schmerzphasen 1 - 3x täglich trinken.

Schüßlersalze Nr. 9 Natrium phosphoricum D6 + **Nr. 10** Natrium sulfuricum D6: als „heiße Getränke", wenn gleichzeitig Übergewicht besteht. „Heiße 10" am Morgen, möglichst nüchtern, also vor dem ersten Kaffee und „heiße 9" am Abend nach dem Abendessen, schluckweise trinken. Mindestens 12 Wochen.

Schüßlersalz Nr. 12 Calcium sulfuricum D6: aktiviert die Entgiftung über die Leber. Einsatz nur, wenn keine akuten Entzündungsprozesse bestehen. 3x täglich 2 Tabletten lutschen. Falls Entzündungen auftreten, Dosis auf 2x täglich oder 1x täglich abends reduzieren.

Geräuschempfindlichkeit

Eine Geräuschüberempfindlichkeit haben viele Menschen, aber die Umbrüche der Wechseljahre erhöhen die Empfindsamkeit. Häufig haben sie eine Verbindung zu traumatischen Situationen. Dann sind sie meist von Anspannung und Schlafstörungen begleitet.

Für einige Typenmittel ist die Geräuschempfindlichkeit charakteristisch, wie z.B. Natrium chloratum D12, Sepia D12, Silicea D12. Setzen Sie eines davon ein, wenn es zu Ihrem Typ passt. Falls sie nicht zu Ihrem Typ passen, bieten sich folgende Mittel an:

Belladonna D12/C30: Geräuschempfindlichkeit während eines Migräne-Anfalls.

Causticum: empfindlich gegen Geräusche von sich selbst. Widerhall im Ohr von den eigenen Worten, hört sich selbst lauter als sie spricht.

Coffea D12: Überempfindlichkeit der Sinnesorgane bei hohem Kaffeekonsum.

Manuia®: ein Stärkungsmittel, wenn die Geräuschempfindlichkeit mit einem Tinnitus einhergeht. 3 x 1 Tablette täglich zerbeißen und lutschen, Einnahmezeit 8 Wochen.

Nitricum acidum D12: unangenehme oder laute Geräusche lassen sie gereizt und stur werden. Sie erwartet, dass es aufhört und weigert sich, die Situation anzunehmen. Schlanke, dunkelhaarige Frau, die morgens so gereizt ist, dass ihr die Familie aus dem Weg geht.

Nux vomica D12: extreme Geräuschempfindlichkeit. Laute Geräusche lösen Ärger aus, Gehörgang ist trocken und juckend, ungesunde Lebensweise mit viel Alkohol, Kaffee, späten Mahlzeiten, Stress.

Geruchsempfindlichkeit

Es sind nicht alle Sinnesorgane gleichzeitig überempfindlich, meist ist es nur das eine oder das andere. Eine extrem hohe Empfindlichkeit gegen Gerüche haben Arsenicum album (Essen), Aurum metallicum , Graphites (Blumen), Ignatia (Tabak, Parfüm, Schweiß), Staphisagria und Phosphor. Häufig lösen Gerüche auch Assoziationen zu vergangenen, traumatischen Situationen aus, sogenannte „flash backs". Setzen Sie eines der o.g. ein, wenn es zu Ihrem Gesamttyp passt. Ansonsten hilft:

Chamomilla D12: die Überempfindlichkeit geht mit großer Gereiztheit einher, Hitze plus Gerüche ist unerträglich. Neigung zu Krämpfen, überempfindlich gegen Schmerz.

Nux vomica C12: fällt durch starke Gerüche in Ohnmacht, besonders in warmen Räumen.

Sulfur D12: auffälliger Weise besteht eine Ablehnung gegen fremden Körpergeruch, während man den eigenen mag.

Verlust des Geruchssinns: Argentum nitricum D12, Natrium chloratum D12, Silicea D12.

Gesundheitswahn

Unser modernes Leben bietet viele Möglichkeiten, gesund zu bleiben und alt zu werden. Dabei gibt es immer wieder Menschen, die sich auf das Thema Gesundheit so fixieren, dass alle anderen Lebensthemen sich unterordnen müssen. Es entsteht ein gewisser Dogmatismus und missionarischer Eifer, der spätestens, wenn er die anderen behelligt, behandlungsbedürftig ist.

Arsenicum album D12: die Betroffene hat eine extreme Angst vor dem Alter, vor Krankheit, vor Ansteckung, Vergiftung, vor Gebrechlichkeit, vor dem Sterben. Daher wird vor allem die Ernährung streng reglementiert: wenig, nur gesund, möglichst vegan, keine Genussgifte, keine Exzesse.

Häufig dürfen die Kinder einer Arsenmutter nichts außer Haus essen oder trinken, zumindest solange diese es kontrollieren kann. Partys oder üppige Familienfeiern sind ein Horror. Häufig bestehen gleichzeitig Nahrungsmittelunverträglichkeiten, die zu Durchfällen führen.

Nitricum acidum D12: hypochondrische Person, die dauernd Angst vor Krankheiten hat, fürchtet vor allem tödliche Krankheiten wie Krebs oder Aids. Negative Lebenseinstellung, morgens so gereizt, dass die Familie ihr aus dem Weg geht. Häufig lang anhaltende Auseinandersetzungen mit Kolleginnen oder Nachbarinnen, eher dunkelhaarige Person.

Pulsatilla D12: die Konzentration auf Gesundheitsthemen betrifft vor allem die anderen, denen ohne Unterlass Ratschläge gegeben werden, wie sie sich ernähren könnten, welchen Sport sie machen sollten und wie oft oder was bei gesundheitlichen Problemen hilft. Sie ist immer über die neuesten Trends informiert und der Umfang der Hausapotheke und Nahrungsergänzungsmittel ist spektakulär. Das Ziel ist es, Dankbarkeit und Anerkennung für die Hilfe zu bekommen. Wenn ihre Bemühungen Ablehnung erfahren, ist sie beleidigt – bis zum nächsten Anlass für einen „Vortrag".

Gewichtsschwankungen

Gewichtsschwankungen sind in den Wechseljahren normal, da die Hormone ebenfalls stark schwanken. Das Kältephänomen trägt seinen Teil in Abhängigkeit zur kühlenden Ernährung bei, indem man zunimmt, wenn viel kühlende Kost gegessen wird und wieder abnimmt, wenn die Ernährung wärmer wird.

Viele Typenmittel haben einen Bezug zu Essattacken oder starker Kontrolle der Nahrungszufuhr, daher lohnt sich ein Blick darauf. Menschen, die sehr genussorientiert sind oder Essen als Ersatz brauchen, wiegen natürlich mehr. Auch hier helfen die Typenmittel, allen voran natürlich die Kummermittel, um die Schwankungen im Rahmen zu halten.

Mangelnde Bewegung ist ein schwerwiegender Faktor und viele Frauen in den Wechseljahren gönnen sich zu wenig Bewegung. Denken Sie an die kleinen Sportmöglichkeiten es Alltags, wie Treppen steigen statt Aufzug fahren oder für Strecken unter 3km das Fahrrad zu nehmen.

Ignatia D12/C30: Essen bessert alle Symptome, sei es Migräne, Kopfschmerz oder Kummer.

Gratiola D12: Workaholic, vergisst tagsüber das Essen, abends große Portionen oder Essattacken, die zu Magenbeschwerden und Gewichtsschwankungen führen.

Pulsatilla D12: Gewichtsschwankungen haben schon das ganze Leben bestimmt.

Haarausfall

Männer sind eindeutig häufiger und früher von Haarausfall betroffen als Frauen. Aber für Frauen ist der Haarausfall deshalb so schlimm, weil die Haarpracht unser Gefühl von Attraktivität stark beeinflusst. Außerdem lässt sich das Problem nur schlecht verstecken und ist meist offensichtlich. Dies ist ein großer Stressfaktor. Während der Wechseljahre verändern sich bei fast allen Frauen die Haare, meist werden sie dünner, trockener oder sind schneller fettig.

Aus Sicht der chinesischen Medizin repräsentieren die Haare das Wasserelement und unsere grundsätzliche Kraft. Daher sollte beim Haarausfall, der sogenannten Alopezie, immer auch die Ernährung und grundsätzliche Lebensführung betrachtet und korrigiert werden, wenn Faktoren bestehen, die Stress auslösen oder übermäßige Anstrengungen fordern. Auch Übersäuerung löst Haarausfall aus!

Schüßlersalz Nr. 11 Silicea D12: das Schönheitsmittel für Haut, Haare, Nägel. Bei jeglicher Form des Haarausfalls auf jeden Fall richtig einsetzen, indem 30 Tabletten über den Tag verteilt eingenommen werden, mindestens 6 - 12 Monate.

Schüßlersalz Nr. 21 Zincum chloratum: ein Katalysator für Nr. 11, denn Zink unterstützt das Haarwachstum. Es bestehen Schlafstörungen, Krämpfe oder Müdigkeit. Die Einnahmezeit ist abhängig vom Erfolg, den man sieht.

Schüßlersalz Nr. 5 Kalium phosphoricum D6: das wichtigste Funktionsmittel für den kreisrunden Haarausfall oder Alopezia areata. Es ist auch ein Anti-Stressmittel, vor allem bei geistiger (Über-)Anstrengung. 2x täglich 2 Tabletten lutschen, morgens und mittags.

Schüßlersalze Nr. 9 Natrium phosphoricum D6 **+ Nr. 10** Natrium sulfuricum D6: Haarausfall kann eine Folge von Übersäuerung sein. Dann lagert der Körper die überschüssigen Säuren in den Haaren ein und wirft sie ab, wenn die „Lager" voll sind. „Heiße 10" am Morgen, möglichst nüchtern, also vor dem ersten Kaffee und „heiße 9" am Abend nach dem Abendessen, schluckweise trinken. Mindestens 6 Wochen.

Fluoricum acidum D12: Haarausfall als Folge von Amalgam(entfernung). Schlechte Zähne, schlechte Zahnanlage, Neigung zu Zahnfisteln. Verlangen nach stark gewürzten Speisen und Wein. Juckende Hautareale am Körper, juckende Narben.

Lachesis D12: Haarausfall in der Schwangerschaft oder den Wechseljahren, wenn die Blutung versiegt. Meist auf der linken Seite. Das Mittel sollte vom Typ her passen.

Halux valgus

Die Fehlstellung im Großzehengrundgelenk tritt bei Frauen häufiger auf, als bei Männern. Grund soll die Anlage zum weicheren Bindegewebe und falsches Schuhwerk sein. Allerdings haben sehr viele der Betroffenen immer gute und bequeme Schuhe getragen. Die Erklärung „hinkt" also. Schulmedizinisch wird fast immer eine Operation empfohlen. Aus Sicht der TCM ist die Ursache eine Schwäche der Milz, deren Meridian am äußeren Nagelfalz des Großzehen beginnt und sich an der Innenfußseite direkt entlang von „rotem zu weißem Fleisch" zieht. Da viele Frauen eine Milzschwäche haben, ist es mehr als natürlich, dass auch der Halux bei ihnen auftritt.

Die wärmende Ernährung ist schon vorbeugend ein wichtiger Schritt zur Gesunderhaltung des ganzen Körpers, weil sie die Milz stärkt. Wenn der Halux gering ausgeprägt ist und nur kosmetisch beeinträchtigt, dann kann man das Ruder noch wenden. Im fortgeschrittenen Stadium ist eine Operation unausweichlich, aber trotzdem können Sie nach der Behandlung etwas für die schnelle Heilung tun und durch wärmende Ernährung dafür sorgen, dass es kein Rezidiv gibt. Vor allem bei einer extremen Abweichung kann nur leicht korrigiert werden und es stellt sich bald wieder die alte Problematik ein. Um unterstützend Naturheilkunde wie TCM, Schüßlertherapie oder homöopathische Mittel einzusetzen, ist ein Besuch bei einer Behandlerin unerlässlich.

Herzbeschwerden

Das Herz ist eines unserer zentralen Lebensorgane. Ohne es gibt es kein Leben. Wenn in den Wechseljahren nicht nur der Körper, sondern auch noch das Herz aus dem Takt gerät, dann führt dies schnell zu Unruhe, Stress und seelischen Symptomen. Meist wird dabei übersehen, was eigentlich zuerst da war: die Unruhe? der Stress? unterdrückte Ängste? oder die Herzbeschwerden? Meiner Erfahrung nach tauchen die Herzsymptome als Reaktion auf, wenn dem Regenerationsbedürfnis keine Rechnung getragen wird. Im Klimakterium braucht der Körper einfach mehr Ruhe, Zurückgezogenheit und Entspannung, um den Wandel erfolgreich zu bewältigen. Wird die Ruhe nicht gewährt, meldet sich das Herz. Suchen Sie unbedingt einen Arzt auf, wenn die Beschwerden das erste Mal auftauchen! Lassen Sie Ihr Herz schulmedizinisch untersuchen. Lesen Sie auf jeden Fall auch den Abschnitt zur „Hyperaktivität". Die folgenden Mittel werden unabhängig vom Typ eingesetzt:

Aconitum C30/C200: Panik und extreme Unruhe durch Herzbeschwerden, aber auch wenn nach einem Schock oder einem Unfall Schlafstörungen, Alpträume oder Unruhe bestehen. 1x täglich (C200) oder bis zu 3x täglich (C30) eine Gabe (5 Globuli), maximal 3 Tage lang.

Arsenicum album D12: Herzbeschwerden fast ausschließlich morgens, körperliches Kältegefühl, große Ängste durch das Symptom, extreme Unruhe.

Aurum metallicum D12: das Herz macht für einige Sekunden eine Pause, um denn schneller zu schlagen, bevor es wieder gleichmäßig schlägt (Tachyarrhythmie, Extrasystolen). Gefühl des Herzrasens, oft ohne dass eine körperliche Ursache gefunden wird.

Calcium carbonicum D12: das Herz klopft vor allem nach dem Essen, die Rhythmusstörung löst Angst, Kälte des Körpers und Schwitzen aus.

Ignatia D12: Essen lindert die Herzbeschwerden, Kummer oder Trauer belasten das Herz.

Kalium carbonicum D12: Herzbeschwerden während der Hitzewallungen mit Atemnot oder Brennen in der Herzregion, Herzklopfen, das durch Wärme besser wird.

Lachesis D12: spürt das Herz, wenn sie auf der linken Seite liegt, vor allem nachts.

Lilium tigrinum D12: Gefühl, als wäre das Herz in einen Schraubstock gepresst.

Natrium chloratum D12: die Frau kann wegen des Herzklopfens nicht mehr auf der linken Seite liegen, Neigung zu Depression und Lethargie, kann nicht weinen.

Pulsatilla D12: muss bei den Beschwerden sofort an die frische Luft oder öffnet in der Nacht weit das Fenster, auch im Winter.

Heißhunger/Essattacken

Heißhunger und Essanfälle sind ein Zeichen für Übersäuerung, einer Pilzinfektion des Magen-Darmbereiches oder seelischer Beschwerden. Der Ausdruck „Kummerspeck“ steht sinnbildlich für Menschen, die bei Kummer oder Trauer Essen müssen. Manche Menschen haben aber auch Essattacken, weil sie sich zu sehr beherrschen. Hier zeigt sich die 5-Elemente-Lehre sehr schön: die Erde (Essen) nährt das Metall (Kontrolle). Dadurch kann man wieder durchhalten (Kontrolle von sich oder anderen).

Das Hauptthema von auffälligem Essverhalten bis zu Essstörungen ist der seelische Anteil, der sich darin zeigt. Häufig begleiten sie Gefühle wie Unsicherheit oder Frustration, Wut oder Angst, die nicht anders bewältigt werden können. Essen macht müde und träge und kann ein Regulativ für ein gestresstes Leben sein. Oder Sie haben einfach den ganzen Tag nichts oder nicht richtig gegessen: dann holt sich der Körper am Abend genau die Kalorien, die er benötigt hätte. In diesem Fall sollten Sie Ihrem Körper regelmäßig „Brennstoff“ zuführen, was übrigens auch besser ist für die Figur! Wählen Sie sich ein passendes Typenmittel für die Selbstbehandlung.

Hitzewallungen

Die viel gefürchteten Hitzewallungen werden von Frauen sehr unterschiedlich erlebt, wie aus den Beschreibungen der Typenmittel bereits hervorgeht. Die Hitzewallungen sind umso stärker, je größer der Yin-Mangel bzw. das Kältephänomen ist. Der Yin-Mangel entsteht durch Raubbau, Hetze, Hektik und ein unrhythmisches Leben, das vor allem uns Frauen schadet.

Das Kältephänomen ist meist der klimatisch unpassenden Ernährung geschuldet. Suchen Sie für sich ein passendes Typenmittel, das Sie entsprechend der Vorgaben einsetzen und durch wärmende Ernährung ergänzen. Folgende Mittel helfen akut:

Belladonna D12/C30: bei Hitzewallung mit heftigem Herzklopfen, rotem Kopf und starkem Schwitzen. Möglicherweise tauchen im Lauf der Hitzewallung auch Kopfschmerzen auf.

Chamomilla D12/C30: Hitze im Gesicht mit Schwitzen, wobei eine Wange rot ist, eine blass. Große Gereiztheit, Neigung zu Zornausbrüchen durch die Hitzewallung.

Dia-Orthim®: ein Produkt, das wärmende Inhaltsstoffe wie Zimt, Ingwer, Curcuma und Bittermelone enthält. Paradoxerweise hilft es gerade bei Hitzewallungen sehr gut. Lassen Sie sich nicht verwirren, weil Diabetes als Indikation in der Packungsbeilage steht. Es ist im Prinzip ein Diabetes-Vorbeugungsmittel. Daher kann es auch in diesem Fall zur Anwendung kommen. 2x täglich eine Kapsel zu den Mahlzeiten einnehmen. Behandlungszeit mindestens 3 Monate. Vorsicht bei entzündlichen Erkrankungen wie Rheuma oder Herzbeschwerden. Unter Umständen verstärkt es diese Symptome. Die Reaktion zeigt sich innerhalb weniger Tage, wenn es nicht vertragen wird. Setzen Sie es dann sofort ab!

Und noch ein Hausrezept, wenn die Hitzewallungen Sie vor allem nachts plagen: 2 EL Weizenkörner mit ½ Liter Wasser in einem Emailletopf eine halbe Stunde kochen, absieben und das Wasser als Tee vor dem Schlafengehen trinken[20]. Weizen kühlt und stärkt gleichzeitig das Yin und ist bei extremen Hitzewallungen eine gute, vorübergehende Unterstützung.

Bitte beachten Sie die Dosierungshinweise für C30-Potenzen! Im Akutfall höchstens 3 Tage hintereinander, bei andauernden Beschwerden höchstens 1x pro Woche, max. 6 Wochen lang.

[20]Ulrike Janz (Hrsg.) „Wandlungen", Krug&Schadenberg 2005, Seite 157

Humorlosigkeit

Eines meiner Lieblingsthemen. Täglich allerorten zu beobachten und ich habe das Gefühl, sie ist bei Frauen verbreiteter als bei Männern, wobei die Lage in Deutschland generell schlimm ist. Die Wechseljahre sind eine Phase, die unausweichlich ist, aber schlechte Laune oder Unzufriedenheit toppt alle Beschwerden. Ein genervtes „Warum muss das jetzt sein?" lässt Sie keine gute Haltung einnehmen oder ein „so kann ich mich ja nirgends mehr sehen lassen", wird sich auf Ihre Seele und Ihre Körperhaltung auswirken.

> ***Achte auf Deine Gedanken, denn sie formen Deine Worte.***
> ***Achte auf Deine Sprache, denn sie beeinflusst Deine Taten.***
> ***Achte auf Deine Taten, denn sie werden Gewohnheit.***
> ***Achte auf Deine Gewohnheiten, denn sie prägen Deinen Charakter.***
> ***Achte auf Deinen Charakter, denn er bestimmt Deinen Umgang mit Schwierigkeiten.***[21]

Das gilt mehr denn je für die Wechseljahre! Wenn Sie bedenken, dass Lachen auch gegen Falten hilft, haben Sie mit Humor zwei Fliegen mit einer Klappe geschlagen. Wenn als junge Frau ein Klecks Ihr Dekolleté zierte, haben Sie vielleicht gesagt: „Dumm gelaufen". Warum wird es in den Wechseljahren zum Drama? Weil Sie Ihren Geist, Körper und Seele durch Ihre Gedanken darauf einschwören, dass es ab jetzt immer schlimmer wird und Humorlosigkeit ist tatsächlich das beste Mittel, dass es wirklich immer schlimmer wird. Wie wäre es, statt zu jammern, wenn Sie die Hitze überkommt ein „Da muss ich mich mal frei machen!" (von gedanklichen Konventionen) auszuprobieren? Gertrud Ennulat erzählt eine wunderbare Geschichte von ihrer Großmutter, die in so einem Fall ankündigte: „Achtung, Kinderchen, meine Wallung kommt!"[22] Sie können sich vorstellen, dass alle lachten! Vermutlich nicht aus Schadenfreude, sondern aus Spaß an der lustigen Oma! Sie empfiehlt auch, „Schwitzorgien im Bett (zu) feiern".[23]

Mit neuen, erfrischenden Interpretationen helfen wir nicht nur uns selbst, sondern erleichtern auch anderen Menschen den Umgang mit unserem Veränderungsprozess. Hilflosigkeit und Unzufriedenheit überträgt sich so schnell wie ein Grippevirus und löst unangenehme Gefühle aus, die zur Flucht verleiten. Und schon bahnt sich wieder ein Gedankenmuster den Weg, dass die anderen eine ja nicht mögen, wenn man... Sie wissen schon! Fragen Sie sich, ob das Problem wirklich die Wechseljahre sind oder unser spaßbefreiter Umgang damit.

[21] Frei nach dem „Talmud"

[22] Ennulat, Gertud „Im Zeichen des Feuermonds", Herderverlag 2000, Seite 155

[23] Ennulat, Gertrud „Im Zeichen des Feuermonds", Herderverlag 2000, Seite 156

Hyperaktivität

Hyperaktivität ist eine der schwersten Süchte und vergleichbar mit der Cokain- oder Spielsucht von Männern. Mit ihr kommuniziert eine Frau all das, was ihr fehlt. Hyperaktivität erfüllt verschiedene Bedürfnisse nach Kontrolle, Anerkennung und Gesehen-werden und zementiert gleichzeitig einen gewinnbringenden Opferstatus, durch den man viel Zuwendung erfährt. Außerdem dient sie der Aggressionsabfuhr. Häufig begleiten sie Glaubenssätze, wie z.B. „Ich bekomme das alleine hin", „Ich brauche keine Hilfe", „Ich werde nicht klein beigeben", „Ich werde nicht aufgeben", „Ich werde mich nicht von meinem Körper (meinem Mann, meinen Kindern, meinem Chef...) beherrschen lassen", um wieder und wieder damit zu scheitern.

Manche Außenstehende fragt sich, warum Frauen sich das antun und wann diese Krankheit, alles alleine machen zu müssen, ihren Ursprung genommen hat. Meines Erachtens im Krieg und nach Kriegsende. Die Männer waren an der Front oder kamen schwach, krank oder behindert zurück. Die Bereitschaft zum Miteinander war erschwert, weil alle „nichts" hatten, maximal Tauschgeschäfte gingen leicht. Die Kriegsmüttergeneration trug vielfältige Lasten auf ihren Schultern. Die Frage ist nur: warum handeln manche Frauen heute immer noch so, als ob es keine starken, unterstützenden Männer gäbe und keine hilfsbereiten, freundlichen Frauen? Das Erbe an schmerzlichen Erinnerungen und negativen Gedanken, die wir von unseren Müttern bekommen haben, wirken heute noch nach, weil wir sie nie bewusst aufgelöst haben.

Meist steht das Gefühl der Einsamkeit, der Leere, Traurigkeit, Frustration oder Verbitterung im Vordergrund. Hyperaktivität dient in erster Linie dazu, sich selbst nicht zu spüren und diese quälenden Gefühle nicht aushalten zu müssen. Jeder Moment der Ruhe wird zur Tortur, weil er das Unerträgliche wieder an die Oberfläche bringt, denn durch den erschöpfenden und frustrierenden Übereifer wird es immer größer, statt sich aufzulösen. Aus einem „Ich muss alles alleine machen" wird schnell ein „niemand hilft mir", aus einem „ich bekomme das schon (irgendwie) hin" wird eine Soldatin, die halsstarrig bis zum Tod (Burnout) ihren selbst aufgestellten Vorschriften folgt. Was für ein Irrsinn!

So schwer das Krankheitsbild auch ist, es gibt einen Ausweg. Die Überwindung der Hyperaktivität fordert von der Betroffenen Geduld und Willensstärke, aber vor allem eine klare Entscheidung zur Veränderung. Es ist ein erster Schritt, 1x täglich in Ruhe sitzend eine Tasse Tee zu trinken. Zu Beginn scheint es unmöglich, später können Sie diese Übung immer öfter praktizieren und den anderen dabei zuschauen, wie sie den Tisch abräumen oder die Küche in Ordnung bringen. Da Sie aus der Übung sind, sollten Sie so oft wie möglich Hilfe annehmen und einfach „ja" zu Unterstützung sagen. Lehnen Sie sie nicht ab, nur weil die andern es nicht so machen, wie Sie es sich vorstellen.

Andere Menschen freut es, wenn sie etwas für Sie tun dürfen. Ihre Dankbarkeit unterhält den Prozess. Statt sich selbst weiter zu schinden, könnten Sie Ihre Energie darauf verwenden, sich all das zu geben, was Sie anderen gestatten. Ab heute sollten Sie sich mindestens einmal täglich das gönnen, was Sie anderen schenken: Unterstützung und Beistand, Wertschätzung und Anerkennung, Fürsorge und Geborgenheit, Leichtigkeit und Entlastung, Sicherheit und Sattheit. Beginnen Sie Ihren Veränderungsprozess mit einem „ja" zu sich selbst und erkennen Sie, dass Hyperaktivität eine Form der Selbstzerstörung und Selbstschädigung ist – wie jede andere Droge auch!

Stärken Sie Ihre Dünndarmenergie, indem Sie „klären und sichten", vor allem, wenn sich im Haushalt viel angehäuft hat oder Sie im Ausmisten nicht routiniert sind. Leben Sie Ihre Hyperaktivität aus, indem Sie Klarheit in Ihre Räume, den Keller, den Dachboden bringen. Stellen Sie brauchbare Dinge zum Verschenken auf die Straße oder verschenken Sie sie an Menschen, die Bedarf haben und freuen Sie sich, wenn andere sich daran erfreuen. Wenn Sie zur Perfektion neigen, gehen Sie ans Ausmisten von unnützen Gedanken und Projektionen. Üben Sie es, Unordnung im „Außen" auszuhalten. Fangen Sie an, gern bei sich zu sein. Lassen Sie Ihre Kinder mehr in Ruhe und trinken Sie nach jedem Arbeitsschritt eine Tasse Tee. Im Sitzen oder Stehen, mit einem schönen Ausblick oder geschlossenen Augen. Wählen Sie dazu passende Mittel, die den Prozess erleichtern und unterstützen:

Arsenicum album D12: großes Kontrollbedürfnis, sie kann andere Menschen nichts alleine machen lassen, ohne sie zu überprüfen oder danach zu schielen, wie sie es machen.

Bryonia D12: Druck und Ruhe lindert alle Beschwerden (körperlich und seelisch), sehnt sich nach Ruhe, aber arbeitet wie wahnsinnig, in der Hoffnung, endlich einmal fertig zu sein.

Chamomilla C30: Ruhelosigkeit im Liegen, aber todmüde, wenn sie aufsteht, schnell gereizt, vor allem aber, wenn sie nicht schlafen kann oder vor Müdigkeit nichts zustande bringt.

Rhus toxicodendron D12/C30: körperliche Ruhelosigkeit, weil in Ruhe Schmerzen auftauchen (vor allem Muskelschmerzen), steife Gelenke, steifer Rücken bei ruhelosem Geist.

Schüßlersalz Nr. 5: Ruhelosigkeit mit tiefer Erschöpfung, Konzentrationsschwäche, Vergesslichkeit. Neigung, dauernd zu essen, um Energie zu bekommen.

Schüßlersalz Nr. 7: als „heiße 7", indem man 10 Tabletten einer Tasse Tee auflöst und schluckweise trinkt. Hilft, die Entspannung auszuhalten.

Schüßlersalz Nr. 8: als „heiße 8". Hilft, alte Muster loszulassen, vor allem, wenn eisern an Vorgaben, die die Betroffene sich selbst gemacht hat, festgehalten wird.

Sulfuricum acidum D12: alles wird in Eile getan. Sie ist unwillig Fragen zu beantworten, ärgerlich, ungeduldig. Sodbrennen, Verlangen nach Alkohol.

Kinderlosigkeit

Das ist tatsächlich der größte Schmerz der Wechseljahre, wenn er nicht erfüllt wurde, denn Fortpflanzung und Schwangerschaft sind ab jetzt nicht mehr möglich. Männer haben es da einfacher, wenn sie sich eine junge Frau nehmen. Aber ich darf Ihnen aus meinem Praxisalltag verraten, dass es kein Segen für Männer ist, dass ihnen keine Grenzen gesetzt sind. Die Notwendigkeit einer Entscheidung bedingt Reifung und Entwicklung, so wie es Erikson in seinem Entwicklungsstufenmodell beschrieben hat. Wenn Sie ewig „können", bleibt die Entwicklung aus.

Die TCM beschreibt, dass mit dem Ende der Fruchtbarkeit und vor allem der Blutung die Energie im Baomai-Meridian vom Uterus zum Herz aufsteigt. Sie steht dann für den Wandlungsprozess zur Verfügung. Daher entfalten Frauen Weisheit, während Männer ewige Kinder bleiben. Das ist gar nicht böse gemeint, sondern meines Erachtens eine beobachtbare Wirklichkeit.

Wenn eine Frau keine Kinder geschenkt bekommen hat, obwohl sie sich welche wünschte oder nur ein oder zwei Kinder, obwohl der Wunsch nach einer großen Familie bestand, werden die Wechseljahre zu einem Prüfstand für die Seele. Daher wäre es gut, sich wirklich Zeit zu geben für die Trauer, vor allem wenn Schwangerschaften unglücklich verlaufen sind.

Abschiedsrituale helfen, Altes loszulassen. Sie könnten z.B. Ihrem verlorenen Kind einen Brief schreiben, wie Ihr Leben weitergegangen ist und was anders gewesen wäre, wenn es bei Ihnen geblieben wäre. Diesen Brief können Sie rituell verbrennen oder ein Boot daraus falten, das Sie in einen Fluss setzen und davon schwimmen lassen. Nehmen Sie eine Freundin mit, gönnen Sie sich Beistand! Bleiben Sie zusammen stehen, bis es außer Sichtweite ist. Sie könnten auch einen symbolischen Gegenstand vergraben und Ihre Freundinnen zu einer Trauerfeier einladen, bei der Sie Ihnen von Ihrer Trauer und Ihrem Leid berichten. Ihr Herz leidet. Je greifbarer Sie die Trauergefühle kultivieren und zulassen, desto schneller kann sie sich wandeln und Ihnen neue Energie geben.

Schauen Sie bei den homöopathischen Typenmitteln, welches zu Ihnen in dieser Phase passt. Es kann ein ganz anderes sein, als das, was Sie sonst im Alltag nehmen oder brauchen würden. Lassen Sie sich nicht entmutigen, wenn andere Menschen das lächerlich oder albern finden. Nicht jede_r möchte sich mit Trauer auseinandersetzen, auch wenn sie heilt.

Klimakterium

Das Klimakterium bedeutet einfach nur „Gipfel" oder „Stufenleiter", das heißt Sie sind körperlich an einem Höhepunkt angekommen, bei dem die Blutung endet und Ihr Hormonhaushalt eine neue Struktur erfährt. Das ist alles. Achten Sie auf Ihre Gedanken zu diesem Thema, denn sie werden Ihre Symptome verstärken! Achten Sie auf die Worte, mit denen Sie sich zum Ausdruck bringen, denn sie werden eine viel größere Wirkung auf das Umfeld haben, als Ihr Zustand. Achten Sie auf eine negative Haltung sich selbst gegenüber, denn sie nimmt Ihnen die Kraft, die Sie für Achtsamkeit, Bewusstheit und Klarheit brauchen.

Wenn Sie an einem Wendepunkt oder an einer Kreuzung stehen, ist es wichtig, eine gute Entscheidung zu treffen, wohin die weitere Reise gehen soll! Die Typenmittel sind jetzt die beste Unterstützung für Geist, Körper und Seele und sollten bei allen seelischen Beschwerden die erste Wahl sein. Hier finden Sie noch einige bewährte Mittel, die mit dem Typenmittel kombiniert oder im Wechsel genommen werden können (4 Wochen das eine, 4 Wochen das andere):

Bryonia D12: die Periode wird durch Nasenbluten ersetzt. Geschwollene und extrem schmerzende Brüste. Druck lindert den Schmerz, daher presst sie die Brüste mit den Händen an sich, wenn sie läuft oder springt.

Cimicifuga D4: Begleitmittel für alle Typenmittel, vor allem, wenn man die Neigung hat, planlos, chaotisch, fahrig, unkonzentriert oder vergesslich zu sein. Schlafstörungen und beunruhigende Träume. Depressive Phasen tauchen auf, wie eine dunkle Wolke, die von allein wieder verschwindet. Hitze verschlimmert.

Cyclamen D12: Menstruationsblut schwarz und klumpig. Ein schlechtes Gewissen quält grundlos die Seele. In frischer Luft wird es noch schlimmer, sie bleibt lieber im warmen Zimmer. Die Betroffene trinkt viel, gern Limonade. Fett wird nicht vertragen.

Gratiola D12: weiblicher Managertyp, starkes sexuelles Verlangen, Leeregefühl nach dem Essen, Krämpfe und Koliken nach dem Abendessen und in der Nacht, Schlaflosigkeit.

Sanguinaria D12: nach dem Versiegen der Blutung entsteht ein unangenehmer, weißer Ausfluss, der riecht oder wund macht. Saures lindert, Süßigkeiten verschlimmern.

Sulfuricum acidum D12: muss alles in Eile tun, starke Hitzewallungen und Schweiße, saures Aufstoßen, Verlangen nach Alkohol, ärgerlich, ungeduldig. Verträgt weder übermäßige Hitze noch Kälte.

Konzentrationsstörungen

Zuerst einmal muss gesagt werden, dass unser Gehirn ein Organ ist, das auf Training genauso reagiert, wie alle anderen Bereiche unseres Körpers. Wenn Sie regelmäßig fünf Dinge auf einmal tun, wird sich Ihr Gehirn zwar daran gewöhnen, aber es wird nicht alle Dinge gleich gut machen können. Frauen behaupten ja gern, sie wären multitaskingfähig. Sie sind es genauso wenig, wie alle anderen Menschen.

Was sie wohl können, ist, verschiedene Dinge im Blick zu behalten, aber nicht gleichzeitig gut machen! Wenn Sie sich dann plötzlich auf eine einzige Sache konzentrieren wollen, sucht das Gehirn nach den anderen, gewohnten „nebenher"-Aktivitäten. So werden Konzentrationsstörungen ins Gehirn programmiert. Wenn Sie sich circa 6 Wochen achtsam auf nur eine Sache beschränken, während Sie sie ausführen, dann werden Ihre Konzentrationsstörungen verschwinden. Man nennt das auch Achtsamkeitstraining, was nichts anderes ist als Konzentrationstraining.

Die Fähigkeit des Menschen verdrängen zu können, führt ebenfalls zu Konzentrationsstörungen. Wenn Sie dazu neigen, unangenehme Gefühle und Erinnerungen zu unterdrücken (Wut, Zorn, Angst, Trauer), wird logischerweise langfristig die gesamte Konzentration auf der Strecke bleiben. Demenz oder Alzheimer sind eine Spätfolge davon. Wenn Sie diese Krankheiten nicht haben möchten, beschäftigen Sie sich mit Ihren verdrängten Anteilen, mit Ihrer eigenen Geschichte, mit Ihren Eltern. Die Typenmittel sind dabei eine großartige Unterstützung und helfen über schmerzliche Tiefen hinweg.

Kontrollverlust

Viele Frauen haben während der Wechseljahre das Gefühl, keine Kontrolle mehr über den Körper zu haben. Die Hitzewallungen kommen vermeintlich überraschend, die Schweißausbrüche offenbaren etwas, das man gern verbergen möchte. Je höher das Bedürfnis nach Kontrolle ist (siehe Typenmittel), desto größer ist die Beeinträchtigung. Je mehr Sie Ihr Gewicht kontrolliert haben oder je disziplinierter Sie Sport und andere Dinge betrieben haben, desto schwerer fällt die Umstellung auf ein „laissez faire".

Genau genommen hat aber kein Mensch Kontrolle über seinen Körper. Sie können nicht bestimmen, ob Sie zur Toilette gehen oder nicht – Sie können nur entscheiden, wann! Wir können den Körper durch gute Lebensführung, Meditation oder Yoga positiv beeinflussen, aber Sie konnten noch nie bestimmen, wann Sie Ihre Tage haben wollten oder wann Sie schwanger wurden. Daher wäre es gut, etwas zu tun, was Ihre Flexibilität erhöht. Wenn Sie zu den Kontrollfreaks gehören, dann suchen Sie sich das passende Typenmittel, bei denen Arsenicum album und Kalium carbonicum an erster Stelle stehen.

Je weniger Widerstand Sie Ihrem Kontrollverlust entgegen setzen, desto schneller kommt Ihr Wohlbefinden wieder. Wenn Sie zu Trägheit neigen, trainieren Sie Ihren Körper durch kleine Gymnastikeinheiten oder Dehnungsübungen, denn in einem beweglichen und geschmeidigen Körper steckt ein flexibler Geist. Das ist ein Naturgesetz.

Kultivieren Sie Rituale, mit denen Sie sich Zeit nehmen für Ihre Befindlichkeit, am besten mit sich allein oder einer guten Freundin. Je eher Sie den Umbruch und damit einhergehende Verunsicherungen und alte Erinnerungen, die er herauf beschwört, an sich nehmen und in die Arme schließen, desto schneller fühlen Sie sich wieder wohl. Fangen Sie jetzt gleich damit an. Schließen Sie die Augen und atmen Sie! Sie sind nicht allein damit, dass sich die Trauer schnell und oft als erstes zeigt. Wenn Zorn und Wut auftauchen, machen Sie sich klar, dass meist ebenfalls Seelennot und Trostlosigkeit dahinter stecken. Unterstützen Sie sich mit einem homöopathischen Mittel!

Krebserkrankung

Krebserkrankungen sind keine spezielle Erscheinung des Wechseljahre und genau genommen auch nicht des Alters, sie werden aber mit zunehmendem Alter immer häufiger. Man spricht auch von „Tumor" (lat. Geschwulst, Wucherung), wobei ein Tumor gut- oder bösartig sein kann.

In der chinesischen Medizin wird Krebs als „Stagnation" (Stau, Knoten) in einem bestimmten Organ betrachtet und bedeutet, dass der Fluss des Qi dort zum Stillstand gekommen oder stecken geblieben ist. Wie bei einem Stau auf der Strasse wird der Knoten dann ganz natürlich größer und wächst. Das Qi, was in ständiger Bewegung ist, bekommt keine Tumoren. Daher sind auch keine Herzkrebserkrankungen bekannt.

Wenn Sie eine Krebsdiagnose bekommen, wäre der erste Schritt aus Sicht der TCM die Bewegung im Organ und dem dazu gehörenden Meridian wieder anzuregen. Bewegung bringt Wärme, das ist ein Gesetz der Physik und viele Knoten entstehen überhaupt erst durch Kälte. Wärmende Ernährung ist daher eine gute Entscheidung, je nach Diagnose für eine Zeit lang vegan. Die Homöopathie eignet sich zur Unterstützung einer schulmedizinischen Behandlung.

Der zweite Schritt wäre „Bewegung" für den Geist. Ich bevorzuge dafür die „Simonton-Methode" nach Dr. Carl Simonton, der gestalterisch an Glaubenssätzen arbeitet. Suchen Sie sich jemand, der Ihnen diese Technik beibringt und mit Ihnen arbeitet. Da die meisten Krebserkrankungen einen psychosomatischen Aspekt haben, sollten Sie sich spätestens jetzt tief vergrabenen Gefühlen zuwenden und schauen, was Ihnen Ihre Erkrankung sagen will:

Brustkrebs: Auseinandersetzung mit Weiblichkeit und vor allem deren Verachtung und Abwertung. Insgeheim möchte die Frau keine Frau sein, daher passen auch die Östrogenunterdrückenden Medikamente sehr gut, da sie den Kampf gegen die Weiblichkeit an Stelle des Tumors übernehmen. Der Wunsch, die Brust zu erhalten, ist meist nur der Attraktivität geschuldet, denn Neid und Konkurrenz ist ein wichtiges Thema. Conium D12 kann begleitend zum Typenmittel eingesetzt werden.

Chemotherapie: Begleitmedikation durch Nux vomica D12 als Entgiftungsmittel. Es kann unerträgliche Übelkeit und Erbrechen verhindern. Zwischen den Chemotherapien 3x 5 Globuli täglich, an Behandlungstagen bis zu 10x 5 Globuli täglich.

Dickdarmkrebs: da der Dickdarm ein Metallorgan ist, wäre Aurum metallicum oder Arsenicum album das passende Mittel. Es empfiehlt sich, zumindest eine Zeit lang vollständig auf Fleisch zu verzichten, möglichst auch auf Milchprodukte. Eine konsequent vegane Ernährung hat manchen Krebsbefund beseitigt.

Gebärmutterhalskrebs: Als Ursache werden „humane Papillomviren" beschrieben. Dies mag richtig sein, aber viel spannender ist die Frage, wo sie herkommen. Unter der Vorhaut von Männern bildet sich, auch wenn sie sehr reinlich sind, immer eine gewisse Menge an sog. „Smegma", das bei sexuellen Aktivitäten in die Scheide der Frau gelangt. In Ländern in denen Männer beschnitten werden, ist Gebärmutterhalskrebs nahezu unbekannt.

Hautkrebs: wird dem Metallelement zugeordnet und hat seine Ursache meist in einem weit fortgeschrittenen Kältephänomen.

Leberkrebs: da die Beherrschung des Holzelements (Leber = Holzelement) dem Metall unterliegt, wäre Arsenicum album eine gute Wahl. Außerdem ist es ein (homöopathisches) Leberentgiftungsmittel und daher doppelt passend. Leberkrebs hat mit unterdrückter Wut und einem Zorn auf das Leben zu tun.

Lungenkrebs: da die Lunge ein Metallorgan ist, wäre Aurum metallicum oder Arsenicum album das passende Mittel. Beide helfen, loszulassen, was das Hauptthema des Metallelements ist, vor allem, wenn es sich um unterdrückten Zorn handelt.

Magenkrebs: wenn der Körper alles verdauen muss, was der Geist nicht verdauen will, reagiert der Magen langfristig mit einem Knoten. Arsenicum album hilft bei der Auflösung alter Geschichten, Bismuth unterstützt als homöopathisches Mittel die Genesung.

Zungenkrebs: bevor der Patient auch nur eine Schwäche von sich sehen lässt, „beißt" er sich lieber die Zunge ab. Die Behandlung offenbart die Organsprache, da der Patient zwar „gesund", aber im schlimmsten Fall unfähig zu sprechen ist. Daher passt die Erkrankung zu Aurum metallicum und trifft nicht umsonst mehr Männer als Frauen.

Die Überlegungen in diesem Abschnitt können keine qualifizierte Behandlung ersetzen. Bitte suchen Sie bei einer solch dramatischen Diagnose IMMER eine versierte Behandlerin auf, die Sie berät und fachkundig behandelt.

Lactoseintoleranz und andere Nahrungsmittelunverträglichkeiten

Interessanterweise haben Frauen sehr viel häufiger Nahrungsmittelunverträglichkeiten als Männer. Meist ist eine zu kalte Ernährung gemäß der chinesischen Medizin die Ursache, eine wärmende Ernährung kann daher viele Probleme in kurzer Zeit auflösen. Da häufig ein Gesundheitswahn die Unverträglichkeit begleitet oder ihr vorausging, wäre das Mittel Arsenicum album D12 der erste Schritt.

Je nach Gewicht sollte die Ernährungsumstellung mit den **Schüßlersalzen Nr. 2** (normal bis schlank) oder **Nr. 22** (pummlig bis übergewichtig) plus **Nr. 4** Kalium chloratum D6 unterstützt werden (mindestens 3 - 6 Monate). Auch die Bioresonanztherapie nach Dr. Rummel kann gute Dienste leisten, suchen Sie eine Behandlerin in Ihrer Nähe.

Lichtempfindlichkeit

Wie schon die Geräusch- und Geruchsempfindlichkeit ist auch die Lichtempfindlichkeit je nach Typ sehr verschieden. Sie ist kein charakteristisches Symptom der Wechseljahre, tritt aber in dieser Lebensphase verstärkt auf. Menschen, die zu Depressionen und Schwermut neigen, sind generell Lichtempfindlicher, als andere. Wenn die Lichtscheu zu Rückzug führt, ist oft Scham oder Verzweiflung ein Thema, die die Betroffene nicht sehen lassen will. Sie wird in den Augen sichtbar, die das Sinnesorgan des Holzelementes und der Leber sind. Daher kann man auch „mit Blicken töten" und unterdrückter Zorn macht die Augen ebenfalls lichtempfindlich.

Arsenicum album D12: Lichtempfindlich bei rot geränderten, leicht entzündeten Augen. Sie kann es nicht sehen, wenn Dinge nicht ihrem ästhetischen Anspruch genügen.

Aurum metallicum C12: extreme Lichtscheu, Sichtfeldeinschränkungen, ist gern im dunklen Raum.

Belladonna D12/C30: Lichtempfindlichkeit bei Migräne.

Calcium carbonicum D12: Lichtempfindlichkeit bei trägen Personen mit Übergewicht.

Natrium carbonicum D12: Sonnenlicht löst Migräneanfall oder Kopfschmerz aus.

Logorrhoe

Zu einer Zeit als ich noch Krankenschwester war, wurde dieser Ausdruck benutzt, um einen diskreten Hinweis auf Patient_inn_en zu geben, die ein unstillbares Redebedürfnis haben. Ich war erstaunt, dass es in der Zwischenzeit ein etablierter Ausdruck ist. Es handelt sich um eine Kreation aus „Logos", die Sprache und „Diarrhoe", der Durchfall, also: „Wortdurchfall" und geht weit über Redseligkeit hinaus. Einige homöopathische Mittel beinhalten dieses Symptom:

Cimicifuga D12: die Betroffene ist planlos, chaotisch, fahrig, unkonzentriert, vergesslich. Da sie sich überhaupt nicht so kennt und bis zu den Wechseljahren vielleicht immer sehr „geordnet" war, muss sie darüber sprechen, was so alles passiert. Es sind einfach zu viele Veränderungen und Neuerungen.

Ignatia D12: Kummer ist das Leitmotiv, wobei die Betroffene eben nicht über den wirklichen Kummer, sondern über alles andere spricht. Da sie ihrer Trauer nie wirklich Ausdruck verleiht, findet sie auch kein Ende.

Lachesis D12: Lachesisfrauen sind ja an sich fröhliche und vielseitige Unterhalterinnen. Aber mit dem versiegenden Menstruationsfluss ist ihr Redefluss nicht mehr zu stoppen. Sie bemerkt es selbst, kann aber nicht an sich halten. Ruhige Frauen, die selbst wenig zu sagen haben, freuen sich darüber, andere vermissen den Dialog.

Mercurius solubilis D12: Merkur ist die Götterbotin und somit Vermittlerin zwischen den Welten. Sie hat ausgeprägte kommunikative Fähigkeiten, die allerdings unabhängig von den Wechseljahren sind. Wenn das Gefühl, nicht verstanden zu werden über Hand nimmt, lohnt sich ein Versuch mit diesem Mittel.

Pulsatilla D12: die Pulsatiallfrau muss alle Menschen in ihrem Umfeld an ihrem Leben teilhaben lassen – ob sie wollen oder nicht. Sie kann nichts verschweigen, Geheimnisse sind ihr fremd. Wenn dann auch noch die Wechseljahre beginnen, ergreift so manche Freundin die Flucht. Besser wäre es, ihr zu helfen, die Ruhe und Stille zu kultivieren, um ihr in der Angst vor dem Alleinsein beizustehen.

Schüßlersalz Nr. 21 Zincum metallicum D12: die Betroffene beklagt sich, ist unzufrieden und macht andere mit ihrem Gejammer verrückt. Sie hat ständig neue Ideen. Wirres Reden bei alten Menschen. Ergänzend zum Typenmittel einsetzen.

Menstruationsbeschwerden

Beschwerden durch die „Wolfstage"[24] sind ein sehr umfassendes Thema. Viele Frauen haben sie, viele nicht. Während der Wechseljahre steht vor allem die unregelmäßige oder übermäßige Blutung im Vordergrund. Die Unregelmäßigkeit entsteht dadurch, dass die Eireifung nicht mehr jeden Monat gelingt. Frauen, die einen sehr schönen Rhythmus hatten, leiden unter der Unregelmäßigkeit. Frauen, die schon immer einen unrhythmischen Zyklus hatten, kommen besser damit zurecht. Die Verführung, mit einer Pilleneinnahme zu regulieren, ist groß.

Das Problem ist aber nicht die Unberechenbarkeit der Menstruation, sondern der Umgang mit Unsicherheit. Auch die plötzlich versiegende Blutung führt zu einer Verunsicherung. Die Frage „Kommt sie (nochmal) oder nicht?", versetzt manche Frau fortgeschrittenen Alters in Unruhe, weil es ja auch noch eine späte Schwangerschaft bedeuten könnte. Aber auch die Ungewissheit, ob man im falschen Moment von einem „Blutbad" überrascht wird, bleibt noch lange Zeit bestehen, nachdem die Blutung aufgehört hat. Frauen, die gut in sich spüren können, nehmen leise Anzeichen wie ein Ziehen im Unterleib wahr, so dass die Überraschung weniger groß wird. Schon daher wäre mehr Ruhe in den Wechseljahren gut, um beobachten zu können, was der Körper gerade macht und braucht. Hören Sie morgens in sich hinein, was an diesem Tag das Richtige ist. Es ist keine Schande, sicherheitshalber einen Tampon oder eine Binde zu benutzen, wenn Sie Ihnen Sicherheit gibt, um am Abend zu bemerken, dass es unnötig war.

Die übermäßigen Blutungen sind ein Zeichen der Herzhitze. Sie entsteht durch Wut und Zorn, also Leberhitze oder durch eine Verletzung des Herzens infolge Trauer, Kummer oder Einsamkeit. Um das Herz zu entlasten leitet der Körper die Hitze durch den Meridian Baomai zum Uterus. Nicht selten wird die Gebärmutter entfernt, um das Problem zu lösen. Da es sich aus Sicht der TCM um eine psychosomatische Erkrankung handelt, kommen die homöopathischen Typenmittel zur Selbstbehandlung in Frage. Darüber hinaus hält die Akupunktur einige Techniken bereit, um Blutungen zu stoppen. Falls die Verunsicherung und Unregelmäßigkeit großen Stress auslöst, können folgende Mittel ergänzend eingesetzt werden:

Schüßlersalze Nr. 7 Magnesium phophoricum D6: als "heiße 7", indem man 10 Tabletten warm auflöst und schluckweise trinkt. Hilft gegen seelische Anspannung und körperliche Krämpfe. Kann bis zu 3x täglich getrunken werden.

Chamomilla C30: hilft bei starker Gereiztheit und einer weinerlichen Stimmung durch die Verunsicherung. Die Frau ist ungeduldig, ärgerlich, zum Streiten aufgelegt.

[24]Charlotte Roche, Feuchtgebiete, DuMontverlag 2008

Migräne

Migräne tritt bei Frauen drei Mal so häufig auf, wie bei Männern. Die Wechseljahre bringen oft eine Veränderung mit sich, indem sie aufhört, da erst beginnt oder sich verstärkt. Wenn sie abhängig vom Zyklus ist, sollte mit einem Typenmittel behandelt werden. Als Akutmittel kommt Folgendes in Frage:

Belladonna D12/C30: ideal in der „Auraphase", empfindsame Sinnesorgane, verträgt nur noch Dunkelheit, Liegen und absolute Ruhe.

Iris versicolor D12/C30: „Wochenendemigräne", typisch an freien Tagen oder im Urlaub.

Bryonia D12: extremer Druck auf den Kopf lindert die Schmerzen, Bewegung der Augäpfel löst Anfall aus. Verstopfung, Gereiztheit.

Myom

Ein Myom ist eine Geschwulst im oder am Muskelgewebe der Gebärmutter. Es entsteht oft in jungen Jahren und wächst allmählich. Das Myom an sich ist weniger problematisch, als die damit einhergehenden starken Blutungen, wenn es im Inneren der Gebärmutter liegt. Der Körper versucht den vermeintlichen Fremdkörper abzustoßen. Die größte Gefahr von Myomen liegt aus Sicht der TCM in der Blutarmut, die langfristig entsteht. Eine Beeinträchtigung der Sexualität ist je nach Lage und Größe ebenfalls möglich, da es Schmerzen verursacht.

Je nach Alter wird eine Operation mit oder ohne Gebärmuttererhalt oder die uterine Arterienembolisation empfohlen, bei der die Blutzufuhr zum Myom unterbrochen wird, so dass es nicht mehr wachsen kann. Allerdings hört das Wachstum durch die Wechseljahre und den abnehmenden Östrogenspiegel sowieso oft auf oder es geht sogar zurück. Ein Myom kann durch homöopathische Mittel oder Schüßlersalze nicht verschwinden oder aufgelöst werden. Bei konsequenter Anwendung kann es jedoch kleiner und weicher werden, so dass z.B. die Sexualität nicht mehr beeinträchtigt wird:

Schüßlersalz Nr. 1 Calcium fluoratum D12: da ein Myom eine bindegewebige Verhärtung ist, kann die Nr. 1 das Gewebe weich machen. Es hilft nur, wenn die Dosierung eingehalten wird: 30 Tabletten über den Tag verteilt lutschen, mindestens 12 Monate lang. Um eine gute Wirkung zu erreichen, muss Nr. 1 mit Nr. 12 oder Nr. 25 kombiniert werden.

Schüßlersalz Nr. 12 Calcium sulfuricum D6: es weicht das Bindegewebe ebenfalls auf und unterstützt so die Arbeit von Nr. 1. Für den Einsatz müssen die Verdauungsorgane funktionstüchtig sein und es dürfen keine akuten Entzündungsprozesse oder rheumatischen Erkrankungen bestehen, dann 3x täglich 2 Tabletten lutschen.

Schüßlersalz Nr. 25 Aurum muriaticum natronatum D3: wirkt bei Verhärtungen in der Gebärmutter, bei Arteriosklerose und Bluthochdruck. Unterstützt die Arbeit von Nr. 1 durch 3x täglich 2 Tabletten.

Neidgefühle

Generell ist Neid ein ganz normales Gefühl, das aus dem Futterneid vor Jahrtausenden entspringt. Das Gefühl von Konkurrenz ist umso größer, je weniger eine Frau mit sich im Reinen ist. In den Wechseljahren lösen vor allem jüngere oder attraktivere Frauen Neid und Eifersucht aus. Neben einem passenden homöopathischen Mittel sollten Sie auf jeden Fall öfter lachen, wenn Sie dieses Symptom ereilt. Das verhindert einen bitteren Zug um den Mund und macht Sie auf jeden Fall schön!

Apis mellifica D12: Arbeitsame, fleißige Frau, die wenig von Innenschau hält. Das „fleißige Bienchen" neigt zur Hyperaktivität, Bedürfnis nach Kühlung.

Ignatia D12: Eifersucht vor allem in Beziehungen, stürmische Liebesbeziehungen, Gefühlsschwankungen. Essen lindert die Eifersucht.

Lachesis D12: extrem großes Misstrauen gegenüber dem Partner. Die Eifersucht wird offen und deutlich ausgedrückt. Sie kann so extrem werden, dass ein Verlangen zu Töten entsteht (Geschwister, die versuchen ein anderes zu töten). Morde aus Eifersucht weisen bei Frauen auf Lachesis hin (Männer brauchen ein anders Mittel). Die Betroffene ist eher rothaarig, auch hennarot gilt in diesem Fall oder ihr Haar hat einen Rotstich (rotblond oder rotbraun).

Nux vomica D12: die Rivalität und der Ehrgeiz zeigen sich im Arbeitsleben bei Beförderungen, Belobigungen, Anerkennung oder im Wettbewerb. Rivalinnen werden auch mit unfairen Mittel ausgestochen – Hauptsache man gewinnt und ist die Erste! Sie neigt zu einem ungesunden Lebenswandel mit viel Kaffee, Rauchen und Alkohol.

Platinum D12: gemäß ihrem Naturell ist die blonde Platinfrau vor allem auf jüngere oder attraktivere Frauen neidisch und scheut auch nicht vor aggressiven Mitteln zurück. Starkes Verlangen nach Sex, der die Eifersucht für einen Moment lindern kann.

Pulsatilla D12: Neid und Eifersucht, wenn andere im Mittelpunkt stehen und die Aufmerksamkeit abziehen. Greift zu Maßnahmen, die die Aufmerksamkeit wieder zu ihr zurück bringen, geeignet sind vor allem Schwäche, Hilfsbedürftigkeit, Krankheit.

Osteoporose

Osteoporose bedeutet eine Abnahme der Knochendichte, so dass die Knochen porös und brüchig werden. Etwa ein Drittel der Frauen ist gefährdet. Genaue Zahlen sind schwierig zu ermitteln, da Osteoporose als Schreckgespenst dient, um Hormonverschreibungen zu beschleunigen. Dabei haben manche Frauen aufgrund von Diäten, der Neigung zu Magersucht oder übertriebenem Sport oft gar nicht die ideale Knochendichte erreicht. Das heißt, es besteht schon von Grund auf ein Meßfehler, denn eigentlich bräuchte man den Vergleichswert als Dreißigjährige. Häufig wird schon präventiv zur Hormoneinnahme geraten, wobei Schüßlersalze genauso gute Dienste leisten können.

Osteoporose kann auch durch Übersäuerung des Körpers entstehen, da Kalk zur Neutralisierung der Säuren dient und der Knochen so entkalkt wird. Wärmende Ernährung ist immer eine sinnvolle Maßnahme. Vorbeugend sollten Sie mindestens eines der folgenden Mittel einnehmen. Bei bestehendem Befund wählen Sie eher zwei oder drei davon, je nachdem, welches zu Ihnen passt:

Schüßlersalz Nr. 1 Calcium fluoratum D12: tiefe Nasolabialfalte, tief eingegrabene Stirnfalten, Neigung zu Hautverhärtungen, Hornhaut. Schwangerschaftsstreifen. Bei bestehendem Befund müssen 30 Tabletten über den Tag verteilt gelutscht werden, mindestens 12 Monate lang.

Schüßlersalze Nr. 2 Calcium phosphoricum D6: DAS Knochenstärkungsmittel für normalgewichtige und auch schlanke, zierliche oder dünne Frauen. 3x 2 Tabletten täglich lutschen, 3 - 6 Monate.

Schüßlersalze Nr. 9 Natrium phosphoricum D6 **+ Nr. 10** Natrium sulfuricum D6: gegen Übersäuerung, „heiße 10" am Morgen, möglichst nüchtern, also vor dem ersten Kaffee und „heiße 9" am Abend nach dem Abendessen, schluckweise trinken. Mindestens 6 -12 Monate lang.

Schüßlersalz Nr. 11 Silicea D12: für Frauen, die Nr. 2 brauchen, v.a. wenn gleichzeitig Arthrose oder Knorpelabbau besteht. 30 Tabletten über den Tag verteilt lutschen, mindestens 6 - 12 Monate.

Hecla lava D4: ein homöopathisches Mittel aus Vulkangestein, das der Knochenstruktur ähnelt. Es stärkt sie und ist vor allem bei Entzündungsprozessen angezeigt.

Panikattacken

Panikattacken in den Wechseljahren sind nur die Spitze des Eisbergs. Sie sind die Folge einer langen Missachtung körperlicher Bedürfnisse nach Regeneration oder der Verdrängung alter Erlebnisse. Es gibt zwar sehr viele „Angstmittel" in der Homöopathie, aber andauernde starke Ängste, wenn sie auch noch mit asthmatischen Beschwerden einhergehen sind KEIN Fall für die Selbstbehandlung – es ist zu riskant! Setzen Sie im Notfall folgendes Mittel ein:

Acontium C30 oder C200: Akutmittel bei Panikattacken, wenn starke Unruhe oder Fluchtimpulse bestehen oder die Wahrnehmung beeinträchtigt ist. C30 kann bis zu 3x täglich eingenommen werden. C200 höchstens einmal am Tag, maximal 3 Tage lang.

Planlosigkeit

Bei manchen Frauen, die ihr Leben lang „geordnet" und „aufgeräumt" waren, tritt mit den Wechseljahren plötzlich eine Planlosigkeit an den Tag, die ungewöhnlich ist. Sie möchte z.B. eine Schublade aufräumen, geht für ein Glas Wasser in die Küche, weil sie durstig ist, beginnt dort etwas, um dann Stunden später zu bemerken, dass die Schublade immer noch offen steht und unaufgeräumt ist. Sie möchte eine Freundin besuchen, läuft an Geschäften vorbei, geht shoppen und bemerkt Stunden später, dass sie ihren Termin verbummelt hat. Es gibt ein wunderbares Mittel für diesen Zustand:

Cimicifuga D4: es ist ein gutes „Begleitmittel" für alle Typenmittel. Die Betroffene ist planlos, chaotisch, fahrig, unkonzentriert, vergesslich. Depressive Episoden ziehen wie eine dunkle Wolke auf. Überaktivität und beunruhigende Träume, Hitze ist unerträglich.

Perfektionismus

Perfektionismus ist das Bedürfnis nach Kontrolle, Ordnung, Sauberkeit und Sicherheit. Er ist immer eine Störung des Metallelements, daher kann er auch die Folge eines Traumas sein und den Charakter einer Zwangsstörung haben. Perfektionismus ist erstickend und lebensverachtend, stresst auch andere Menschen im Umfeld, verursacht viele Konflikte und ist daher behandlungsbedürftig.

Es gibt nur selten „ein bisschen perfektionistisch", meist handelt es sich um eine krankhafte Form mit der Folge der Erschöpfung oder Depression! Betrachten Sie die Typenmittel und welches für Sie in Frage kommt, fast immer sind es Aurum metallicum, Arsenicum album oder Kalium carbonicum.

Pilzinfektion

Auch Pilzinfektionen sind nicht typisch für Wechseljahre, eher typisch für ein Frauenleben. Allerdings ist die Anfälligkeit durch die Hormonveränderungen oft erhöht. Im Genitalbereich besteht ein Ausfluss mit Jucken. Darmpilzbefall geht mit extremem Heißhunger einher. Bei Hautpilzen bestehen flächenhafte Veränderungen der Haut, die manchmal jucken. Pilze wachsen in warmem, feuchtem Klima, daher sind alle Maßnahmen, die die betroffenen Bereiche „trocken" legen, sinnvoll.

Morgens warmen Apfelessig zu trinken hilft, da er das Feuerelement nährt. Ingwer, Knoblauch oder Meerrettich unterstützen den Prozess. Allen dreien wird eine antibakterielle und somit auch antimykotische Wirkung nachgesagt. Essen Sie regelmäßig kleine Mengen Joghurt, den sie mit Kardamom oder Zimt aufwerten.

Wenn die Pilzsymptomatik fortgeschritten oder der Heißhunger nicht in den Griff zu kriegen ist, erwägen Sie eine Bioresonanztherapie nach Dr. Rummel, die vor allem dann angestrebt werden sollte, wenn auch noch Nahrungsmittelunverträglichkeiten oder Allergien bestehen.

Schüßlersalz Nr. 8 Natrium chloratum D6: als „heiße 8" 2x täglich oder in Kombination mit Nr. 9 und Nr. 10 am Mittag/Nachmittag trinken, indem man 10 Tabletten warm auflöst und schluckweise trinkt. DAS Pilzmittel der Schüßlertherapie. Bringt Trockenheit und sollte bei allen Pilzerkrankungen zum Einsatz kommen.

Schüßlersalze Nr. 9 Natrium phosphoricum D6 **+ Nr. 10** Natrium sulfuricum D6 mit einem EL Apfelessig: „heiße 10" am Morgen, möglichst nüchtern, also vor dem ersten Kaffee und „heiße 9" am Abend nach dem Abendessen, schluckweise trinken. Mindestens 6 Wochen.

Grapefruitkernextrakt: stärkt das Feuerelement und ist daher trocknend, ohne Hitzewallungen zu verstärken (was Ingwer evtl. tut).

Digesto-Hevert®: die Milz ist aus Sicht der TCM zuständig für die Verarbeitung von Flüssigkeit. Sie wird durch dieses Mittel gestärkt, daher ist es eine wichtige Ergänzung bei Pilzinfektionen. Es kann mit Nr. 8, Nr. 9 und Nr. 10 kombiniert werden. 3x täglich 30 Tropfen einnehmen.

Bitte beachten Sie die Dosierungshinweise für C30-Potenzen! Im Akutfall höchstens 3 Tage hintereinander, bei andauernden Beschwerden höchstens 1x pro Woche, max. 6 Wochen lang.

Rheumatische Beschwerden

Rheumatische Erkrankungen sind weit verbreitet. Sie führen zu Entzündungen der Muskeln, Gelenke, Knochen und werden bei nass-kaltem Wetter zu einem extrem schmerzhaften Problem. Generell sind Frauen häufiger betroffen als Männer, vor allem, wenn sie sich kühlend ernähren. Der weibliche Körper kann die durch Nahrung zugeführte Kälte ab dem 40. Lebensjahr nicht mehr ausgleichen. Steifheit der Gelenke, vor allem morgens, Entzündungsreaktionen und Schmerzen sind allgemeine rheumatische Symptome. Müdigkeit, Erschöpfung und seelische Beschwerden folgen.

Die rheumatoide Arthritis betrifft als entzündliche Erkrankung der Hände fast ausschließlich Frauen mit zunehmendem Alter und beginnt nicht selten in den Wechseljahren. Sie ist meist die Folge eines Hyperaktivitätssyndroms und spricht eine deutliche Sprache, wenn die Betroffene irgendwann die Hände in den Schoss legen muss, weil jede Bewegung und später sogar Berührung schmerzt.Wie Sie aus der Fülle der Mittel sehen können, handelt es sich bei den rheumatischen Erkrankungen um ein vielschichtiges Problem, das allerdings gut auf die Behandlung mit Homöopathie und Schüßlersalzen reagiert! Nehmen Sie sich Zeit für die Analyse und kombinieren Sie 2-3 Mittel für 6 Wochen, wechseln Sie die Mittel nicht zu schnell. Beginnen Sie frühzeitig mit wärmender Ernährung[25], um vorzubeugen!

Apis mellifica D12: das „fleißige Bienchen", arbeitsame, fleißige Frauen, die wenig von Innenschau halten und zur Hyperaktivität neigen. Die betroffene Region ist heiß, entzündlich gerötet, Kälte lindert die Schmerzen.

Bryonia D12: Druck und Ruhigstellung lindert die Schmerzen. Die Betroffene braucht eigentlich eine Pause, arbeitet aber wie wahnsinnig, in der Hoffnung, endlich einmal fertig zu sein. Im späteren Stadium knotet sie die Hände, weil das die unerträglichen Schmerzen lindert, während die kleinste Bewegung weh tut. Sie wird zunehmend gereizt, beißt aber die Zähne zusammen.

Causticum D12: die rheumatische Erkrankung betrifft vor allem die Hände und geht mit Taubheit und Empfindungsverlust einher. Aber auch die Schultern sind betroffen, da das Elend der Welt darauf lastet. Wärme, vor allem Bettwärme, lindert, aber auch feuchtes, regnerisches Wetter tut ihr gut. Trotz ihrer Beschwerden ist sie noch im Tierschutz, Kinderschutz oder anderweitig sozial aktiv, aufgeben gibt es für sie nicht.

Chamomilla C30: die Schmerzen sind so groß, dass die Betroffene extrem gereizt ist und die Personen im Umfeld halten besser Abstand. Unter Umständen weint sie vor Zorn und Schmerz oder sie schreit andere deswegen an. Chamomilla ist kein Behandlungsmittel für das Rheuma, sondern „nur" ein Akutmittel gegen Schmerzen.

[25]Das Kältephänomen – Ursache für chronische Erkrankungen und Übergewicht", Karoline Dichtl, BoD 2020

Dia-Orthim®: ein Produkt, das wärmende Inhaltsstoffe enthält, nämlich Zimt, Ingwer, Curcuma und Bittermelone. Es hilft vor allem, wenn kalte Ernährung mit viel Rohkost, Salat und Südfrüchten die Ursache ist oder wenn man in nass-kalter Umgebung lebt. Lassen Sie sich nicht verwirren, weil Diabetes als Indikation in der Packungsbeilage steht und wenden Sie es trotzdem an. Vorsicht bei Entzündungsreaktionen! In diesem Fall muss es sofort abgesetzt werden! 2x täglich eine Kapsel zu den Mahlzeiten einnehmen, mindestens 3 Monate.

Fluoricum acidum D12: wenn die rheumatische Erkrankung als Folge von Amalgam(entfernung) entsteht. Schlechte Zähne, Neigung zu Zahnfisteln. Verlangen nach stark gewürzten Speisen und Wein. Juckende Hautareale am Körper, juckende Narben. Es empfiehlt sich die Kombination mit Nr. 9 und Nr. 10.

Hecla lava D4: ein homöopathisches Mittel aus Vulkangestein, das der Knochenstruktur ähnelt. Es hilft, wenn der Knochen durch Entzündungsprozesse angegriffen ist und sollte daher von Zeit zu Zeit eingesetzt werden.

Rhus toxicodendron D12/C30: die Betroffene ist ruhelos und ständig in Bewegung, denn wenn sie sitzt oder liegt, tauchen (extreme) Schmerzen auf. Steife Gelenke, steifer Rücken, verkürzte Sehnen. Wärme und Bewegung lindert. Mit fortschreitender Bewegung verschwindet der Schmerz, daher ist die Betroffene trotz Schmerzen gern rührig. Trocken-kaltes Wetter ist unangenehm, nass-kaltes Wetter ist die Hölle.

Schüßlersalze Nr. 2 Calcium phosphoricum D6: schlanke Menschen, die durch Stress (Erkrankung, Schmerz) abnehmen. Ausgeprägtes Bedürfnis nach Pausen, am Abend völlig energielos und erschöpft. 3x täglich 2 Tabletten lutschen, mindestens 3 Monate

Schüßlersalze Nr. 9 Natrium phosphoricum D6 **+ Nr. 10** Natrium sulfuricum D6 in Entzündungsphasen als „heiße Getränke", wenn gleichzeitig Übergewicht besteht: „heiße 10" am Morgen, möglichst nüchtern, also vor dem ersten Kaffee und „heiße 9" am Abend nach dem Abendessen, schluckweise trinken. Mindestens 3, eher 6 Monate.

Sulfuricum acidum D12: es muss alles in Eile getan werden, sie findet keine Ruhe. Saures Aufstoßen, Verlangen nach Alkohol, ärgerlich, ungeduldig, unwillig, Fragen zu beantworten. Die Betroffene verträgt weder übermäßige Hitze noch Kälte.

Reizblase

Die Reizblase hat ihre Ursache einerseits im „Yin"-Organismus der Frau, der eh leicht kühl ist und somit auf Kälteeinflüsse im Unterleib stark reagiert, andererseits in seelischer Anspannung. Bei seelischen Ursachen sollte ein Typenmittel angewendet werden.

Dulcamara D12/C30: die Ursache ist nasse Kälte, wie z.B. Regenwetter im Herbst/Winter oder nach dem Schwimmbadbesuch, aber auch sitzen auf kaltem Untergrund. Wärme bessert ebenso wie umhergehen.

Gelsemium D12/C30: Reizblase bei Aufregung, wie z.B. Lampenfieber, öffentlichen Auftritten oder vor Bewerbungsgesprächen. An die bevorstehende Situation zu denken verschlimmert, schon im Vorfeld hat sie ständig das Gefühl auf die Toilette gehen zu müssen („Konfirmandenblase").

Solidago D12: allgemeine Stärkung von Niere und Blase. Es sollte mindestens vier Wochen eingesetzt werden, wenn eine chronische Reizblase besteht.

Staphisagria D12/C30: „Honeymoon-Cystitis", die Blase reagiert empfindlich auf die Reibung beim (intensiven) Sex. Reizblase als Folge einer Kränkung. Rückzug lindert.

Schüßlersalz Nr. 1 Calcium fluoratum D12: wenn eine Blasen- oder Gebärmuttersenkung als organische Ursache zur Reizblase führt. Unbedingt Dosierung eingehalten. Beckenbodenübungen sind unerlässlich. 30 Tabletten über den Tag verteilt lutschen, mind. 12 Monate.

Reizmagen

Es ist ein Unwohlsein in der Magengegend oder auch Entzündungen und Schmerzen, für die es keine Erklärung gibt. Häufig ist kühlende oder kalte Ernährung schuld. Schon Hildegard von Bingen lehnte Rohkost und zu viel kaltes Esen ab. Sie sagt, dass die Wärmespeicher des Menschen dem Magen gar nicht so sehr zur Seite stehen können, wie es zur Aufwärmung nötig wäre, wenn rohe Kost verzehrt wird[26]. Daher ist wärmende Ernährung, bei der alle Speisen gekocht, gedünstet, gebraten oder gebacken werden, vorzuziehen und löst Magenprobleme im Handumdrehen. Wenn die Ursache im seelischen Bereich liegt, sollten die folgenden Mittel mit einem Typenmittel ergänzt werden:

Schüßlersalze Nr. 2 Calcium phosphoricum D6: Symptom bei sehr schlanken, dünnen, zierlichen Personen, die schnell auf Stress reagieren. 3x täglich 2 Tabletten lutschen, mindestens 6 - 12 Wochen.

Schüßlersalz Nr. 4 Kalium chloratum: DAS Hauptmittel für die Magenschleimhaut. Die Zunge ist weiß belegt. 3x täglich 2 Tabletten lutschen bis der Zungenbelag dauerhaft weg ist.

Schüßlersalze Nr. 9 Natrium phosphoricum D6 **+ Nr. 10** Natrium sulfuricum D6 wenn gleichzeitig Übergewicht besteht: „heiße 10" am Morgen, möglichst nüchtern, also vor dem ersten Kaffee und „heiße 9" am Abend nach dem Abendessen, schluckweise trinken. Mindestens 6 Wochen.

[26]Wighard Strehlow „Das Hildegard-Gesundheitsprogramm", Knaurverlag 2011

Reizdarm

Für den Reizdarm gilt dasselbe wie für den Reizmagen: meist ist die Ursache kühlende Ernährung mit viel Salat, Rohkost, rohen Früchten, Südfrüchten, Joghurt oder Fisch. Wenn der Magen es nicht mehr schafft die Speisen aufzuwärmen, wird die Kälte in den Darm weitergegeben und führt zu Durchfällen und Entzündungen. Häufig wird nach Nahrungsmittelunverträglichkeiten gesucht und fast immer etwas gefunden. Dabei wäre die wärmende Ernährung ein einfacher Schritt, der schnell eine Veränderung bringt.

Arsenicum album D12: Durchfall durch Salate, Rohkost, kühle Speisen, Südfrüchte, rohes Obst. Mag nur warmes Essen und Trinken, verträgt nichts Kaltes.

Schüßlersalze Nr. 2 Calcium phosphoricum D6: schlanke, schmale, zierliche, dünne Personen. Nahrungsmittelunverträglichkeiten und Nahrungsmittelallergien. Durchfall durch Salate, Rohkost, kühle Speisen, Südfrüchte, rohes Obst. 3x täglich 2 Tabletten bis zur Besserung.

Schüßlersalz Nr. 8 Natrium chloratum D6: als „heiße 8", indem man 10 Tabletten warm auflöst und bei wässrigen Durchfällen schluckweise trinkt. 2x täglich, nicht nach 17 Uhr und solange, bis das Symptom verschwunden ist.

Schüßlersalz Nr. 3 Ferrum phosphoricum D12: als „heiße 3" 10 Tabletten in warmem Wasser auflösen und morgens 1x warm trinken. Bei chronischer Entzündung ohne Ursache. Ergänzt häufig Nr. 2 sehr gut.

Schüßlersalz Nr. 5 Kalium phosphoricum D6: bei chronischer Entzündung und gleichzeitig Übergewicht. 2x täglich 2 Tabletten lutschen, morgens und mittags.

Ruhelosigkeit

Ruhelosigkeit ist ein häufiges Symptom bei Frauen und ist nicht selten gepaart mit einem großen Kontrollbedürfnis und absurderweise mit Müdigkeit und Erschöpfung, als ob es nicht erlaubt sei, einmal Ruhe zu geben. Schauen Sie daher die Mittel an, die bei den entsprechenden Beschwerden angegeben sind und fragen Sie sich, ob es wirklich nett ist, wenn Sie so eine Unruhe in ihrem Alltag, am Arbeitsplatz und in der Familie verbreiten.

Fragen Sie sich, warum Sie anderen ein schlechtes Gewissen machen wollen, denn das tun ruhelose, dauernd aktive Menschen unweigerlich. Wollen Sie geliebt werden oder Anerkennung bekommen? Dafür gibt es einfachere Wege! Sie wollen immer die Beste sein? Unterschätzen Sie nicht die Konkurrenz unter Eltern. Vor allem Mütter wollen oft besser sein, als der Vater. Sie werden getrieben von unbewussten Anteilen, die sie nicht bearbeiten wollen. Freundlicherweise sollten Sie diesen Zug wenigstens nicht zum Problem der anderen machen, was Sie mit Ihrer Unruhe automatisch tun! Ihre Mitmenschen werden es Ihnen danken, wenn Sie wenigstens zwischendurch zur Ruhe kommen und einfach gelegentlich eine Tasse Tee miteinander oder für sich allein trinken. Bringen Sie Ihren Körper wieder bei, wie wichtig Pausen und Erholung sind – er hat es vergessen, weil Sie ihn immer aufscheuchen!

Rosacea

Rosacea ist aus Sicht der chinesischen Medizin dasselbe Krankheitsbild wie Couperose. Die Ursache ist ein Kältephänomen, das meist durch „kalte Ernährung" entsteht, daher sind Frauen auch häufiger betroffen als Männer. Wärmende Ernährung[27] wäre der wichtigste Behandlungsschritt. Das Symptom ist, wenn es mit Übergewicht einhergeht, ein Vorzeichen für extreme Hitzewallungen! Werden Sie hellhörig, wenn Ihnen jemand erklären möchte, dass die Krankheit genetisch bedingt und somit unheilbar ist und fragen Sie sich, für wen es Vorteile bringt, wenn Sie das glauben!

Schüßlersalz Nr. 4 Kalium chloratum: DAS Hauptmittel gegen Rosazea. 3x täglich 2 Tabletten lutschen, mindestens 6 – 12 Monate bzw. 2 Winter lang.

Schüßlersalze Nr. 2 Calcium phosphoricum D6: in Kombination mit Nr. 4, wenn Sie sehr schlank, zierlich oder dünn sind. 3x täglich 2 Tabletten lutschen, mindestens 3 Monate.

Schüßlersalze Nr. 9 Natrium phosphoricum D6 **+ Nr. 10** Natrium sulfuricum D6 in Entzündungsphasen, wenn Übergewicht besteht: „heiße 10" am Morgen, möglichst nüchtern, also vor dem ersten Kaffee und „heiße 9" am Abend nach dem Abendessen, schluckweise trinken plus wärmende Ernährung für einige Monate.

Schilddrüsenfunktionsstörungen

Sie können eine Ursache für Gewichtsschwankungen und Übergewicht sein, daher sollten Sie auf jeden Fall ab den Wechseljahren regelmäßig, z.B. alle ein bis zwei Jahre Ihre Laborwerte überprüfen lassen und den Arzt bitten, auch die Schilddrüsenwerte zu kontrollieren, sofern Ihr Gewicht instabil ist.

Die Ursache ist häufig ein „Kältephänomen" mit den Kennzeichen weißer Zungenbelag, livide Zunge, violette Hautverfärbungen im Gesicht oder einem weißen, kreisrunden Fleck im Bereich der Kehle. Dies gilt vor allem für das sogenannte Hashimoto-Syndrom,

[27]Siehe dazu „Das Kältephänomen – Ursache für chronische Erkrankungen und Übergewicht", Karoline Dichtl, BoD 2020

dessen Ursache meist eine kühle oder kalte Ernährung ist. Die sogenannte Autoimmunerkrankung wurde in Japan zum ersten Mal beschrieben, wo extrem viel Fisch (kalt/kühlend) gegessen wird! Es beginnt mit Symptomen einer Überfunktion, da der Körper versucht durch übermassige Hitze der Kälte Herr zu werden. Man wird nervös, unruhig, schwitzt, schläft nicht mehr gut, wird reizbar. Meistens kann man viel essen, ohne zuzunehmen. Dann entwickelt sich aber eine Unterfunktion der Schilddrüse mit Müdigkeit, Kältegefühl, Wassereinlagerungen und Antriebslosigkeit und entspricht damit genau dem Verlauf eines zunehmenden „Kältephänomens"! Wärmende Ernährung ist ideal für die Regeneration, Sie sollten in diesem Fall jedoch viel Geduld haben. Schüßlersalze unterstützen den Prozess, wobei Jodhaltige Schüßlersalze nie ohne ärztliche oder heilpraktische Verordnung eingenommen werden dürfen:

Schüßlersalze Nr. 2 Calcium phosphoricum D6: abgrundtiefe Erschöpfung bei schlanken Menschen, die durch Stress abnehmen. Braucht oft eine Pause, am Abend völlig energielos und tief erschöpft. 3x täglich 2 Tabletten lutschen, mindestens 3 bis 6 Monate.

Schüßlersalz Nr. 4 Kalium chloratum: wenn das Kältephänomen die Ursache ist. 3x täglich 2 Tabletten lutschen, mindestens 12 Monate.

Schüßlersalz Nr. 5 Kalium phosphoricum D6: tiefe Erschöpfung, vor allem durch eine gehetzte Lebensweise. Neigung zu Übergewicht. Ständiges Essen, um Energie zuzuführen. 2x täglich 2 Tabletten lutschen, morgens und mittags für 6 - 12 Wochen.

Schlafstörungen

Schlafstörungen sind ein übles Problem in den Wechseljahren, da der Ruhe- und Erholungsbedarf eh schon erhöht ist. Finden Sie heraus, wie hoch Ihr Schlafbedarf ist. Mit wie viel Stunden Schlaf fühlen Sie sich wohl und leistungsfähig? Meist sind es 6, 7 oder 8 Stunden Schlaf. Wenn dann pro Nacht ein, zwei oder mehr Stunden fehlen, wird schnell klar, warum Schlafstörungen so vielfältige Auswirkungen haben.

Wichtig ist die Unterscheidung von Einschlafstörungen und Durchschlafstörungen. Das erste bedeutet, dass man mehr als eine halbe Stunde braucht, um einzuschlafen. Im zweiten Fall liegt man nachts lange wach, bevor man wieder einschläft. Wenn es sich um Stunden handelt, zermürbt es.

Als drittes gibt es noch das frühe Erwachen, das auch zu einem dramatischen Schlafmangel führt, wenn man ab halb vier oder vier Uhr wach liegt und gar nicht mehr einschlafen kann. Wenn Sie dieses Symptom ereilt, probieren Sie einmal etwas Neues aus: wenn Sie regelmäßig gegen 4 Uhr aufwachen, dann gehen Sie eine Zeit lang um 20:00 oder spätestens um 20:30 Uhr ins Bett!

Die Nacht ist die Zeit der Stille und so, wie man vieles hört, was man tagsüber gar nicht wahrnimmt, z.B. tickende Uhren oder Geräusche aus einer anderen Wohnung, so melden sich in der Nacht auch all die Gedanken, die wir am Tag beiseiteschieben. Wenn wir uns ihnen bewusst zuwenden, können sie sich auflösen, denn sie möchten gesehen und anerkannt werden, wie jeder Mensch! Die frühen Morgenstunden können Sie dann zur Mediation, zum Lesen oder als Zeit für sich selbst nutzen und schauen, wie der Tag erwacht – so wie Ihr neues Leben beginnt, wenn Sie die Wechseljahre als Wandeljahre betrachten. Sie können die Zeit auch nutzen, um etwas „weg zu schaffen", aber nur, wenn Sie wirklich diszipliniert um acht im Bett sind, um zu schlafen! Probieren Sie es für wenigstens 4 Wochen aus. Durch das frühe zu Bett gehen, kommen Sie wieder auf „Ihre" Stunden, Sie fühlen sich erholt und ausgeschlafen. Ihr Geist regeneriert sich, um Dinge neu zu betrachten.

Auch wenn Sie den Rhythmus dann wieder verändern, werden sich auf jeden Fall Ihre Gedanken gewandelt haben! Wenn Sie sich erlauben, die nächtliche Ruhestörung anders zu betrachten, werden Sie am nächsten Tag nicht vollkommen erledigt und genervt in die Arbeit kommen, sondern stiller, nachdenklicher. Wäre es nicht schön, den Kolleginnen oder der Chefin auch einmal diese Seite zu zeigen?

Falls Sie sich morgens sehr erschlagen und ausgelaugt fühlen, gibt es auch die Möglichkeit, Ihre Arbeitszeit zu verändern. Sehr viele Arbeitgeber haben nachmittags Personalnot, da Mütter meist nur morgens arbeiten können. Nutzen Sie die Chance, sich mitzuteilen! Alles ist denkbar, wenn Sie es denken können. Wenn Sie sich erlauben, Rücksicht auf sich zu nehmen, wird Ihr Chef von Ihrer Leistungsfähigkeit begeistert sein! Die Typenmittel unterstützen den Prozess, denn seelische Knoten wirken sich fast immer auf den Schlaf aus. Wählen Sie aus den folgenden Mitteln das für Sie passende aus:

Schüßlersalze Nr. 7 Magnesium phosphoricum D6: als "heiße 7", indem man 10 Tabletten warm auflöst und schluckweise trinkt. Hilft gegen Einschlafstörungen und bei einem stressigen Alltag und hoher Anspannung. Man kann im Abstand von 1 - 2 Stunden 2x „heiße 7" am Abend trinken.

Chamomilla C30: man geht müde ins Bett und ist „blitzwach" sobald der Kopf das Kissen berührt. Wenn man dann aufsteht, weil an Schlaf nicht zu denken ist, ist man plötzlich wieder todmüde. Dieser Wechsel führt zu Gereiztheit und je länger der Zustand dauert, desto größer wird sie im Laufe der Nacht, vor allem, wenn ein Glockenturm viertelstündlich mitteilt, dass man immer noch nicht schläft. Gegen Morgen kann man endlich einschlafen. Abends je 5 Globuli lutschen für 3 - 5 Tage.

Arsenicum album D12: sie schläft einigermaßen gut ein, wacht nach Mitternacht auf und liegt unter Umständen bis zum frühen Morgen wach, bevor sie wieder einschläft. In der Nacht ist viel Zeit zu grübeln und sich Sorgen zu machen. Große Erschöpfung.

Schüßlersalze Nr. 9 Natrium phosphoricum D6 **+ Nr. 10** Natrium sulfuricum D6: aufwachen zwischen 1 und 3 Uhr in der Nacht. Es ist die Leberzeit und daher ein Hinweis auf Übersäuerung, „heiße 10" am Morgen, möglichst nüchtern und „heiße 9" am Abend nach dem Abendessen, schluckweise trinken, mindestens 3 Monate.

Schüßlersalz Nr. 8 Natrium chloratum D6: frühes Erwachen ab halb vier, vier Uhr, um dann nicht mehr einschlafen zu können. Die „heiße 8" (10 Tabletten warm auflösen) wird trotzdem tagsüber getrunken, je nach Ausprägung des Symptoms 1 - 2x täglich.

Aconitum C30/C200: unruhiger Schlaf nach Schock, Schreck, Unfall oder Trauma mit Alpträumen. Am Abend 1x 5 Globuli für maximal für 3 Tage einnehmen.

Coffea D12/C30: eine „freudige Erregung" hält vom Schlafen ab, die ganze Nacht ist sie wach und aktiv. Ruhelos, schmerzempfindlich, heißhungrig. C30 maximal 3 Tage, D12 für 4 Wochen, jeweils 5 Globuli am Abend.

Kalium carbonicum D12: sie kann einfach nicht loslassen, wacht zwischen 2 und 4 Uhr auf und liegt stundenlang wach, um sich Sorgen zu machen oder zu grübeln. Es fällt schwer, die Kontrolle abzugeben. Schlaf ist Kontrollverlust.

Staphisagria D12: der Schlaf ist nicht erholsam, unruhiger Schlaf, häufiges Aufwachen. Die Ursache ist eine Kränkung, Mobbing oder alte Erinnerungen, die die Seele plagen. Nachts fällt einer endlich ein, was sie alles sagen und wie sie sich wehren könnte oder sie verarbeitet die Geschehnisse im Traum.

Schüßlersalze Nr. 2 Calcium phosphoricum D6: Der Schlaf an sich ist gut, aber er reicht nie aus, auch wenn sie früh ins Bett geht. Reißt sich zusammen, um leistungsfähig zu bleiben. Braucht tagsüber viele Pausen, geht sofort ins Bett, wenn sie heimkommt oder schläft auf dem Sofa ein.

Aurum metallicum D12: Schlaf ist eigentlich ein geliebter Rückzug von der Welt, aber er ist nicht gut. Stöhnen im Schlaf, schwere Träume bei einem schwermütigen Menschen.

Lilium tigrinum D12: Unfähigkeit zu schlafen, wegen eines wilden Gefühls im Kopf.

Bitte beachten Sie die Dosierungshinweise für C30-Potenzen! Im Akutfall höchstens 3 Tage hintereinander, bei andauernden Beschwerden höchstens 1x pro Woche, max. 6 Wochen lang.

Schwerhörigkeit

Schwerhörigkeit ist ein Symptom, das mit zunehmendem Alter verstärkt auftritt. Durch die immer kleiner werdenden Hörgeräte lässt es sich gut verheimlichen. Das Problem ist dabei, dass Geräusche nicht mehr gefiltert werden, da das Gehirn fähig ist bei Stress und Lärm „auf Durchzug" zu schalten. Hörgeräte können das nicht und belasten ein empfindsames Gemüt. Homöopathische Mittel können ein eingeschränktes Hörvermögen positiv beeinflussen, aber nicht vollständig wieder herstellen. Meist hängt die Schwerhörigkeit mit seelischen Mustern zusammen, nicht selten geht ein Tinnitus voraus:

Schüßlersalze Nr. 2 Calcium phosphoricum D6: schlanke, zierliche oder dünne Menschen, die schnell müde und erschöpft sind. Aus Sicht der TCM ist Schwerhörigkeit ein Zeichen für Nierenschwäche, die mit diesem Mittel behandelt wird. 3x täglich 2 Tabletten lutschen, mindestens 6 - 12 Monate.

Aurum D12: es ist mehr als nahe liegend, dass die Aurumfrau taub wird. Sie ist in ihrer Schwere und ihren Abgründen gefangen, genau wie Beethoven, der deshalb taub wurde. Sie kommt nicht mehr aus sich heraus und lässt auch nichts mehr hinein.

Calcium carbonicum D12 oder **Schüßlersalz Nr. 22**: die Trägheit des ganzen Wesens dehnt sich auf die Ohren aus. Sie hört nicht mehr gern zu, bleibt lieber für sich und möchte nicht mehr so viel Kontakt mit der Welt, vor allem, wenn die ihr „gegen den Strich" geht. Häufig hört sie ein Knacken im Ohr und bei den Untersuchungen wird nicht selten eine Anomalie festgestellt, die vermeintlich alles erklärt.

Graphites D12: auch die Graphitesfrau verschließt mit zunehmendem Alter gern die Ohren, vor allem, wenn das Umfeld nicht aufhört, ihre Lebensführung zu kritisieren. Auch sie hat das Knacken in den Ohren. Interessanterweise hört sie bei Lärm besser – da redet ihr auch kaum jemand ins Gewissen.

Phoshor D12: wir sehen eine blonde, sympathische Person, die „everybody's Darling" ist. Es gibt niemand, der sie nicht mag. Sie hat schon immer überempfindsame Sinnesorgane und mit zunehmendem Alter verschließt sie die Ohren komplett, wenn ihre Umwelt oder das familiäre Umfeld sehr laut sind. Sie hört den Widerhall von Geräuschen oder ihrer Stimme. Die Schwerhörigkeit trägt sie mit Gelassenheit, sie ist froh über die Ruhe.

Pulsatilla D12: es fühlt sich an, als ob die Ohren verstopft wären, manchmal treten dicke, milde Absonderungen auf oder Ohrenschmerzen, die der Schwerhörigkeit vorausgehen. Das Hören ist in stickigen Räumen schwieriger als an der frischen Luft.

Silicea D12: Gehörverlust nach entzündlichen oder eitrigen Ohrerkrankungen.

Sexualität

Wie wir bereits bei den Beschreibungen der homöopathischen Typenmittel gesehen haben, ist der sexuelle Appetit bei Frauen sehr verschieden. Alle Extreme von Asexualität bis zu süchtigem Sexverhalten sind Abweichungen, die je nach Lebenssituation behandlungswürdig sind. Wenn Sie alleine leben, ist Asexualität kein Problem, wenn Sie sie von ihrem Partner fordern, sind Konflikte sehr wahrscheinlich.

Wenn Sie sexuell hyperaktiv sind, wird das ebenfalls Auswirkungen auf Ihre Beziehung haben, wenn Sie Single sind, stehen eher Folgen wie Pilzinfektionen, genitaler Herpes oder andere Infektionen und seelische Beschwerden im Vordergrund. Mein Credo ist ein Rat, der Martin Luther in den Mund gelegt wird: „Zweimal die Woche macht im Jahr ‚104' – das schadet weder ihm, noch ihr."

Sexualität umfasst dabei nicht nur die Penetration, sondern auch das oft in Vergessenheit geratene Petting oder andere sexuelle Aktivitäten, wie z.B. das gegenseitige Zuschauen bei der Selbstbefriedigung. Damit geben Sie Ihrem Partner eine gute Anleitung, wie Sie selbst gern berührt werden möchten oder was Sie mögen. Die sexuelle Aktivität soll mit zunehmendem Alter abnehmen – ob das so ist, kann ich Ihnen nicht sagen. Ich glaube, die Qualität der Intimität und Innigkeit verändert sich.

Falls Sie ein Mann sind und dieses Buch lesen, möchte ich Ihnen einen Rat geben, wenn Ihnen Sexualität wichtig ist: Männer finden durch Sex leicht Entspannung, während die meisten Frauen Entspannung brauchen, um Lust zu entwickeln. Berühren Sie daher Ihre Frau oder die Frau Ihres Herzens so oft wie möglich ohne sexuelles Interesse! Wenn die Berührung immer nur das „opening" für mehr ist, wird Ihre Liebste schnell das Interesse an Annäherungen verlieren. Wenn Ihre Frau Berührungen mag, dann massieren Sie Ihr öfter die Füße und den Nacken, aber nicht immer dieselbe Stelle. Variieren Sie. Bemühen Sie sich um sie. Werben Sie, wie Sie es früher auch schon einmal getan haben und sie wird in Ihren Händen dahin schmelzen. Gönnen Sie ihr so oft wie möglich eine Massage (Füße, Nacken, ganzer Körper), ohne dass Sex daraus entsteht. Lassen Sie sie ruhig mal „im Regen stehen" und sie werden merken, dass Ihre Frau immer wieder von sich aus die Initiative ergreift!

Und noch ein kleiner Tipp für Paare aus meinem Praxisalltag: abends sind fast alle Menschen zu müde für Sex. Nach einem vollgefüllten Tag und der Fürsorge für die Kinder bleibt wenig Energie für derlei Aktivitäten. Man ist froh, wenn man den Tag geschafft hat und fühlt sich meistens auch so. Wie sollen da noch sexuelle Wünsche aufkommen? Probieren Sie doch einmal aus, wie es sich anfühlt, wenn Sie frühmorgens sexuell aktiv sind. „Zwingen" Sie sich in den Morgenstunden einige Male dazu, es auszuprobieren und sich wenigstens zu küssen, zu kuscheln oder auch mehr, wenn nur einigermaßen die

Bedingungen dafür vorhanden sind und lassen Sie sich überraschen. Manchmal kommt der Appetit beim Essen. Eine gute Zeit ist zwischen 4 und 5 Uhr, aber Sie sollten nicht den Wecker dafür stellen. Bitten Sie Ihre Frau, Sie zu wecken, wenn sie wegen ihrer wechseljahresbedingten Schlafstörungen sowieso wieder einmal wach liegt.

Wenn es beruflich möglich ist, eine gemeinsame Mittagspause für einen Quickie zu nutzen - tun Sie es und erleben Sie, wie befreiend es ist, das Thema Beziehung und Sexualität nicht immer mit Erwartungen und Perfektion zu überfrachten. Trauen Sie sich vor allem als Frau auch wieder einmal „schmutzigen" Sex zu haben, indem Sie sich nicht immer vorher waschen und perfekt rasieren. Ein Quickie ist eine gute Gelegenheit dafür! Sie müssen Ihre Befürchtungen, nicht gut genug zu riechen, nur kurz aushalten und die Heftigkeit des Geschehens lässt es Sie vielleicht schneller vergessen, als Sie denken. Bringen Sie Ihrem Mann bei, was Sie zur (schnellen) Entspannung brauchen, was Sie anmacht und lassen Sie ihn wissen, dass er variieren soll, weil sie kein Automat sind. Männer sind (leider) manchmal extrem ökonomisch. Sprechen Sie mit Ihrem Mann bei einem schönen Abendessen oder in einem Café außer Haus über das, was Sie gerne beim Sex mögen und sagen Sie es ihm NICHT im Bett oder mittendrin - er wird sich nur verspannen, um es Ihnen Recht zu machen und sie bekommen Stress miteinander.

Gestalten Sie Ihre sexuelle Beziehung mit, indem Sie Ihren Mann an Ihren intimsten Gedanken teilhaben lassen. Nicht selten fühlen sich Frauen zu dick oder unattraktiv, während sie für den Mann die Göttin sind! Bitten Sie ihn, dass er ihnen Komplimente macht oder sagt, was er an Ihnen attraktiv findet und vor allem: glauben Sie es ihm! Ihre innere Richterin hat bestimmt ein stattliches Format - machen Sie sie nicht zum Problem Ihres Mannes, es ist IHRES!

Meine Erfahrung mit zahlreichen Patientinnen ist, dass sie ihr Sexualleben selten aktiv mitgestalten und gut darin sind, Ausreden zu erfinden, warum es gerade nicht geht. Männer haben als „Yang-Wesen" durch das Testosteron grundsätzlich einen größeren Bedarf an Sexualität als viele Frauen, aber: sie sind auch bereit sich an die Bedürfnisse ihrer Frau anzupassen - wenn sie denn reden würde. Wenn Sie nun in den Wechseljahren Ihren Mann zur seelischen Mülltonne für Ihre minütlich wechselnden Beschwerden machen, wird er wenig Lust darauf haben, sich zur Verfügung zu stellen, wenn Sie keine Lust haben, seinen Bedürfnissen entgegenzukommen, denn: „eine Hand wäscht die andere".

Das bedeutet nicht, dass Sie sich zu Sex zwingen sollen, sondern, dass Sie versuchen MIT Ihrem Partner eine Lösung für die unterschiedlichen Bedürfnisse zu finden. Wenn Sie sehr kontrolliert sind, überprüfen Sie alte (religiöse) Glaubenssätze, lassen Sie Ihre Eltern aus dem Bett und lesen Sie das Buch „Zu sechst im Bett" von Nancy Cocola.

Wenn Sie tatsächlich keinen Sex mehr mit Ihrem Mann wollen, aber gerne noch ein Paar sind, dann überlegen Sie ein stimmiges Arrangement, so dass auch er auf seine Kosten kommt. Er wird Sie für diese Freiheit noch mehr lieben, weil er Sie nicht anlügen und betrügen muss.

Meiner Erfahrung nach ist der Betrug das wirklich verletzende, nicht die sexuelle Handlung an sich. Denken Sie an das „klären und sichten“ und prüfen Sie, ob das für Sie umgekehrt nicht auch gelten würde! Außerdem haben fast alle Königinnen ihren Männer Mätressen erlaubt. Das ist ein altes und immer wieder praktikables Konstrukt.

Stimmungsschwankungen

Stimmungsschwankungen sind durch den weiblichen Hormonzyklus wie bereits beschrieben völlig normal. Zur Zeit des Eisprungs ist die fruchtbare Frau offen für Begegnungen und wenn die Blutung naht, ist sie traurig, unglücklich, gereizt oder zurückgezogen.

Kurz vor der Menstruation zwingt uns der erhöhte Östrogenspiegel in die Knie und löst unterschiedliche Gefühle aus. Die zentrale Frage ist, wie Sie damit umgehen. Zyklus bedeutet in erster Linie „regelmäßige Wiederkehr“, daher ist es gut, seinen persönlichen Rhythmus zu kennen. Das gilt für Ihren ganzen Körper, Ihre Seele und Ihren Geist – nicht nur für den monatlichen Zyklus.

Wenn Sie Ihre Bedürfnisse kennen, ist es leichter, in Ihrer Mitte zu bleiben. Sie sollten den Alltag so gestalten, dass er zu dem passt was Sie brauchen, nicht umgekehrt. Um die inneren Abläufe leichter beobachten zu können, ist es sinnvoll wenigstens 6 Monate lang Kalender zu führen, indem Sie kurze Bemerkungen über Ihr Wohlbefinden notieren. Sie werden feststellen, wie Ihre Emotionen von hormonellen Schwankungen abhängen und wann Sie Ruhe, Rückzug oder Abwechslung brauchen.

Wenn Sie das noch nie gemacht haben, tun Sie es unbedingt jetzt, wenn Sie noch bluten. Wenn Sie Ihren Rhythmus kennen, hilft Ihnen das über die Wechseljahre hinweg, da die Stimmungsschwankungen nicht aus heiterem Himmel kommen, sondern immer noch in Abhängigkeit zur hormonellen Situation stehen, auch wenn es keine Blutung mehr gibt. Wenn Sie Weisheit für Ihren Rhythmus entwickeln, wird Ihr Umfeld Sie dafür lieben. Sie können damit sich selbst und andere gut führen.

Wenn Ihnen Ihre Stimmungsschwankungen immer noch unangemessen erscheinen und Ihre „Hochs“ und „Tiefs“ zu extrem sind, lesen Sie die Beschreibungen der homöopathischen Typenmittel und arbeiten Sie damit für einige Zeit. Häufig braucht es mehrere (nacheinander), um ins Lot zu kommen.

Schluckbeschwerden

Schluckbeschwerden sind ein Symptom, das häufig in der Lebensmitte auftaucht und sich in den Wechseljahren verstärkt. Meist wird die Schilddrüse untersucht, oft ohne Befund. Bevor Sie weitere Ärzte aufsuchen, probieren Sie das folgende Mittel aus, denn meist handelt es sich wirklich um einen „Kloß im Hals“, nämlich ungeweinte Tränen.

Ignatia D12: irgendwann hat Kummer die Seele beschwert, der sich aus irgendeinem Grund nicht auflösen konnte. Immer wieder taucht er auf und führt zu Stimmungsschwankungen. Trotz der Blockade beim Schlucken ist Essen überhaupt kein Problem – typisch Ignatia!

Schwitzen

Das Schwitzen offenbart, was viele Frauen hinter einer perfekten Fassade zu verbergen suchen – ihre Gedanken! Häufig ist das Schwitzen mit Scham besetzt und wird als Schwäche oder als peinlich empfunden. Dabei sind die negativen Gedanken viel belastender als das Symptom an sich. Im Gehirn finden Verknüpfungen statt, die schnell zu breiten (6spurigen!) Autobahnen werden. Auf diesen galoppiert man dann ein Leben lang dahin.

Eine Verknüpfung ist z.B. „wenn man schwitzt, hat man Stress“ oder „wenn ich schwitze habe ich mich angestrengt“ oder auch Schweiß = unangenehm riechen. Der Geruch entsteht aber meist nur durch den Abbauprozess, wenn Sie schon verschwitzte Kleidung erneut tragen. Versuchen Sie herauszufinden, was Sie denken, wenn jemand sieht, dass Sie schwitzen. Bemühen Sie sich, es zu verbergen? Würden Sie gern davonlaufen? Welches Gefühl zeigt sich? Arbeiten Sie damit!

Humor würde die Situation auf jeden Fall erleichtern: „Sie bringen mich ja richtig ins Schwitzen“ lässt Ihren Chef lachen, selbst wenn er es gar nicht war oder vielleicht gerade dann! Ein „Hören Sie doch endlich auf, mich ins Schwitzen zu bringen“ bringt alle in einer Teamsitzung zum Lachen, wenn SIE das Schwitzen nicht mit Scham und eingeschränkter Leistungsfähigkeit verbinden. Wie wäre es, wenn Sie „über-flüssig“ sind? Ein großartiges Gefühl von Freiheit! Häufig entsteht die Erschöpfung, die dem Schwitzen folgt, nicht aus dem Körper, sondern durch negative Gedanken und Widerstand gegen das, was ist.

Arbeiten Sie auf jeden Fall auch daran und lassen Sie sich von den Schüßlersalzen und homöopathischen Mittel wirkungsvoll unterstützen. Die ersten beiden sollten Sie auf jeden Fall nehmen, wenn das Schwitzen ausgeprägt ist:

Acidum phosphoricum D12: starke Schweißausbrüche, gefolgt von großer Müdigkeit oder Schwäche. Die Frau fühlt sich nach einem Schweißausbruch völlig „fertig“. Das Mittel hilft bei der Reduktion der Schweißmenge sehr gut.

Schüßlersalz Nr. 8 Natrium chloratum D6: als „heiße 8", indem man 10 Tabletten warm auflöst und schluckweise trinkt. An einer Stelle des Körpers ist ein „Zuviel" an Flüssigkeit (Schweiß), an anderer Stelle ein „zu wenig", meist ist es die Haut- oder Scheidentrockenheit. Schüßler beschrieb die geniale Fähigkeit von Nr. 8 diese Verteilungsstörung auszugleichen. Je nach Stärke der Schweißausbrüche 1 - 2x täglich warm trinken, nicht nach 16 Uhr.

Bryonia D12: sie erlebt schwitzen als erleichternd, steht viel unter Strom, macht sich selbst Leistungsdruck und sehnt sich nach Ruhe.

Calcium carbonicum D12/Schüßlersalz Nr. 22: Schwitzen nur im Kopf- und Nackenbereich, die Haare sind ganz nass. Zugempfindlichkeit und Schwitzen bei der kleinsten Anstrengung. Nachts ist das Kissen völlig durchnässt, muss den Bezug wechseln.

Carbo vegetabilis D12: der Schweißausbruch führt zu starkem Kältegefühl. Braucht viel frische Luft. Verlangen, sich frische Luft zuzufächeln. Häufiges Aufstoßen.

Chamomilla C30: Schwitzen am bekleideten Körper und der behaarten Kopfhaut, nicht aber an entblößten Körperstellen oder dem Gesicht. Gereizt, ungehalten, zornig.

Ignatia D12: Schwitzen nur im Gesicht, Schweißausbruch beginnt auf der Oberlippe.

Jaborandi D12: Schwitzen am ganzen Körper mit extremem Speichelfluss, tagsüber.

Mercurius D12: maßloses Schwitzen in der Nacht, gleichzeitig starker Speichelfluss. Bedürfnis, sich mit kaltem Wasser zu waschen. Großer Durst, starke Erschöpfung.

Nitricum acidum D12: alle Ausscheidungen riechen stark, auch der Schweiß. Morgens ist sie so gereizt, dass die Familie ihr aus dem Weg geht. Große Angst vor tödlichen Krankheiten, wie Krebs oder Aids.

Pulsatilla D12: einseitiges Schwitzen, Zimmerwärme oder ein stickiger Raum ist unerträglich. Dass sie schwitzt bleibt niemandem verborgen, weil sie es alle wissen lässt.

Schüßlersalz Nr. 11 Silicea D12: (riechende) Schweißfüße und schwitzige, manchmal fast nasse Hände. Es muss über mehrere Monate eingenommen werden.

Sulfuricum acidum D12: Schweißausbruch durch warme Speisen, ist immer in Eile.

Thuja D12: der Schweiß fühlt sich fettig an, riecht süßlich und das Gefühl unattraktiv oder wertlos zu sein ist ausgeprägt. Schwitzt vor allem an unbekleideten Körperstellen.

Veratrum album D12: reichlich kalter Schweiß, vor allem auf der Stirn. Verlangen nach Saurem, Zitrone, Salz. Bläuliche Hautverfärbung, Kältegefühl im ganzen Körper.

Trägheit

Trägheit kann in erster Linie ein Symptom von Erschöpfung sein. Wenn Sie in den letzten Jahren viel oder zu viel von sich gefordert und dabei regenerative Pausen vergessen haben, entsteht unweigerlich Trägheit, um den Körper zu schützen.

Gleich an zweiter Stelle werden die Wechseljahre oder das Alter dafür verantwortlich gemacht. Meist ist sie aber einer wachsenden Bequemlichkeit, einer ungesunden Ernährung oder einer vorwiegend sitzenden Tätigkeit geschuldet. Essen ist an irgendeinem Punkt Ihres Lebens zu einer Dauerveranstaltung geworden, meist sollen die vielen Kalorien über das Gefühl des Mangels oder der Einsamkeit hinweghelfen. Nicht selten entspricht das übermäßige Essen und die Trägheit der inneren Gleichgültigkeit sich selbst gegenüber verbunden mit der Frustration, keine Beziehung zu haben oder dem Gefühl, nicht geliebt zu werden.

Trägheit ist ein extremes Gewohnheitsmuster, das sich vor allem in unserem Kopf abspielt. Achten Sie einmal auf Ihre Gedanken, mit denen Sie leidvolle Wirklichkeit schaffen. Vielleicht gehören Sie auch zu den Menschen, die sich gebetsmühlenartig vorbeten, dass sie sich mehr bewegen sollten, es aber nicht tun? Quälen Sie sich täglich mit Gedanken, dass Sie mehr Sport machen sollten, um abends unverrichteter Dinge ins Bett zu gehen? Oder Sie quälen sich tatsächlich mit lustlosem Sport?

Prof. Dr. Gerald Hüther hat festgestellt, dass dieser keinerlei positive Auswirkungen hat, daher können Sie ihn auch lassen. Um die Gleichgültigkeit sich selbst gegenüber zu überwinden, wäre es gut zu wissen, welche Gedanken Sie leiten. Wenn Sie feststellen, dass Ihnen die Trägheit lieb ist, weil sie Gefühle der Gleichgültigkeit verkörpert, dann kultivieren Sie sie solange, bis Sie „satt" sind. Aber hören Sie bitte anderer und jüngerer Frauen zu Liebe auf, über das „Grauen" der Wechseljahre zu sprechen! Es ist in Ordnung im Alter träger zu werden, aber es ist nicht in Ordnung, den Wechseljahren die Schuld dafür zu geben und damit anderen Frauen oder unseren Töchtern Angst davor zu machen!

Hören Sie daher auf, sich gedanklich zu quälen und überlegen Sie lieber, welche Bewegung Ihnen wirklich Freude machen würde und bewegen Sie sich erst dann, wenn Sie das Richtige gefunden haben regelmäßig, was umgekehrt Ihren Geist wieder belebt. Suchen Sie sich eine Bewegung, die Sie an der frischen Luft ausüben können und nicht in geschlossenen Räumen, da das höhere Sauerstoffangebot im Freien den Stoffwechsel mehr anregt und wirklich belebt.

Trauer und Kummer

Trauer ist ein großes Problem in unserer Gesellschaft, da wir keine Trauerkultur mehr haben. Das Trauerjahr wurde im Rahmen der „forever young"- und „forever fit"-Gesellschaft aufgelöst. Meines Erachtens bot es genau den notwendigen zeitlichen Rahmen, um sie aufzulösen: den ersten Geburtstag ohne die oder den anderen, das erste Weihnachten, den ersten Hochzeitstag. Bei der zweiten Runde geht es schon leichter, man hat es ja schließlich schon einmal geschafft.

Zeit heilt nicht alle Wunden, aber bei der Verarbeitung von Trauer hilft sie tatsächlich. Wenn eine Frau nach 6 Monaten zu weinen beginnt und erklärt, dass sie ihren Mann so sehr vermisst, bekommt sie sehr wahrscheinlich zu hören, dass das doch schon so lange her ist und dass sie lieber mal rausgehen und neue Leute treffen soll. Dabei wäre es gesünder, die Trauer da sein zu lassen, zu umarmen und mit ihr eine Tasse Tee zu trinken.

Auch die Trauer über eine verlorene Kindheit wird nicht kultiviert, dabei betrifft sie so viele „Kriegsenkel", wie Sabine Bode sie nennt. Trauer ist vor allem deshalb unangenehm und löst eine unerträgliche Schweigsamkeit aus, weil wir nicht mehr gewohnt sind, in Stille beieinander zu sitzen. Die Trauer der anderen rührt dann an unsere eigene, die wir so gut in Schach zu halten. Da meidet man lieber den Kontakt und lässt die andere in ihrem Schmerz allein – wie grausam. Tiere tun das nicht. Ein einfaches, mitfühlendes „Du vermisst ihn so sehr" würde schon helfen.

Das zweite große Feld der Trauerverweigerung zeigt sich bei Trennungen, wenn Frauen wenige Wochen (oft Tage!) danach, wieder im Internet aktiv oder anderweitig auf der Suche nach einem „besseren" Mann sind. Der Schmerz über das Scheitern einer Beziehung wird verdrängt und mit Alkohol, Arbeit oder Partylaune überspielt. Ein Trauerspiel bei Frauen ab vierzig oder fünfzig. Das schrille Lachen weist auf das aus dem Lot geratene Feuerelement hin. Wenn alles verbrannt ist und in Bitterkeit endet, schaut die Frau auf ihre Ehe zurück und spuckt den Namen des Mannes verächtlich aus, wenn sie über ihren „Ex" spricht, weil sie in ihrem Inneren immer noch leidet und „ihm" die Schuld dafür gibt.

Unsere fehlende Trauerkultur überträgt sich auch auf die Wechseljahre, wenn ein großer Abschied ansteht. Es wäre so wichtig, dass wir einen besseren Umgang für diese Phase finden. Was macht Sie traurig, wenn Sie über Ihr Leben nachdenken? Was lassen Sie zurück, was Sie gern gehabt haben? Was macht es Ihnen schwer, sich Neuem zuzuwenden? Meist ist es etwas, das im Sinne von Eriksons Entwicklungsschritten nicht abgeschlossen wurde, unter Umständen auch der unerfüllte Kinderwunsch. Nutzen Sie die Zeit, Altes bewusst abzuschließen, um frei zu werden von alten Sehnsüchten. Suchen Sie sich eine Freundin, mit der Sie zusammenarbeiten, wie es im nächsten Kapitel beschrieben wird. Für schmerzliche Gefühle und in Krisenzeiten helfen folgende Mittel:

Aurum metallicum D12: ein Verlust belastet das eh schon düstere Gemüt. Die Schwermut wird lähmend, häufig entsteht der Wunsch dem oder der anderen nachzufolgen, da der Tod ja schon immer die bessere Alternative zum Leben war. Der Suizid wird generalstabsmäßig geplant und konsequent durchgeführt. Werden Sie aufmerksam, wenn sich ein Aurum-Mensch in Ihrem Umfeld befindet. Es gibt Hilfe!

Arsenicum album D12: die Trauer wird verdrängt und zeigt sich in einem Kontrollzwang, Gesundheitswahn oder Perfektionismus. Alles Dunkle wird gemieden, alles muss weiß und licht sein. Der Hygiene-, Vorsorge- und Gesundheitsfanatismus gibt das Gefühl, dass der Tod zu verhindern ist.

Ignatia D12: das Trauermittel schlechthin, wenn Essen die seelischen Beschwerden lindert. Weinen und Lachen wechseln sich ab. Je weniger die Trauer zugelassen werden kann, desto größer ist die Dramaturgie der Inszenierung. Die Neigung, wahre Gefühle zu überspielen ist sehr groß ist, passt aber zum „Mainstream" des modernen Lebens, nur noch die Essattacken und der Kummerspeck erinnern an Unverarbeitetes.

Natrium chloratum D12: die Trauer ist schon alt und führt zu Versteinerung. Die Betroffene kann nicht mehr weinen und fühlt nur noch Schwere, wenn auch nicht so stark wie bei Aurum. Ein lähmendes Gefühl, die Betroffene zieht sich zurück. Lachende Menschen werden nur noch aus der Ferne wahrgenommen, es entsteht ein Entfremden von der Welt.

Nux vomica D12: die Unfähigkeit zu trauern mündet in Arbeitssucht. Hier kann man etwas schaffen, was in Verbindung mit dem Tod nicht gelungen ist. Schwierig für die anderen am Arbeitsplatz, da sie zum Maßstab wird und die anderen damit unter Druck setzt. Der Zustand geht häufig in ein Aurumbild über.

Pulsatilla D12: die Trauer wird instrumentalisiert, um Aufmerksamkeit zu bekommen. Wieder und wieder werden alle Details berichtet, häufig im selben Wortlaut, was erschütternd und faszinierend zugleich ist. Es ist wie bei einer Schallplatte, die einen Kratzer abbekommen hat und immer wieder an derselben Stelle hängt. Schwierig für das Umfeld. Offenheit, klare Kommunikation, Grenzen und Feed-Back mit einer liebevollen Haltung tun Not, um einer Ausgrenzung vorzubeugen.

Straphisagria D12: Sie spricht am wenigsten über die Trauer, weil sie eine Verbindung zu alten Gefühlen und Verletzungen herstellt. Alle alten Wunden brechen wieder auf und schmerzen, ohne dass die Betroffene fähig wäre, darüber zu sprechen. Von Zeit zu Zeit bricht die Wut über die Ungerechtigkeit des Lebens durch und macht sich Luft. Besonders Menschen in ihrem nahen Umfeld sind dann in Gefahr, verletzt oder angegriffen zu werden. Sie neigt dazu, im Affekt Gegenstände zu werfen und schämt sich anschließend dafür.

Trauma

Nicht jedem Trauergefühl liegt ein Trauma zu Grunde, auch wenn diese beiden oft Hand in Hand gehen. Medizinisch ist ein Trauma (lat. Wunde) einfach eine Verletzung, sie kann körperlich oder seelisch sein. In meiner Praxis wende ich bei traumatisierten Patienten die klassischen homöopathischen Hausapothekenmittel an. Kleine Blessuren im Alltag zeigen an, welches Mittel die Seele gerade braucht.

Wenn eine Person während der Aufarbeitung von Verdrängtem stürzt und sich blaue Flecken zuzieht, kommt Arnika zur Anwendung und ist neben der körperlichen Behandlung zugleich Balsam auf die geschundene Seele. Parallel dazu sind natürlich die homöopathischen Typenmittel notwendig, wobei häufig verschiedene Mittel nacheinander eingesetzt werden. Generell kann die Homöopathie der Seele gute Dienste leisten und zu einem normalen Leben beitragen.

Bitte nehmen Sie für die Selbstbehandlung nur tiefe Potenzen (D12) und überlassen Sie die Auswahl hoher Potenzen einer Fachfrau. Sie können eine Re-Traumatisierung provozieren, wenn plötzlich alte Gefühle und schmerzliche Erinnerungen aufbrechen. Zu viele Frauen haben scheußliche Situationen alleine durchstehen müssen und tragen heute noch tiefe Einsamkeitsgefühle von damals in sich. Warum wollen Sie das wiederholen, wenn die Erinnerung aufbricht? Bitte tun Sie das nicht! Nehmen Sie nicht von sich aus eine hohe Potenz von der Sie glauben, dass Sie zu Ihrer Lage passt. Ich erlebe es häufig, dass Frauen nach meinen Vorträgen zu mir kommen, weil sie die Mittel in aller Heimlichkeit allein anwenden wollen, um wie Phönix aus der Asche zu steigen. Sie musste verbrennen, um neu geboren zu werden.

Die „Neugeborene" ist im übertragenen Sinn die Sonne, die täglich aufgeht und am Abend „stirbt", um sich am nächsten Tag wieder zu zeigen. Daher sollten Sie auch täglich kleine Dosen des passenden Mittels zu sich nehmen, um einen langsamen Veränderungsprozess, eine Ver-Wandlung zu unterstützen. Indem Sie Ihre Seele durch tiefe (D12) oder mittlere (C30) Potenzen entspannen, zeigen Sie sich Ihrem Umfeld in kleinen, verdaubaren Schritten immer wieder neu und lassen anderen Menschen Zeit, sich an Veränderungen Ihrer Person zu gewöhnen – und auch sich selbst! So formiert sich ein liebevoller Prozess und es entsteht eine Verbindung zu anderen, genau das, was traumatisierte Menschen so sehr brauchen. Folgende Mittel unterstützen die EntWicklung:

Aconitum C30/C200: es ist ein Notfallmittel, das nach Schock und Schreck eingesetzt wird und das einzige Mittel, das Sie unbedenklich in der C200 anwenden können. Es ist die Ausnahme, die die Regel, keine hohen Potenzen zu nehmen, bestätigt! Sie können es noch nach Jahren anwenden, wenn Herzrasen, Schlafstörungen, Alpträume oder Panikattacken bestehen oder die Unruhe zur Hyperaktivität wurde. Einnahme einmal täglich, maximal 3 Tage lang. Danach sollte ein weiteres Mittel folgen.

Rescue-Tropfen nach Dr. Edward Bach: die Blütenmischung kann wie Aconitum in jeder akuten Situation eingesetzt werden. Sie dienen der Entspannung der Seele und können auch über mehrere Wochen mehrmals täglich eingenommen werden. 1 - 2 Tropfen pro Gabe auf die Zunge oder in einem Glas Wasser auflösen und trinken.

Arnika D12/C30: das Hausmittel für Blessuren nach einem Sturz mit blauen Flecken oder wenn man sich seelisch zerschlagen und zusammengestaucht fühlt. Abneigung gegen Berührung, unfähig zu arbeiten, sagt aber „ihr fehle nichts". Am ersten Tag 1x 5 Globuli in C30, um dann für vier Wochen mit der D12 weiter zu machen (3x 5 Globuli).

Calendula D12/C30: eigentlich das Hausmittel für Schürfwunden, Verbrennungen, Verbrühungen. Emotionales Gefühl von „rohem Fleisch" oder geschunden-sein. Unangenehme Empfindungen im Unterleib (spannen, ziehen, Völlegefühl), Esssucht und Abneigung gegen frische Luft. Am ersten Tag 1x 5 Globuli C30, um dann für vier Wochen mit der D12 weiter zu machen (3x 5 Globuli).

Arsenicum album D12: das Trauma führt zu einem großen Bedürfnis nach Ordnung und Kontrolle, aber auch extremer Sauberkeit. Zwangshandlungen, wie Kontrollzwang, Waschzwang, Zählzwang oder ständiges Grübeln. Streng ritualisierte Handlungen. Zweifelt an allem, oft auch an der Behandlung. 3x täglich 5 Globuli lutschen, 4 Wochen.

Staphisagria D12: Schmerzen durch einen Schnitt werden als unerträglich empfunden und stehen in keinem Verhältnis zur Verletzung, weil sie alte Erinnerungen heraufbeschwören. Wut und Zorn, die unterdrückt werden, machen sich immer wieder Luft. Die Frau hat ein freundliches Wesen, aber sie gestaltet den Alltag, die Beziehung oder den Arbeitsplatz nicht aktiv mit, sondern schluckt vieles, was über ihren Kopf entschieden wird oder lässt vieles über sich ergehen, um dann in regelmäßigen Abständen wieder zu explodieren. Häufig Gerstenkörner. 3x täglich 5 Globuli lutschen, 4 Wochen.

Derma-orthim®: der Stress der Erinnerungen führt zu Anspannung und hochgradigem Juckreiz, bei dem man die Haut blutig kratzt. Der Wunsch nach einer heilen Welt ist enorm. 3x täglich 5 Globuli lutschen (4 Wochen) oder im Akutfall auf 10 Gaben á 5 Globuli am Tag erhöhen (maximal 3 Tage lang).

Bryonia D12: das Bedürfnis nach Ruhe ist genauso hoch wie das Bedürfnis, Dinge zum Abschluss zu bringen. Sie reagiert immer wieder mit Gereiztheit, wenn man sie stört oder nicht in Ruhe arbeiten lässt. Verstopfung. 3x täglich 5 Globuli lutschen, 4 Wochen.

Causticum D12: damit andere das, was sie selbst erlebt hat nicht erleben müssen, ist sie im Kinderschutzbund, Tierschutzverein oder anderen caritativen Organisationen tätig. Statt ihre eigenen Seelenanteile an sich zu nehmen, zwingt sie anderen ihre Hilfe auf und ist dabei manchmal grenzüberschreitend. Blasenschwäche. 3x tägl. 5 Globuli lutschen, 4 Wochen.

Colocynthis C30: Ärger oder eine alte Erinnerung löst unerträgliche Bauchkrämpfe aus. Die Betroffene krümmt sich im Bett oder drückt ihren Bauch gegen eine Stuhllehne, so groß sind die Schmerzen. (Enormer) Druck lindert ihn, der Freund soll den Fuß in den Bauch stemmen, so schlimm ist es. 1 Gabe (5 Globuli) C30 und dann abwarten - alles wird gut!

Chamomilla C30: der (seelische) Schmerz ist unerträglich, macht zornig und sie lässt die Wut (gern) an anderen Menschen aus, um sie selbst nicht ertragen zu müssen. Der Schmerz ist so unerträglich, weil er einen „Link" zu alten Gefühlen herstellt. 1 Gabe (5 Globuli) C30 und dann abwarten - die Entspannung kommt!

Hypericum D12: Nervenschmerzen, Gefühl von Stromstößen durch den Körper oder das Gefühl von Taubheit. Gefühllosigkeit oder Kribbeln am ganzen Körper, wie bei einem Schock. Berührung ist unerträglich. Angst zu fallen. 3x täglich 5 Globuli für 4 Wochen.

Veratrum album D12: Kreislaufversagen und kalter Schweiß, weil eine tiefe Erinnerung den Geist überfordert. Der Körper zieht freundlicherweise die Notbremse, daher Ohnmacht und Ohnmachtsneigung. Akutmittel: ¼ bis ½ stündlich 5 Globuli, maximal 2 Stunden lang.

Trockenheit

Da Feuer durch seine Wärme Feuchtigkeit trocknen kann, ist es mehr als natürlich, dass die Feuerphase einer Frau mit Symptomen der Trockenheit einhergeht. Die Frage ist, welches Ausmaß sie annehmen muss. Yin ist feucht und umfasst alle Körperflüssigkeiten (Blut, Schweiß, Zellflüssigkeit, etc.). Die Milz ist als Yin-Organ für die Verteilung der Flüssigkeiten im Körper zuständig. Wenn sie schwach ist, zeigen sich häufig Trockenheit und Ödeme oder Schweißausbrüche gleichzeitig, d.h. Flüssigkeit ist da, aber falsch verteilt.

Bei einem generellen Yin-Mangel bzw. großer Hitze ist das Symptom der Trockenheit stärker ausgeprägt. Die Trockenheit im Scheidenbereich ist belastend, wenn die Frau sexuell noch aktiv ist. Schüßlersalze sind die wichtigsten Mittel, mit denen Trockenheit gut behandelt werden kann. Die Abhilfe sieht folgendermaßen aus:

Schüßlersalz Nr. 8 Natrium chloratum D6: als „heiße 8", indem man 10 Tabletten warm auflöst und schluckweise trinkt. Es gleicht laut Dr. Schüßler Fehlverteilungen im Körper aus und ist daher das wichtigste Mittel. Die Hauttrockenheit wird durch eincremen gelindert. Je nach Ausmaß 1 - 2x täglich trinken. Bei genitaler Trockenheit, können Sie zusätzlich etwa eine oder eine halbe Stunde zuvor eine „heiße 8" trinken, wenn es absehbar ist, dass Sie mit Ihrem Mann sexuell aktiv sein wollen. Verwenden Sie außerdem die Mineralstoffcreme Nr. 8 in der Region der äußeren Schamlippen. Achten Sie darauf, dass kein Paraffin oder Wollwachs verwendet wird (z.Zt. nur von der Firma Orthim erhältlich).

Die Dauer des Einsatzes hängt von der Reaktion Ihres Körpers ab, es kann auch dauerhaft (1x täglich) getrunken werden, da es eines der wichtigsten Mittel für das Klimakterium ist.

Schüßlersalze Nr. 2 Calcium phosphoricum D6: wenn Sie sehr schlank, zierlich oder normalgewichtig sind, bildet Nr. 2 „Fleisch und Blut" und bringt so mehr Feuchtigkeit in den Körper, denn ein „Blutmangel" (TCM) geht mit Trockenheit einher. Neben der Hauttrockenheit besteht Verstopfung, trockene Haare, Müdigkeit und geringe Belastbarkeit. 3x täglich 2 Tabletten lutschen, mindestens 3 - 6 Monate.

Schüßlersalz Nr. 11 Silicea D12: wenn die Trockenheit vor allem die Haut betrifft, die evtl. auch dünner und empfindlicher wird. Neigung zu Arthrose oder Knorpelabbau. Brüchige Fingernägel, dünne oder struppige Haare. 30 Tabletten über den Tag verteilt lutschen, mindestens 6 - 12 Monate.

Alumina D12: die Schleimhäute sind extrem trocken. Die Haut juckt durch die Bettwärme unerträglich, man kratzt, bis es blutet. Spröde und rissige Haut, vor allem an den Fingern. Extreme Verstopfung. Fürchtet, den Verstand zu verlieren, weiß nicht mehr wer sie ist.

Bryonia D12: die Schleimhäute sind trocken, gleichzeitig aber Wassereinlagerungen, z.B. an den Beinen. Die Betroffene braucht viel Ruhe, ist schnell gereizt, setzt sich selbst stark unter Druck. Neigung zu Verstopfung. Die Haare sind schnell fettig.

Übergewicht

Viele Frauen legen mit den Wechseljahren an Gewicht zu und sind damit unzufrieden. Bei jenen, die ein großes Bedürfnis nach Kontrolle haben, führt schon eine geringe Zunahme zu großer Unzufriedenheit. Schauen Sie in diesem Fall zuerst nach einem passenden Typenmittel, um sich wieder entspannen zu können und hören Sie auf, ständig auf die Waage zu steigen.

Eine Gewichtszunahme von 5 Kilogramm ist kein Drama, vor allem, wenn Sie immer schlank waren. Rücken Sie lieber das Thema Selbstliebe in den Fokus, statt eine Diät zu machen. Aus meiner Sicht ist der Broca-Index ein vernünftiger Maßstab zur Gewichtseinschätzung: Größe in cm minus 100 = Normalgewicht, nochmal minus 10% = Idealgewicht. Bei sehr sportlichen, muskulösen Menschen kann das Normalgewicht plus 10% und mehr sein. Nur, wenn Sie also REAL mehr als 8 oder 10kg Übergewicht haben, sollten Sie etwas tun, bevor es weiter steigt. In erster Linie ist mehr Bewegung und eine wärmende Ernährung[28] die richtige und stressfreieste Entscheidung, vor allem, wenn sich der Speck um die Leibesmitte angesammelt hat.

[28] „Das Kältephänomen - Ursache für chronische Erkrankungen und Übergewicht", Karoline Dichtl, BoD 2020

Dort wärmt er die inneren Organe, denen es durch die falsche, weil kühlende Ernährung „zu kalt“ ist. Stellen Sie bitte Ihre Waage, nachdem Ihr Ausgangsgewicht klar ist, in den Keller oder werfen Sie sie weg. Ihre Kleidung ist der bessere Maßstab für den Erfolg. Wenn Sie sich schon wiegen müssen, dann höchstens einmal pro Woche, besser noch nur einmal im Monat.

Misten Sie, wenn Sie in den letzten Jahren mehr als 10kg zugenommen haben, Ihren Kleiderschrank aus, indem Sie alle Kleidungsstücke, die ein Jahr lang nicht getragen wurden, weg geben (außer wenn wirklich schöne Erinnerungen daran hängen). Alles, was Sie aussehen lässt, wie eine Presswurst, kommt weg. Freunden Sie sich mit einem neuen, lockeren Kleidungsstil an. Alles, was nicht mehr altersgemäß ist, wird ausgemustert. Ich habe einmal gehört, dass Französinnen ab 50 keine Röcke mehr tragen, die oberhalb der Knie aufhören. Ob das stimmt weiß ich nicht und je nach Körpergröße und Form schmeichelt es den Beinen auch nicht. Aber sind wir mal ehrlich: Miniröcke und zu kurze Röcke sind ein Fall für die Jugend und daher ab dem 50. Lebensjahr einfach eine Zumutung für das ästhetische Auge.

Auch wenn die Beine noch so schlank sind, sie sind (über) fünfzig Jahre alt und unsere helle Haut betont jeden Makel. Wenn Sie schon kurze Röcke tragen wollen, sollten Sie dunkelhäutig und sportlich sein. Kombinieren Sie als Mitteleuropäerin kurze Röcke eher mit blickdichten Strumpfhosen, als mit Nylons. Dasselbe gilt für Kleidung, die Ihre pubertierende Tochter trägt. Überlassen Sie es der Jugend, sich anzuziehen wie „Teens“ oder „Twens“. Sie dürfen mich gern als konservativ schelten. Ich nenne es „in Würde altern“. Folgende Mittel können eine Diät oder Ernährungsumstellung unterstützen:

Schüßlersalze Nr. 9 Natrium phosphoricum D6 **+ Nr. 10** Natrium sulfuricum D6: bei Übergewicht, genereller Esslust oder Heißhungeranfällen, vor allem auf Süßes als „heiße 10“ am Morgen trinken, möglichst nüchtern, also vor dem ersten Kaffee und dazu die „heiße 9“ am Abend nach dem Abendessen, schluckweise trinken. Mindestens 6 Wochen, eher 6 Monate lang.

Schüßlersalz Nr. 8 Natrium chloratum D6: als „heiße 8“, indem man 10 Tabletten warm auflöst und schluckweise am Mittag trinkt. Sinnvoll, wenn neben dem Übergewicht Wassereinlagerungen bestehen. Typisch dafür ist der fehlende Durst und die geringe Trinkmenge über den Tag.

Schüßlersalze Nr. 7 Magnesium phosphoricum D6: als "heiße 7“, indem man 10 Tabletten warm auflöst und schluckweise trinkt. Es hilft neben einem Typenmittel wunderbar, wenn Sie zu den „Stressessern“ oder „Frustessern“ gehören und lindert die Gier auf dunkle Schokolade. 1 - 2x täglich oder bei Bedarf trinken.

Schüßlersalz Nr. 5 Kalium phosphoricum D6: es regt den Stoffwechsel an, wenn durch eine Fehlernährung bereits nennenswertes Übergewicht entstanden ist. 2x täglich 2 Tabletten lutschen, morgens und mittags. 6 - 8 Wochen lang.

Schüßlersalz Nr. 4 Kalium chloratum: Hauptmittel gegen das Kältephänomen, das häufig zu Übergewicht führt. Weißer Zungenbelag, purpur verfärbte Zunge oder violette Hautveränderungen auf den Wangen. Mindestens 2 warme Mahlzeiten am Tag sollten angestrebt werden. 3x täglich 2 Tabletten lutschen, mindestens 6 – 12 Monate bzw. 2 Winter lang.

Dia-Orthim®: ein Produkt, das wärmende Substanzen enthält, nämlich Zimt, Ingwer, Curcuma und Bittermelone. Es hilft, wenn kalte Ernährung mit viel Rohkost und Südfrüchten zu einem Kältephänomen geführt hat. 2x täglich eine Kapsel zu den Mahlzeiten einnehmen. Behandlungszeit mindestens 3 Monate. Neben dem positiven Effekt auf den Körper ist es eine gute Vorbeugung gegen Diabetes. Vorsicht bei entzündlichen Erkrankungen wie Rheuma oder Herzbeschwerden. Unter Umständen verstärkt es diese Symptome, wobei sich die Reaktion innerhalb weniger Tage zeigt, wenn es nicht vertragen wird.

Schüßlersalze Nr. 2 Calcium phosphoricum D6: wenn Sie Heißhunger auf Süßes und Pikantes haben und Ihr Appetit immer gut ist. Gewichtszunahme höchstens 5 – 8kg durch eben diese Esslust bei normalerweise schlanken oder normalgewichtigen Frauen. 3x täglich 2 Tabletten lutschen, mindestens 6 – 12 Wochen.

Mineralstoffcrememischung „N" (Firma Orthim): um Wassereinlagerungen und Säureüberschüsse aus dem Bindegewebe effektiv auszuleiten, mindestens einmal täglich die „Problemzonen" damit eincremen. Unterstützt die Wirkung von Nr. 8, Nr. 9 und Nr. 10.

Vergesslichkeit

Ein häufig beklagtes Symptom, aber in vielen Fällen schlicht und ergreifend zu wenig Training. Gehirnzellen sind wie Muskelzellen: sie wachsen mit der Herausforderung. Wenn sie nicht beansprucht werden, lassen sie nach. Daher ist es nötig, das Gehirn durch geistige Nahrung, neue oder ungewohnte (körperliche) Erlebnisse, Sudoku oder Kreuzworträtsel zu trainieren. Der normale Alltags- und Arbeitswahnsinn reicht dazu nicht aus, da in der Regel nur die Gewohnheitsautobahnen genutzt werden. Vergesslichkeit ist darüber hinaus ein Zeichen von Verdrängung, der irgendwann alltägliche Dinge zum Opfer fallen.

Am deutlichsten zu beobachten bei Kriegskindern und Kriegsenkeln[29], die sich mit ihrer Geschichte oder schmerzlichen Erinnerungen nur ungern auseinandersetzen. Demenz oder Alzheimer sind m.E. die Spätfolge davon.

[29] „Die vergessene Generation", Sabine Bode und Luise Reddemann, Klett-Cotta-Verlag 2012

Neurophysiologisch bleiben alle nicht abgeschlossenen Aufgaben „offen" stehen und die Aufmerksamkeit wird immer wieder dorthin gelenkt, um den chemischen Prozess abzuschließen. Alles, was nur verdrängt wird, ist aber nicht abgeschlossen und daher führen viele offene Vorgänge zu einer immer geringeren Gehirnleistung. Deshalb ist es wichtig, Auseinandersetzungen oder Konflikte mit anderen Menschen oder alte, schmerzliche Erlebnisse abzuschließen.

Das von Frauen praktizierte „Multitasking" wirkt sich sehr negativ aus, da keine klaren Abschlüsse im o.g. Sinne stattfinden. Durch die gleichzeitige Bearbeitung von Aufgaben tragen Frauen zu einem (chemisch) chaotischen Zustand in ihrem Gehirn bei, durch den sie selbst nicht mehr wissen, was getan ist oder was nicht. Für die Kontrolle der laufenden Vorgänge im Gehirn wird noch mehr Energie benötigt, was zu Erschöpfung führt. Bringen Sie sich wieder bei, sich zu kon-Zentrieren, indem Sie bewusst jede Sache für sich tun und auf einen (möglichst runden) Abschluss achten. So ist Ihr Kopf frei für die nächste Aufgabe, weil sich ein Fußabdruck im Gehirn bilden kann, nämlich: „Fertig"!!! .

To-Do-Listen helfen weiter, auch im Familienalltag mit Kindern! Sie glauben, das geht mit Kindern nicht? Im Gegenteil: Ihre Kinder sind weniger gestresst, wenn Sie Ihnen das Lernen durch Beobachten erleichtern, indem Sie nur eine Sache tun. Lesen Sie den Abschnitt zum Thema Hyperaktivität.

Zu allem Überfluß verknüpfen wir immer seltener das „haptische" Bewusstsein (Körperbewusstsein) mit dem Gehirn, indem wir zu viele Dinge durch „tote Materie" (Maschinen, PC) erledigen, statt zu „fassen". Gleichen Sie die Schattenseiten des modernen Lebens aus, indem Sie Ihr Gehirn bewusst durch körperlich gefühlte Erlebnisse anregen. Kuscheln Sie viel mit den Menschen in Ihrem Umfeld und wenn kein Partner zur Verfügung steht, reicht ein Kaufhaus als „Erlebnisspielplatz" oder ein Haustier.

Prof. Dr. Gerald Hüther[30] hat bei Demenzkranken festgestellt, dass ihre Gehirnleistung besser wird, wenn sie berührt werden – körperlich, aber auch emotional. Lassen Sie sich von anderen Menschen berühren. Dazu gehört bei Frauen auch eine wirklich sinnliche Umarmung statt des ständigen Pseudo-freundschaftlichen Tätschelns! Beobachten Sie Frauen einmal: Sie weichen bei der Umarmung von der Brustpartie abwärts körperlich auseinander, wischen sich hastig über den Rücken und damit ist vermeintlich Kontakt hergestellt. Nehmen Sie sich stattdessen einmal Zeit für eine bewusste, innige Umarmung, indem Sie mit Ihrer Freundin bei der Begrüßung wirklich den ganzen Körper berühren und einige Minuten zusammen atmend stehen bleiben. So entsteht das Gefühl von nährendem Kontakt. Trauen Sie sich! Ihr Gehirn wird es Ihnen danken.

[30] „Wie man sein Gehirn optimal nutzt" Prof. Dr. Gerald Hüther, Hörbuch, Auditorium-Verlag 2008

Verstopfung

Verstopfung steht in Verbindung mit Trockenheit und ist eines der Hauptsymptome davon. Daher wird Sie im Zuge der Wechseljahre schlimmer und tritt häufiger auf. Schüßlersalze sind neben der Homöopathie die wirkungsvollsten Mittel:

Schüßlersalz Nr. 8 Natrium chloratum D6: als „heiße 8", indem man 10 Tabletten warm auflöst und schluckweise trinkt. Wenn andere Trockenheitssymptome bestehen mindestens 2x täglich, wenn die Nr. 10 zusätzlich eingenommen wird, dann 1x um die Mittagszeit.

Schüßlersalze Nr. 10 Natrium sulfuricum D6: als „heiße 10" ist es das beste „Abführmittel" am Morgen, möglichst nüchtern getrunken, also vor dem ersten Kaffee. Es regt die Darmaktivität an und fördert die Ausscheidung. Bei Übergewicht plus „heiße 9" am Abend. Mindestens 6 Wochen.

Alumina D12: alle Schleimhäute sind extrem trocken, wodurch im Verdauungstrakt Verstopfung entsteht. Absurde Lust auf trockene Nahrungsmittel, die ohne Flüssigkeit gegessen werden. Unverträglichkeit von Kartoffeln, Abneigung gegen Fleisch. Sodbrennen, Jucken und Brennen am Anus. Sie muss extrem stark pressen, um die Stuhlentleerung voran zu bringen, daher oft blutige Stühle (frisches, hellrotes Blut).

Venenschwäche

Die Venenschwäche ist unserer Aufrichtung geschuldet und wird durch Bewegungsmangel verschlimmert. Trainieren Sie Ihre Beinmuskulatur regelmäßig und bedenken Sie, dass auch kleine Taten große Wirkung zeigen. Laufen Sie nur noch zu Fuß die Treppen hoch und lassen Sie den Aufzug "links" liegen. Stehen Sie bei einer sitzenden Tätigkeit immer wieder auf, um die Beine zu bewegen.

Während die Maschine für Sie einen Kaffee zubereitet, treten Sie auf der Stelle, wie bei einem Stepper. Wenn Sie am Kopierer warten, stehen Sie auf die Zehenspitzen und wippen Sie auf und ab. Das können Sie gut an der Busstation oder U-Bahnhaltestelle machen. Folgende Mittel sind zusätzlich hilfreich:

Mineralstoffcrememischung „V" (Firma Orthim): sie stärkt die Venen und hat Bezug zur Nr. 1 Calcium fluoratum und Nr. 11 Silicea. Am besten schon prophylaktisch einsetzen. Durch die leichte Konsistenz ist sie sehr gut als Körpercreme geeignet.

Schüßlersalz Nr. 8 Natrium chloratum D6: als „heiße 8", wenn durch die Venenschwäche immer häufiger Wassereinlagerungen entstehen oder Sie einen stehenden Beruf haben. Lösen Sie 10 Tabletten warm auf und trinken Sie sie schluckweise.

Schüßlersalz Nr. 1 Calcium fluoratum D12: falls Sie wirklich schwaches Bindegewebe haben oder schon „gestrippt" sind, sollten Sie dieses Salz auf jeden Fall einsetzen, um einen erneuten Eingriff zu verhindern. Schüßlersalz Nr. 1 hilft nur, wenn die Dosierung eingehalten wird, indem 30 Tabletten über den Tag verteilt gelutscht werden, mindestens 12 Monate lang einnehmen.

Schüßlersalz Nr. 3 Ferrum phosphoricum D12: als „heiße 3" in Entzündungsphasen, falls Sie schlank oder normalgewichtig sind. 10 Tabletten in warmem Wasser auflösen und morgens 1x warm trinken.

Schüßlersalze Nr. 9 Natrium phosphoricum D6 **+ Nr. 10** Natrium sulfuricum D6: in Entzündungsphasen als „heiße Getränke", wenn Übergewicht besteht. „Heiße 10" am Morgen, möglichst nüchtern, also vor dem ersten Kaffee und „heiße 9" am Abend nach dem Abendessen, schluckweise trinken. Mindestens 6 Wochen.

Verstimmung/Gereiztheit/Wut

In unserer Gesellschaft werden Freundlichkeit und Selbstbeherrschung positiv gewertet, während Aggression, Ärger oder Wut negativ beurteilt werden. Die Wechseljahre lösen durch die Unzufriedenheit oder unangenehme körperliche Symptome oft ein anhaltendes Gefühl der Gereiztheit aus. Der Versuch, diese Emotion zu unterdrücken, trägt zu dauerhaft schlechter Laune bis zum Verbitterungssyndrom bei.

Gut, dass Sie dieses Buch in Händen halten. Sie sind schon auf dem richtigen Weg. Suchen Sie sich eines der beschriebenen Typenmittel, das zu Ihnen passt und setzen Sie es wie beschrieben ein. Es wird ihre Seele glätten. Wenn Erschöpfung zu schlechter Laune oder Gereiztheit führt, wählen Sie eines der dort genannten Mittel aus und bearbeiten Sie Ihre Neigung zu Hyperaktivität, die die negativen Emotionen meistens begleitet.

Suchen Sie sich gleichgesinnte Frauen, deren Solidarität nicht über Jammern und Negativität hergestellt wird, sondern die ihr Leben „aktiv" und in ihrem Rhythmus in die Hand nehmen! Arbeiten Sie an negativen Gedankenmustern, die der häufigste Auslöser für Wut, Zorn und Ärger sind und lernen Sie, wie man in Krisenzeiten gelassen bleibt, z.B. durch Qi Gong oder Meditation. Besonders die Vipassana-Meditation nach S.N. Goenka kann ein guter Weg sein, alte Muster ganz intensiv zu betrachten und aufzulösen. Wenn es Ihnen eher an Selbstliebe mangelt und Sie deshalb so oft gereizt sind, empfehle ich gern die Meditation nach ZEN-Meister Thich Nhat Hanh. „Alles, was Du tun kannst für Dein Glück" ist ein schöner Ratgeber, der einen Überblick über die alltäglichen Möglichkeiten gibt, glücklich zu werden statt mies gelaunt zu sein.

Wassereinlagerungen

Das Wasserelement und die Milz sind dafür zuständig, dass die Flüssigkeiten im Körper in Bewegung sind bzw. ausgeschieden werden. Wasseransammlungen gehen meist mit einer Milzschwäche einher. Durch wärmende Ernährung kommt die Flüssigkeit im Körper in Bewegung. Sie reduziert auch die Kälte der Nieren, durch die das Wasser „stagniert", wie es die chinesische Medizin bezeichnet. Es wird dann nicht zwischen Blutgefäßen und Zelle hin und her bewegt, sondern „rauscht" durch den Körper hindurch, weshalb die Betroffene unmittelbar nachdem Sie etwas getrunken hat, zur Toilette muss.

Schüßlersalz Nr. 8 Natrium chloratum D6: als „heiße 8", indem man 10 Tabletten warm auflöst und schluckweise trinkt. Bei Wassereinlagerungen aller Art und wenn man nachts häufig zur Toilette muss. Je nach Ausmaß 1 - 2x täglich über mehrere Wochen trinken. Bei starker Ausprägung unbedingt in Kombination mit einem homöopathischen Mittel.

Schüßlersalze Nr. 9 Natrium phosphoricum D6 **+ Nr. 10** Natrium sulfuricum D6: wenn die Wassereinlagerungen von Übergewicht begleitet werden, hilft die „heiße 10" am Morgen, möglichst nüchtern, also vor dem ersten Kaffee und „heiße 9" am Abend nach dem Abendessen. Schluckweise trinken, mindestens 6 Wochen.

Apis mellifica D12/C30: alle Formen der Wassereinlagerungen, sofern ein ausgeprägtes Hitzegefühl besteht und Kälte lindert. Dringendes Bedürfnis nach Abkühlung, kühler Dusche, kalten Bädern, frischer, kühler Luft. Die Beine schmerzen und sind gespannt, hochlegen lindert. Jeglicher Druck, auch im Arbeitsleben, wird bei einem eh schon „fleißigen Bienchen" als unerträglich empfunden.

Pulsatilla D12: die Pulsatillafrau hat schon immer schlechte Venen, nach der Geburt der Kinder ist es eine „Katastrophe". Wassereinlagerungen sind schon in jungen Jahren ein großes Thema für sie. Nur einsetzen, wenn es vom Typ her passt.

Bitte beachten Sie die Dosierungshinweise für C30-Potenzen! Im Akutfall höchstens 3 Tage hintereinander, bei andauernden Beschwerden höchstens 1x pro Woche, max. 6 Wochen lang.

Zugempfindlichkeit

Das Schwitzen der Wechseljahre führt zu einer erhöhten Zugempfindlichkeit, vor allem, wenn es nicht möglich ist, die Kleidung sofort zu wechseln. Das Schwitzen im Kopf- und Nackenbereich, aber auch des Oberkörpers macht besonders empfindlich. Es empfiehlt sich immer eine Kombination vom Schüßlersalz Nr. 3 mit einem der folgenden Mittel:

Schüßlersalz Nr. 3 Ferrum phosphoricum D12: als „heiße 3" bei starker Zugempfindlichkeit. Der kleinste Windhauch wird wahrgenommen (z.B. bei undichten Fenstern) und ihre Empfindlichkeit nervt Kollegen, die das nicht spüren. 10 Tabletten in warmem Wasser auflösen und morgens und mittags je1x warm trinken. Mindestens 6 Wochen lang.

Aconitum C30: empfindlich gegen trockene, kalte Zugluft, Klimaanlage, kalten Wind. Notfallmittel, um eine Erkältung zu vermeiden. Häufig steifer Nacken, auch durch Zugluft. Symptome eher linksseitig. Schreckhaftigkeit.

Schüßlersalz Nr. 22 Calcium carbonicum D12: durch das Schwitzen im Kopfbereich und die fast ständig nassen Haare, ist sie extrem zugempfindlich. Einsatz, auch wenn sie kein Calcium carbonicum-Typ sind. Das extreme Schwitzen im Kopf-Nackenbereich ist hier das Leitsymptom. 3x 2 Tabletten lutschen, mindestens 3 Monate.

Cimicifuga D4: generelle Zugempfindlichkeit, nicht nur im Nacken. Erträgt keine Hitze, braucht frische Luft, verträgt das offene Fenster aber nicht. Häufig Nackenverspannungen oder depressive Episoden, die wie eine dunkle Wolke aufziehen. Planlos, unruhig, erschöpft, schlaflos.

Rhus toxicodendron D12/C30: zugempfindlich durch Schwitzen und Auskühlen beim Sport. Neigung zu Lippenherpes oder rheumatischen Schmerzen.

Hepar sulfuris D12: große Gereiztheit bei Zugluft, setzt gern eine Mütze auf (was nicht immer geht). Verträgt keinerlei Kälte. Ungeduldige Frau, die sich und andere zur Eile antreibt. Kann Gewalt nicht vertragen, weder im Film noch im wahren Leben.

Causticum D12: extrem empfindlich gegen Zugluft. Einsatz, wenn es vom Typ her passt.

Silicea D12: schon immer zugempfindlich. Einsatz nur, wenn es vom Typ her passt.

Zysten

Zysten kommen in vielen Organen vor, häufig aber auch im Bereich der weiblichen Fortpflanzungsorgane. Sie sind aus Sicht der TCM ein Symptom der Milzschwäche und der Kälte der Nieren. Sie treten auch schon bei jungen Frauen auf, werden aber in den Wechseljahren durch hormonelle Veränderungen und falsche, weil zu kühle Ernährung häufiger. Wärmende Ernährung wäre begleitend zu folgenden Mitteln ein wichtiger Schritt:

Schüßlersalz Nr. 8 Natrium chloratum D6: als „heiße 8", indem man 10 Tabletten warm auflöst und schluckweise trinkt. Das Hauptmittel gegen Wassereinlagerungen, zu denen auch Zysten gehören. Je nach Ausmaß 1 - 2x täglich trinken, nicht nach 17 Uhr.

Apis mellifica D12/C30: wenn mit der Zyste ein Entzündungsprozess einhergeht, evtl. Fieber oder das Gefühl von Hitze besteht. Stechende Schmerzen.

Falls Sie neugierig sind, welche Zuordnung die kleinen Alltagshelfer der Homöopathie zu den 5 Elementen haben, hilft Ihnen folgende Tabelle:

Holz	Feuer	Erde	Metall	Wasser
Acidum sulf.	Acidum phos.	Arnika	Allium cepa	Aconitum
Bryonia	Agnus castus	Avena sativa	Alumina	Argentum nitr.
Calcium sulf.	Apis mellifica	Barium	Antimonium	Ambra
Cantharis	Belladonna	Calcium carb.	Arsen. album	Bambusa
Carduus mar.	Capsicum	Calcium fluor.	Aurum met.	Cimicifuga
Chamomilla	Carbo veget.	Calcium phos.	Causticum	Dulcamara
Chelidonium	Coffea	Calendula	Mercurius sol.	Eupatorium
Colocynthis	Ferrum phos.	Cardiosp.	Natrium phos.	Euphrasia
Conium	Galphimia glau.	Cocculus	Silicea	Equsetium
Hepar sulf.	Glonoinum	Graphites	Veratrum alb.	Gelsemium
Hypericum	Kalium carbon.	Hekla lava	Viola tricolor	Gratiola
Kalium sulf.	Kalium phosph.	Ignatia	Zincum met.	Iris versicolor
Lac caninum	Lachesis	Okoubaka		Kalium chlor.
Lilium tigr.	Mezereum	Pulsatilla		Ledum
Lycopodium	Natr. phosph.	Ruta		Mangan. sulf.
Magn. phos.	Phosphor			Natrium chlor.
Nux vomica	Platinum			Sepia
Taraxacum	Staphisagria			Solidago virg.
Urtica urens	Rhus tox.			Symphytum

Alles hat seine Zeit

Ein jegliches hat seine Zeit,
und alles Vorhaben
unter dem Himmel
hat seine Stunde:

geboren werden hat seine Zeit,
sterben hat seine Zeit;
pflanzen hat seine Zeit,
ausreißen, hat seine Zeit;

töten hat seine Zeit.
heilen hat seine Zeit;
abbrechen hat seine Zeit.
bauen hat seine Zeit;

weinen hat seine Zeit,
lachen hat seine Zeit;
klagen hat seine Zeit,
tanzen hat seine Zeit;

schwitzen hat seine Zeit,
frieren hat seine Zeit;
herzen hat seine Zeit,
trennen hat seine Zeit;

suchen hat seine Zeit,
verlieren hat seine Zeit;
behalten hat seine Zeit.
wegwerfen hat seine Zeit;

gehen hat seine Zeit,
kommen hat seine Zeit;
reden hat seine Zeit,
schweigen hat seine Zeit;

lieben hat seine Zeit.
hassen hat seine Zeit;
Streit hat seine Zeit,
Friede hat seine Zeit.

Man mühe sich ab, wie man will, so hat man keinen Gewinn davon. Daher gibt es nichts besseres, als fröhlich zu sein und sich gütlich zu tun im Leben. Denn eine Frau, die strahlt und in sich ruht, hat guten Mut bei all ihren Mühen und ist ein Segen für alle anderen.

Frei nach dem Text aus Prediger Salomo 3, Vers 1-9

Veränderungen gestalten – den Hochsommer des Lebens genießen

Sie haben bis hierher eine Fülle an neuen Informationen aufgenommen. Vielleicht wissen Sie jetzt gar nicht, wo Ihnen der Kopf steht. Dann setzen Sie sich erst einmal hin, trinken eine Tasse Tee, tun Sie nichts und alles ist getan!

Das ist für die nächste Zeit Ihre wichtigste Übung. Schließen Sie Ihre Augen, konzentrieren Sie sich für einen Moment auf Ihren Atem, entspannen Sie sich wenigstens für eine Minute. Dann gehen Sie den nächsten Schritt: naheliegend ist vielleicht ein homöopathisches Mittel, das Sie angesprochen hat. Es ist leicht und einfach anzuwenden und Sie müssen nur beobachten, was passiert.

Schauen Sie, welches körperliche Problem Sie am meisten stört. Greifen Sie für diesen Moment bitte nur eines heraus und bleiben Sie an dessen Behandlung sechs Wochen dran. Schreiben Sie alle notwendigen homöopathischen Mittel oder Schüßlersalze auf einen Notizzettel. Rufen Sie in Ihrer Apotheke an, damit alles sicher vorrätig ist und nehmen Sie erst einmal eine kleine Packungsgröße. Wählen Sie nicht mehr als 3 Mittel aus (nur wenn Nr. 9 und Nr. 10 dabei sind werden es vier, aber sie zählen wie 1 Mittel).

Dann blättern Sie das Buch noch einmal durch, an welchen Stellen Sie sich Notizen gemacht oder etwas unterstrichen haben. Wählen Sie einen neuen Gedanken aus, der Sie am meisten inspiriert hat und schreiben Sie ihn auf einen Zettel. Hängen Sie ihn an einem Ort auf, wo Sie oft vorbeikommen. Das kann am Schlafzimmerschrank sein, am Schreibtisch, im Essbereich, der Küche oder an der Haustür. Beschäftigen Sie sich parallel zu Ihren Mitteln damit, indem Sie ihn immer wieder auf sich wirken lassen. Das ist alles - mehr gibt es im Moment nicht zu tun.

Wenn es Sie drängt, mehr zu tun und Sie (schon wieder?) anfangen wollen, mehrere Symptome gleichzeitig zu behandeln, dann setzen Sie sich selbst einen „Stopp". Merken Sie, wie Ihre Atmung sich beschleunigt und Ihr Herz anfängt zu klopfen? Seufzen Sie tief und freuen Sie sich, dass Sie es so schnell gemerkt haben.

Rom wurde nicht an einem Tag erbaut. Ihr Kind haben Sie nicht in 6 Wochen bekommen. Auch Ihre Ausbildung oder Ihr Studium hat mehr als 6 Monate gedauert. Dasselbe gilt für die Wechseljahre, Wechseljahre, vor allem, wenn Sie sich erfolgreich wandeln wollen. Wenn es schneller ginge, würden die Wechseljahre Wechselwochen heißen. Das tun sie aber nicht. Gehen Sie Schritt für Schritt weiter und lösen Sie ein Thema nach dem anderen auf.

Wenn Sie bisher viel Kühles, Rohkost, Salat, Südfrüchte, Joghurt oder Fisch gegessen haben, dann beginnen Sie in kleinen Schritten Ihre Ernährung Richtung wärmender Ernährung zu verändern. Essen Sie so oft wie möglich eine Suppe, einen Eintopf oder etwas anderes Warmes. So tun Sie Ihrem Körper Gutes.

Wenn Sie noch nicht zu Veränderungen breit sind, weil alles zu viel ist, weil Ihr Leben im Moment sehr turbulent ist oder weil zu viel Neues dabei war, dann gehen Sie ab heute einmal täglich absichtslos spazieren. Gehen Sie ohne Ziel, einfach so. Mal langsam, mal schnell. Bleiben Sie stehen und betrachten Sie die Umgebung. Riechen Sie. Lauschen Sie. Atmen Sie. Das geht auch mitten in der Stadt, z.B. in der Mittagspause. Suchen Sie bei diesem Spaziergang eine Brücke, unter der ein Fluss oder auch Verkehr fließt. Dann stellen Sie sich auf die Seite, auf der Ihnen alles entgegen strömt. Schließen Sie die Augen und spüren Sie, wie es sich anfühlt. Anschließend gehen Sie auf die andere Seite und stellen sich dort ans Geländer, wo Sie alles von sich wegströmen sehen. Schließen Sie auch hier wieder für einen Moment die Augen und entscheiden Sie, was sich besser anfühlt: das Aufnehmen oder das Loslassen.

Wenn Sie bereit sind aufzunehmen, dann springen Sie gleich zum Kapitel „Veränderungen gestalten". Wenn Sie erst noch vieles loslassen müssen, dann fangen Sie an, sich Ihrer Gedanken bewusst zu werden. Aus Ihnen entstehen Gewohnheiten, die uns viele Schwierigkeiten bringen.

Die Wechseljahre bieten uns die Gelegenheit sie zu überdenken und uns davon frei zu machen. Dabei geht es nicht darum, positive Gedanken zu programmieren, denn das Leben ist manchmal einfach nicht lustig. Es geht darum, eine andere Perspektive einzunehmen. Ingrid Riedel beschreibt es folgendermaßen: „Die sich wandelnde Frau, aus den Fesseln der körperlichen Fruchtbarkeit befreit, zieht in ihr neu sich gestaltendes Oberstübchen ein, stößt die Dachluke auf und schaut in die Weite! Von dort oben sieht alles anders aus!"[31] Das Loslassen alter und falscher Gedanken schafft Raum für Neues.

Weisheit im Sinne von „wissen" und „sich kennen" hilft dabei, den Blick auf die großen und wirklich wichtigen Dinge des Lebens zu lenken. Wie wäre es, den Wechsel von „Jacke aus – Jacke an" als geistige Übung der Flexibilität zu betrachten? So, wie Sie beim Spaziergang wählen können, ob Sie in die eine oder andere Richtung schauen, so können Sie das mit allen Gedanken über Ihr Leben tun.

Wie wäre es beständig wechselhaft, wechselhaft beständig zu sein, nämlich im passenden Moment freundlich und im anderen Moment entschlossen Grenzen setzend, je nach dem, was angebracht ist? Der Rhythmus des Lebens besteht selten aus Gleichklang und Monotonie.

[31] Ennulat, Gertrud „Im Zeichen des Feuermonds", Herderverlag 2000

Veränderungen einladen: geistige Gewohnheiten betrachten

Alles, was wir regelmäßig, d.h. „gewohnt" tun, gräbt sich tief in den Gehirnwindungen ein und kann automatisch, also unbewusst und „nebenbei" abgerufen werden. Sie tun das, wenn Sie Auto fahren und dabei die Kupplung drücken, weil Sie einen anderen Gang einlegen wollen. Sie denken darüber überhaupt nicht nach – bis Sie zu einem Automatikfahrzeug wechseln!

Dabei steht das Gehirn in ständigem Austausch mit körperlichen Empfindungen, wie eine psychologische Studie von 1974 zeigt: Männer hatten Verabredungen mit unterschiedlichen Frauen. Nach dem Treffen sollten sie in einem Fragebogen angeben, wie gut ihnen die Frau gefallen hat und ob sie sich vorstellen könnten, sich in die Frau zu verlieben. Das Experiment wurde an verschiedenen Stellen durchgeführt. Wenn die Männer auf einer Brücke standen, die leicht schwankte, löste dies unbewusst Herzklopfen aus. Danach gaben die Männer weit häufiger an, sich von der Frau angezogen zu fühlen, weil sie die körperliche Reaktion als Interesse gedeutet hatten. Sie setzten Herzklopfen mit Verliebtsein gleich.

Dasselbe geschieht in den Wechseljahren: Was denken Sie über das Schwitzen? Hat man Angst, wenn man schwitzt? Schwitzt nur ein ungepflegter Mensch? Empfinden Sie Schweiß als eklig, weil Sie denken, dass er riecht oder riecht er wirklich? Denken Sie, dass Schwitzen ein Zeichen von Stress und Panik ist? Prüfen Sie, ob Sie wirklich Stress oder Panik haben oder es denken, weil sie schwitzen. Was assoziieren Sie mit einem roten Kopf? Scham? Ertappt werden? Wenn Kinder ertappt werden, steigt ihnen die Hitze in den Kopf oder sie erröten, weil sie sich schämen. Gibt es wirklich etwas zu schämen? Oder sind es die Gedanken, die Ihr Gefühl verstärken? Oder offenbart der rote Kopf nur das, was Sie wirklich denken? Nämlich, dass Sie Ihrer Kollegin die Pest an den Hals, sprich eine wüste Akne oder Übergewicht wünschen? Dann verstärkt natürlich der rote Kopf das Gefühl, ertappt worden zu sein.

Was assoziieren Sie damit, wenn ein Mensch sich ständig an- und wieder auszieht? Dass sie launenhaft ist? Wankelmütig? Nicht weiß, was sie will? Wie oft hören Sie das von anderen Menschen und glauben es? Ist es wirklich so? Oder sind Sie nur flexibel? Wenn Sie wirklich wankelmütig sind, haben Sie ein Entwicklungsfeld, um das Sie sich kümmern können. Wenn dem nicht so ist, dann lernen Sie, sich selbst und Ihrem Gehirn zu vermitteln: aus- und anziehen ist aus- und anziehen.

Stärken Sie die „Dünndarmenergie" des Klärens und Sichtens möglichst in jedem Augenblick, denn Ihr Gehirn nimmt ebenfalls jeden Moment Informationen wahr und ordnet ihnen eine Bedeutung zu. Je klarer Ihr Geist ist, desto seltener „verlaufen" Sie sich in falschen Annahmen!

Wenn jemand lächelt, weil Sie sich gerade wieder anziehen, nachdem sie sich vor einer Minute die Jacke ausgezogen haben, fragen Sie nach, warum die Person lächelt. Wenn Sie freundlich zu Offenheit ermuntern, statt den oder die andere anzugiften, erfahren Sie vielleicht, dass Sie die Person an ihre Mutter erinnern. Wenn Sie weiter nachfragen, hören Sie, dass die Mutter nicht mehr lebt und der Person fehlt. Sie zu beobachten hat eine Erinnerung und ein Lächeln ausgelöst, während Sie vielleicht dachten, ausgelacht zu werden. Das Gefühl, ausgelacht zu werden, ist ein „Link" zu unverarbeiteten Kindheitserinnerungen.

Vielleicht hat die Person tatsächlich gegrinst, weil sie an ihre launische Mutter erinnert wurde. Aber auch hier dürfen Sie entscheiden, ob Sie ein Problem erschaffen wollen, indem Sie das Lächeln oder Grinsen gedanklich zu einem „lacht mich aus" machen. Wenn Sie sich dann im Arbeitsleben oder in der Familie auch noch verhalten wie eine Fünfjährige, ist es mehr als logisch, dass Sie irgendwann nicht mehr ernst genommen werden. Das hat nichts mit den Wechseljahren zu tun, sondern mit fehlenden Entwicklungsschritten.

Wagen Sie häufiger solch ein kurzes Seitengespräch in einer Besprechung oder im Familienalltag, denn es dauert keine Minute lang, aber sie werden sich anders fühlen und ihr Gegenüber auch.

Vor allem, wenn die Gedankenmuster negativ, abwertend oder lieblos sind, ist es wichtig sie zu erkennen, zu verstehen und zu verändern. Ein Beispiel: Sie gehen durch die Wohnung und nehmen gewohnheitsmäßig auf dem Weg zur Küche eine Tasse oder ein Glas mit, das irgendwo herumsteht. Sie greifen nach etwas, was auf dem Boden liegt oder legen etwas zurück, was sich nicht mehr an seinem Platz befindet. All das sind Gewohnheitsmuster.

Sie werden genervt, weil immer sie diejenige sind, die aufräumen muss, während die anderen die Sachen „immer" rumstehen lassen und so unordentlich sind. Sie denken, dass wenn Sie die Unordnung der anderen zulassen würden, würde alles im Chaos versinken. Das ist ein Gedanke, von dem Sie nicht sicher sein können, ob er wirklich stimmt, solange Sie es nicht anders ausprobiert haben. Es setzt voraus, dass Sie sich anders verhalten und vor allem, dass Sie lange genug abwarten. Wenn Sie geduldig sein könnten, würden Sie beobachten, wie die anderen mit ihrer Verantwortung umgehen. Es könnte sein, dass sie ihren Anteil übernehmen, wenn es ein für sie passendes „timing" gibt und Sie bereit sind, die Verantwortung zu teilen.

Es kann einige Zeit dauern, bis die Veränderung sich zeigt, denn auch die anderen haben Gewohnheitsmuster, die Sie Ihnen beigebracht haben: „Mami" räumt immer auf! Mein Rekord lag bei sechs Wochen ungeputztem Besucherklo auf dem die Männer des Hauses im Stehen pinkeln durften, weil sie das so wollten.

Dafür war die Verabredung, dass sie es selbst putzen müssen. Dann kam die Machtprobe. Ich habe sie bestanden, denn in der 3. Woche erwartete der pubertierende Sohn eine neue Freundin und es war ihm unangenehm, wie es bei uns roch. Glauben Sie mir: ich war nicht begeistert, aber ich hatte auch keine Lust, mich zur Putzfrau machen zu lassen. Noch mehr hatte ich aber Lust, das (Macht-)Spiel zu gewinnen – denn das ist es wirklich oft!

Wenn Sie es nicht als Spiel sehen können, müssten Sie auf jeden Fall damit leben, dass manche Dinge nicht so gemacht werden, wie Sie sich das vorstellen. Vielleicht gehören Sie zu den Menschen, die das Geschirr in der Spülmaschine akribisch sortieren? Auch das sind Gewohnheitsmuster, wenn Sie glauben, dass die Dinge auf eine bestimmte Art und Weise gemacht werden müssten und nur so richtig sind. Wenn Sie ein ausgeprägtes Bedürfnis nach Ordnung und Sauberkeit (oder auch nach gemütlichem Chaos) haben, könnten Sie schauen, was es für Sie bedeutet und was dahinter steckt, denn es wird immer wieder zur Frustration kommen, wenn man mit anderen zusammen lebt. Daher empfehle ich auf jeden Fall einen eigenen Raum, in dem immer die Ordnung (oder Unordnung) herrscht, die Sie brauchen. Das kann NICHT die Küche sein, die alle benutzen.

Was mich immer wieder bei Patientinnen verwundert ist, dass alle ihren eigenen Raum haben – bis auf die Mutter! Der Mann hat ein Büro, die Garage oder eine Werkstatt, die Kinder ein eigenes Zimmer. Und die Mutter? Der gehört die Küche – wie irrsinnig! Da steckt ein ganz altes Gewohnheitsmuster dahinter, das wir von unseren Müttern und Großmüttern übernommen haben. Es wird Zeit, dass wir es ändern!

Wenn Ihre Wohnung zu klein für einen eigenen Raum ist, dann suchen Sie sich IHRE Ecke, die die anderen nicht durcheinander bringen dürfen. Die anderen haben dort nur auf Einladung Zugang oder müssen den Ort so zurücklassen, wie sie ihn vorgefunden haben. Wenn Sie das Bedürfnis nach Ordnung (oder ihrem Chaos) spüren, dann gehen Sie an Ihren Ort, um es zufrieden zu stellen und zu genießen. Trinken Sie dort in Ruhe Ihre Tasse Tee. Glauben Sie mir: ein Raum, eine Ecke, in der sich das spiegelt, was Sie gerade brauchen, führt unmittelbar zu Entspannung, so dass Sie weniger gereizt sind. Entwickeln Sie dadurch ein neues Gewohnheitsmuster der Erholung.

Wenn Ihnen ein eigener Raum eine zu große Sache ist, können Sie auch im Kleinen üben. Sie sollten dafür etwa zehn Tage oder vier Wochen lang verschiedene Handlungen anders ausführen als gewohnt. Wenn Sie immer auf einem bestimmten Weg zur Arbeit, zur Straßenbahn oder zum Lebensmittelgeschäft gehen oder fahren: nehmen Sie jeden Tag einen anderen Weg.

Wenn es vermeintlich nur einen Weg gibt, machen Sie eben Umwege und planen Sie die längere Zeit ein. Beobachten Sie, was es mit Ihnen macht, wenn Sie das erste genervt-sein überwunden haben, das unter Umständen dabei auftaucht. Wenn Sie es gewohnt sind, das Duschwasser mit der linken Hand anzudrehen, drehen Sie es nun mit der rechten Hand an oder umgekehrt. Wenn Sie es gewohnt sind, eine Tasse im Vorbeigehen mit in die Küche zu nehmen, dann bleiben Sie ab sofort stehen, halten inne und beobachten sich einen Moment.

Gehen Sie mit dieser Tasse in sich: wer hat die wohl da stehen lassen? Probieren Sie folgenden Satz aus: „Irgendjemand, nicht ich, hat sie dort stehen lassen." Fragen Sie sich, ob es Ihre Aufgabe ist, diese Tasse wegzuräumen. Probieren Sie den Satz: „Nein, es ist nicht meine Aufgabe, diese Tasse wegzuräumen." Falls Sie glauben, es ist ihre Aufgabe, dann fragen Sie sich, wer sie erteilt hat und warum. Was würde denn passieren, wenn diese Tasse dort stehen bleibt? Es würde nichts passieren, wenn diese Tasse dort stehen bleibt. Sie schimmelt nicht weg. Sie verwandelt sich nicht zu einer Bombe. Sie steht nicht so, dass jemand darüber stolpern wird. Es ist einzig und allein Ihr Gewohnheitsmuster, dass „alles" „immer" seine – nämlich IHRE – Ordnung haben muss.

Genau genommen sind Sie ein Terrorist. Aber niemand bezeichnet sie so. Ist es wirklich dramatisch, dass nicht jeder und jede (sofort) seine Sachen aufräumt? Nein, es ist nicht dramatisch, wenn jemand seine Sachen nicht aufräumt. Muss ich dieses Bündel nun aufheben und wegräumen? Nein, ich muss dieses Bündel nicht aufheben und wegräumen. Wenn Sie Ihr Muster wahrgenommen haben, gehen Sie einfach weiter Ihres Weges, den Sie eigentlich gehen wollten und freuen Sie sich. Vielleicht hilft es Ihnen, einen Moment die Augen zu schließen und drei Mal bewusst ein- und auszuatmen, bevor Sie ihre Alltagsmeditation beenden.

Es werden Sie zunehmend Dinge stören. Dinge, die herumstehen, Dinge, die herumliegen, Dinge, die da liegen, wo sie ihrer Ansicht nach nicht hingehören. Nehmen Sie die Gefühle wahr, die das auslöst: Gereiztheit, Ungeduld, genervt sein, Zorn, Wut. Machen Sie sich klar, dass das Außen nur die Unzufriedenheit spiegelt, die Sie im schlimmsten Fall schon seit Jahrzehnten in sich tragen und nie aufgelöst haben.

Viele Frauen warten zu oft ab, was die anderen machen, um sich anzupassen, statt ihr Leben frei zu gestalten und selbst zu bestimmen. Viele Mütter denken, dass sie ihr kleines Kind immer selbst betreuen müssen und gewöhnen es von klein auf daran, dass nur sie selbst es versorgt. Das Kind gewöhnt sich unnötigerweise daran. Manche finden ihre Kinder so süß und gehen so in ihrer Mutterrolle auf, dass Sie die Konsequenzen dieser Gewöhnung vergessen. Nutzen Sie jetzt die Phase der Wechseljahre, die Ihnen deutlich zeigt, was Sie falsch gemacht haben und wo Sie sich selbst zur Dienerin und Magd Ihrer Vorstellungen gemacht haben. Statt aufzuräumen schauen Sie lieber, was Sie wirklich unzufrieden macht. Ändern Sie vor allem unselige Gewohnheitsmuster!

Meistens sind es negative Gedankenmuster und unerfüllte Bedürfnisse. Wenn es Sie unzufrieden macht, dass immer Sie für das Aufräumen und die Ordnung zuständig sind, weil es sonst keiner macht, dann schauen Sie tief in Ihrem Inneren, welches Gefühl sich da regt. Nicht selten zeigt sich die Traurigkeit, sich allein gelassen zu fühlen. Ein Schmerz, der schon so lange besteht und nicht verschwinden will. Er kann aber erst verschwinden, wenn Sie ihn an sich nehmen und wohlig umarmen. Sie können also genau den Moment von Unordnung nutzen, sich Ihrer tiefsten Traurigkeit zuzuwenden. Sehen Sie das kleine, überforderte Wesen, das Dinge tut, die gar nicht seine Aufgabe sind?

Nehmen Sie es nur für heute, für diesen Tag an Ihre Seite und stellen Sie fest: mit diesem Anteil an Ihrer Seite können Sie gar nicht mehr so schnell rennen, so schnell arbeiten, so perfekt funktionieren und so rasend auf ihren Gewohnheitsbahnen entlangfahren. Sie könnten sich innerlich sagen: „Hey, Traurigkeit (Einsamkeit), habe ich Dich schon wieder nicht beachtet? Wie kommt es nur, dass ich Dich immer wieder ignoriere? Es tut mir leid." Sie werden automatisch etwas langsamer und ruhiger. Vielleicht wollen Sie sich sogar einen Moment hinsetzen und sich erholen. Genau so beginnt Veränderung.

Natürlich bietet Ihnen Ihr Gewohnheitsmuster unbändige Wut als Alternative genau jetzt an – gegen Ihren Mann, Ihre Kinder, Ihre Mutter, Ihren Vater, um Sie von Ihren Empfindungen abzulenken. Lassen Sie sich vom Zorn nicht immer wieder verführen, nur weil er sich vermeintlich besser anfühlt als Trauer.

Wenn Sie bei dem Blick auf das Glas, die Tasse oder die Unordnung denken, dass es nicht Ihr Job ist, „immer aufzuräumen", dann umarmen Sie diesen bockigen, rebellischen Anteil, nehmen ihn in Ihre Arme und gestalten Sie damit Ihren Alltag. Erfreuen Sie sich daran und sagen Sie sich: „Hey, Du Liebe (Bockigkeit)! Habe ich Dich schon wieder so weit „links" liegen lassen, dass Du mir aus dem Blickfeld geraten bist! Gut, dass Du Dich jetzt meldest!" Dann können Sie sofort üben, Ihre Unnachgiebigkeit zu pflegen, indem Sie sich weigern, die Tasse, das Glas oder was auch immer Ihnen entgegen kam, aufzuräumen oder mitzunehmen. Das Ergebnis wird sein, dass Sie weit häufiger „nein" sagen, als man es von Ihnen gewohnt ist.

Gehen Sie an Ort und Stelle (der „Unordnung") auf die Suche nach ihrem momentanen Gefühl. Sind Sie traurig, dass die anderen die Dinge nicht so tun, wie Sie es sich wünschen? Schließen Sie daraus, dass man Sie nicht wertschätzt, nicht lieb hat, nicht respektiert? Es ist das Gedankenmuster: „nur, wenn die anderen etwas so tun, wie ich es mir wünsche, dann lieben sie mich!", „nur wenn die anderen genauso ordentlich sind, wie ich und damit meine Ordnung aufrechterhalten, dann zeigen sie mir Anerkennung!" „wenn die anderen...", „wenn die anderen...", „wenn...." Durchbrechen Sie Ihre Angewohnheiten! Lassen Sie die anderen sein, wie sie sind und verwenden Sie Ihre Energie darauf, Ihre eigenen Bedürfnisse zu befriedigen.

Bevor aus Ihrem neuen Verhalten ein wirklicher Zeit- und Energiegewinn entsteht, gibt es noch eine kleine Hürde zu überwinden. Wahrscheinlich haben sich die Menschen in Ihrem Umfeld daran gewöhnt, dass Ihr Service kostenlos, „umsonst" und ohne Wertschätzung zu bekommen ist. Es ist mehr als natürlich, dass die anderen versuchen werden, den Status quo zu erhalten. Bitte seien Sie konsequent, sonst machen Sie sich nur unglaubwürdig. Sie werden nämlich erst einmal auf Ihre Glaubwürdigkeit getestet, denn keiner geht davon aus, dass Sie es ernst meinen. Man kennt sie und Ihre Bedürfnisse viel genauer, als Sie sie selbst kennen.

Fangen Sie gar nicht erst an, auf sinnlose Fragen, die jeder selbst beantworten könnte, zu reagieren. Üben Sie einfach einige Zeit „nichts zu tun" und vieles wird sich von selbst regeln! Hegen Sie keine bösen Gedanken gegen die Gewohnheitstierchen in Ihrem Umfeld, schließlich sind Sie auch eines. Bleiben Sie freundlich, aber lassen Sie nicht mehr zu, dass andere Sie davon abhalten, zu sich zu kommen. Wenn die anderen Sie konsequent stören und nerven, dann schreiben Sie Ihnen Anweisungen auf große, gut lesbare Zettel, wie „ich brauche jetzt meine Ruhe" oder „Auch Dir hat der liebe Gott ein Gehirn geschenkt!" Lassen Sie sich nicht zu altbekanntem Ärger und mieser Laune verführen, denn die kennen Sie nur allzu gut.

Wenden Sie sich lieber den Gefühlen zu, die Sie selten wahrnehmen, wie Angst, Trauer oder Erschöpfung: Angst, nicht geliebt oder allein gelassen zu werden. Traurigkeit darüber, dass die anderen so viel Macht und man selbst so wenig davon hat (ein Gedankenmuster!) oder Erschöpfung darüber, dass die Dinge nicht so laufen, wie man sie sich vorstellt. Lassen Sie Ihre Gewohnheitsmuster Stück für Stück gehen und überraschen Sie sich selbst und andere Menschen durch ungewohntes Verhalten.

Versuchen Sie zum Beispiel eine Zeit lang „nie wieder zu spät kommen". Nehmen Sie sich für diese Übung 4 Wochen Zeit. Gehen Sie immer so früh los, dass Sie SICHER noch 10-15 Minuten an dem Ort, wo Sie hinmüssen, übrig haben. Setzen Sie sich in Ruhe vor das Gebäude oder in den Eingangsbereich, beobachten Sie Menschen, nehmen Sie Ihre Stimmung wahr. Geben Sie dem, was Sie gleich tun wollen, Raum.

Mit der Zeit versuchen Sie Grenzbereiche auszuloten. Das ist ein effektives Mittel, Ihre Wünsche und Bedürfnisse besser kennen zu lernen. Wenn Sie extrem ordentlich sind, dann probieren Sie es zehn Tage oder vier Wochen aus, nicht für Ordnung zu sorgen. Einfach, um es einmal ausprobiert zu haben. Kündigen Sie es auf jeden Fall an, evtl. in schriftlicher Form durch eine Mitteilung am Kühlschrank und beobachten Sie, was passiert. Wenn Sie zum Chaos neigen, dann tun Sie alles im Zeitlupentempo und immer nur eine Sache für sich allein. Unabhängig davon, ob die anderen ihr Verhalten ändern oder nicht, werden Sie mit diesen Übungen intensiv in Kontakt mit sich und Ihren Gefühlen kommen.

Ich bin sicher, dass dann auch bei Ihnen ein Gedanke auftaucht, den sehr viele Frauen kennen: „Wenn das meine Mutter sehen würde!" oder „Wenn das meine Mutter wüsste!" Gewohnheitsmuster sind oft reine Dressur aus unserer Kindheit: „Räum' das sofort auf!", „Wenn Du dies oder jenes tust, dann gibt's auch eine Belohnung!", „Wenn Du das nicht machst, hat Dich die Mami aber nicht mehr lieb!" Vielleicht hat Sie Ihre Mutter auf eine bestimmte Art und Weise geformt, weil sie dachte, dass es gut und richtig ist, wenn Sie ein „ordentliches" Mädchen werden. Auch das ist nur ein Gedankenmuster!

Eigentlich sind Sie doch erwachsen und könnten selbst bestimmen, was Ihnen wichtig ist und richtig erscheint. Meiner Erfahrung nach werden aber viele Menschen einfach „groß" und bürden sich in alter Manier viel Belastung auf – erwachsen sein ist etwas anderes. Lesen Sie noch einmal das Entwicklungsstufenmodell von Erikson, um herauszufinden, welche Seelenanteile Sie am Wegrand zurückgelassen haben. Das ist das Einzige, was Ihnen wirklich umfassend gut tun wird und Sie in Ihrem persönlichen Veränderungsprozess unterstützen kann: herauszufinden, was Ihnen fehlt, um ganz zu werden!

Ihr neues Verhalten wird sicher für Gesprächsstoff sorgen, denn Ihre Mitmenschen werden sich – privat oder beruflich – wundern. Lassen Sie zu, dass genau daraus ein Miteinander entsteht und kürzen Sie es nicht durch ein beleidigtes „Siehst Du mal, was ich bisher alles geleistet habe!" ab. Gehen Sie wirklich in Verbindung mit den Menschen, die Ihnen nahe stehen oder mit denen Sie zusammen arbeiten, um zu schauen, wie Sie in Ihre Mitte kommen und dort bleiben können. So entsteht Zufriedenheit. Suchen Sie nach all dem, was Sie brauchen, um sich wohl zu fühlen. Erkunden Sie Ihre tiefen, innersten Bedürfnisse nach Wertschätzung, Anerkennung und gesehen-werden. Lernen Sie so mit anderen zu sprechen, dass sie Ihnen das gerne geben, was Sie brauchen. Wenn Sie sich in Ihrer Bedürftigkeit sehen lassen, statt die hartgesottene Powerfrau abzugeben, werden Sie Ihr wahres Wunder erleben. Genau an dieser Stelle kann das Leben leicht werden und frei, denn Gewohnheitsmuster und negative Gedanken engen Ihren Horizont und auch den der anderen nur ein!

Wenn Ihnen Veränderungsprozesse schwer fallen oder Zweifel auftauchen, ob sich die Mühe wirklich lohnt, dann üben Sie sich wieder und wieder im Klären und Sichten und geben Sie Ihrem (Verbitterungs-) Feuer einen Rahmen. Wenn Sie Jahrzehnte lang Gefühle und Bedürfnisse durch überzogene Autonomie, Allmacht und Kontrolle unterdrückt haben, wird es einige Zeit dauern, bis die Gelassenheit wächst. Wie vielen Ängsten haben Sie bisher den Zutritt zu Ihrem Bewusstsein verweigert? Wie viel Platz haben Sie der Trauer eingeräumt? Wenn Sie sich eingestehen, dass Sie viel weggedrängt haben, dann ist es mehr als logisch, dass die Gefühle genau jetzt auftauchen, wenn Sie sich zurücklehnen und Ruhe geben.

Bleiben Sie am Ball, indem Sie sich immer wieder der Angst, Trauer und Erschöpfung zuwenden. Angst vor Unordnung, Angst vor Chaos, Angst vor Kontrollverlust. Traurigkeit über das Altern, Traurigkeit darüber, dass die Kinder nicht mehr klein sind. Traurigkeit, dass die Familie sich verändert, dass Sie nicht mehr dieselbe sind, dass Ihr Mann nicht mehr derselbe ist. Erschöpfung darüber, dass Sie glaubten, Sie könnten alles alleine schaffen. Erschöpfung darüber, dass Sie Ihre Vorstellungen nicht durchsetzen können.

Wenn Sie sich elend fühlen, dann üben Sie „nur für heute“: „nur für diesen einen Tag werde ich dieses bisher ungeliebte Gefühl an mich nehmen und bei mir tragen. Heute Abend, wenn ich schlafen gehe oder spätestens morgen früh, wenn ich die Augen aufschlage, lasse ich es wieder los.“ Wenn Sie diesen ersten Schritt, dieses „Ja“ zum annehmen Ihres Selbst gegangen sind, dann gibt es unzählige Methoden, mit denen Sie weiter arbeiten können. „Ich stehe nicht mehr zur Verfügung“ von Olaf Jacobsen gefällt mir persönlich sehr gut oder Rüdiger Dahlke mit seinem Buch „Das Schattenprinzip“, vor allem, wenn es gilt, sich mit sich selbst auszusöhnen.

Es gibt unzählige Ratgeber, die gelesen werden wollen. Denken Sie daran, dass Ihr Leitsatz für die nächsten Monate folgender sein sollte:

> ***Tue nichts und alles ist getan!***

Sie können das Nichts-Tun so verstehen, dass Sie wirklich nichts tun. Falls Ihnen das schwer fällt, könnten Sie aber auch öfter inne halten und nichts tun, bevor Sie etwas Neues beginnen, vor allem, wenn es sich um Gewohnheitsmuster handelt. Eine andere Möglichkeit ist, dass Sie statt dem Gewohnten etwas tun, was Sie in einen „Flow“ bringt.

Alle Tätigkeiten, in denen Sie wie als Kind vollkommen aufgehen, führen gleichzeitig zu tiefer Entspannung. So können Sie auch im Tun Muse finden und sich der Genesung Ihrer Seele widmen. Beschäftigen Sie sich dafür ganz praktisch mit den 5 Elementen im Alltag. Die folgenden Seiten helfen Ihnen dabei.

Dich

Dich nicht näher denken
und Dich nicht weiter denken
dich denken wo du bist
weil du dort wirklich bist

dich nicht älter denken
und dich nicht jünger denken
nicht größer nicht kleiner
nicht hitziger und nicht kälter

Dich denken und mich nach Dir sehnen
dich sehen wollen
und Dich lieb haben
so wie du wirklich bist.

Erich Fried[34]

[34] Das Gedicht ist auf Sie gemünzt! Nicht auf Ihren Mann, Ihren Partner, Ihre Partnerin oder Ihre Kinder!
Erich Fried, „Liebesgedichte", Verlag Klaus Wagenbach, Berlin, 1987, Seite 10

Veränderungen einladen: der Seele Gutes tun

Stress ist immer mit einem Knoten in der Seele verknüpft, der sich irgendwann im Körper spiegelt, zum Beispiel durch Krankheiten, einen Tumor oder Krebs. Daher ist die Arbeit mit verdrängten Seelenanteilen eine wichtige Aufgabe.

Das Prinzip des Wandlungsphasenmodells „die Mutter nährt das Kind" gilt auch hier. Die Stärkung des Metallelementes ist für uns Frauen der wichtigste Schritt. Ein harmonisches und ausgeglichenes Metall trägt dazu bei, dass keine Blockaden mehr entstehen. Wenn das starke Feuer der Wechseljahre geschickt gelenkt wird, kann es seine Lebenskraft und Herzlichkeit entfalten und sich so ausbreiten, dass alle folgenden Elemente Wärme erfahren.

Das Metall wird von der Erde genährt und man sagt nicht umsonst, dass essen „Leib und Seele zusammen hält". Deshalb tut wärmende Ernährung auch der Seele sehr gut. Ein starkes, gewärmtes Metallelement erleichtert es, Hilfe anzunehmen, ermöglicht ein „Miteinander" und hilft die Seele zu entspannen. Wenn es voller Energie ist, wird es seine Kraft an das Wasserelement weitergeben, so dass tiefe Weisheit entsteht. Wenn die Liebe, vor allem zu sich selbst, alles durchdringt, wird es warm ums Herz und die Feuerphase der Wechseljahre bringt Freude und Lebenslust mit sich:

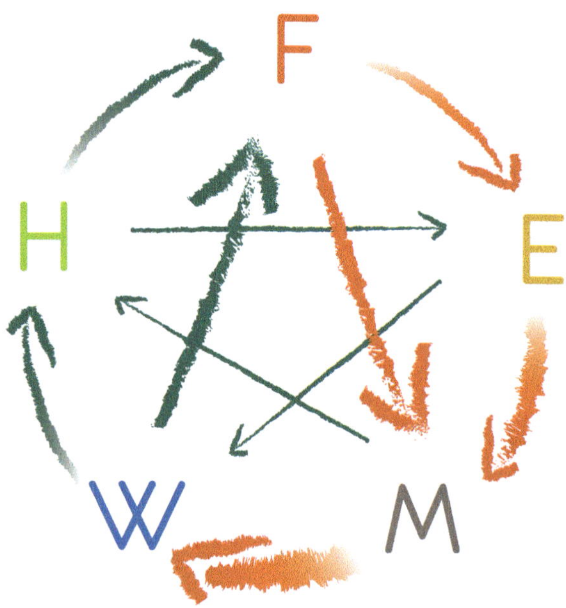

Die wichtigste Voraussetzung für einen gelingenden Prozess ist Ruhe. Die Seele wird in Frieden kommen, wenn der Körper Behaglichkeit erfährt. Geist, Körper und Seele, unsere Gedanken, Empfindungen und Gefühle sind eine unzertrennliche Einheit. Ideal ist es, wenn wir zu unseren Wurzeln zurückkehren. Erinnern Sie sich an die erste Lebensphase nach dem Entwicklungsphasenmodell: „Ich bin, was mir gegeben wird!" Je mehr Ruhe Sie geben können, desto eher kann das Leben alles, was Sie brauchen, zu Ihnen hinlenken. Das ist der Inbegriff seelischer Genesung.

Auf den folgenden Seiten finden Sie die seelischen Aspekte der 5-Elemente-Lehre beschrieben. Wählen Sie sich eines aus, das Sie nähren wollen. Sie können daran orientieren, in welcher Phase Sie sich befinden, die abhängig vom Alter ist. Die Abbildung auf Seite 40 wird Ihnen helfen. Wenn Sie ein homöopathisches Mittel für sich gefunden haben, könnten Sie schauen, welches Element die innere Arbeit unterstützt. Wenn Sie das Gefühl haben, ein bestimmtes Element „zu sein", dann wählen Sie danach aus.

Suchen Sie sich für Ihre Übungseinheiten einen ruhigen Ort. Wenn es zuhause keinen Rückzugsort oder eigenen Raum gibt, dann schauen Sie, wo es diesen Ort außerhalb gibt: ein verstecktes Plätzchen im Wald? Ein ruhiges Café, das Sie gern besuchen? Eine schöne Bibliothek? Wenn Sie einmal zu Besuch in Stuttgart sind, besuchen Sie die neue Stadtbücherei: ein genialer, offener Ort für Ruhe und Entspannung. Vielleicht gibt es ein Museum, das Ihnen gut gefällt? Sie können aber auch in einer Kirche Rückzug finden. Wenn tatsächlich kein Raum zu finden sein sollte, dann installieren Sie die Ruhe in Ihrem Alltag, indem Sie Rituale in den Vordergrund rücken: bringen Sie Ihre Kinder zu Fuß in den Kindergarten, begleiten Sie sie mit dem Fahrrad zur Schule, um dann weiter oder wieder nach Hause zu fahren.

Gehen Sie die Wege, die Sie gehen müssen, in Ruhe, statt ständig hektisch in der Gegend herumzuspringen, wie ein aufgescheuchtes Reh. Wenn Sie eine Hitzewallung bekommen, bleiben Sie stehen oder ruhig sitzen, schauen Sie auf die Uhr, schließen die Augen und atmen solange, bis sie vorbei ist. Dann schauen Sie wieder auf die Uhr, die einen Sekundenzeiger haben sollte, denn meist ist der Zeitraum so kurz, dass es sich nicht einmal lohnt, emotional „in Wallung" zu kommen. Wenn Sie frische Luft brauchen, richten Sie es so ein, dass Sie in der Nähe des Fensters sitzen. Springen Sie aber auch dann nicht sofort auf, wenn es Ihnen heiß wird, sondern bewegen Sie sich langsam zum Fenster. Hektische Bewegungen verschlimmern die Hitze und erschweren die Selbstbeobachtung.

Wenn sie sich noch nie intensiv mit Ihrem Inneren befasst haben, fangen Sie an zu schreiben. Es muss nicht literarisch sein, kurze Notizen reichen. So könnten Sie auch am Esstisch einen Ort der Stille zelebrieren, wenn die Kinder in der Schule oder dem

Kindergarten sind, indem Sie in Ruhe in Ihr hübsches Schreibheft versinken, um das herausfließen zu lassen, was sich zeigen will. Schreiben Sie, ohne nachzudenken, von Hand – nicht am Computer! Sie können dabei auch Ihre Beschwerden beschreiben, um zu den dahinter liegenden Gefühlen zu kommen. Das kann ungemein befreiend sein und erspart Ihnen endlose Gespräche über ein unseliges Thema.

Beobachten Sie Ihre Träume, denn in den Wechseljahren verändert sich das Schlafverhalten häufig so, dass auch Frauen, die sich nie an ihre Träume erinnern konnten, dies plötzlich tun. Nehmen Sie diese Träume ernst und arbeiten Sie damit. Hüten Sie sich vor negativen Erklärungen und suchen Sie so lange weiter, bis Sie eine positive Deutung des Traumes finden. C.G. Jung riet den Therapeuten in seiner Ausbildung, dass sie immer fähig sein sollten, die „klassischen Trauminterpretationen" beiseite zu schieben, um sich der Auslegung des Patienten zu widmen. Träume des Gebärens, eines Tunnels oder einer Höhle können Hinweise auf einen Durchbruch im Sinne einer Neugeburt sein, was ein gutes Zeichen ist. Wenn Sie nur die Einsamkeit in der Höhle sehen, werden Sie deprimiert in den nächsten Tag starten! Lesen Sie Bücher zu Traumdeutungen und suchen Sie solange, bis Sie eine für sich schöne gefunden haben. Ich danke Gertrud Ennulat[35] für den Hinweis zu diesem Thema.

Sie können mit all Ihren Träumen arbeiten, indem Sie sie verändern. Bleiben Sie dafür nah am Handlungsstrang, am „inneren Film", aber verwandeln Sie ihn. Schauen Sie, dass das Ende gut ausgeht, vor allem bei Träumen, die immer wiederkehren. Wenn ein Mann Sie verfolgt, bleiben Sie einmal stehen und schauen ihn an, ob Sie ihn nicht kennen. Gehen Sie auf ihn zu, haben Sie Mut und betrachten Sie ihn! Oder Sie holen schon einmal ganz tief Luft, um ihn wegzuschreien. Oder stellen Sie sich vor, dass aus dem Nichts eine Fee oder eine Freundin auftaucht und der Mann verschwindet!

Denken Sie immer daran, dass die Seele sich extrem gut entspannen kann, wenn Sie ein rhythmisches Leben führen. Finden Sie Ihren eigenen Rhythmus, der Ihnen gut tut. Sitzen Sie möglichst oft in Stille und trinken Sie eine Tasse Tee oder warmes Wasser.

Lesen Sie ein Buch, statt sich vom Fernsehen berieseln zu lassen. Beschäftigen Sie sich mit den fünf Elementen und lassen Sie jedes eine Zeit lang intensiv auf sich wirken, bevor Sie entscheiden, welche neuen Ideen Sie am liebsten umsetzen wollen. Sie können nie alles tun. Sie können nur zur rechten Zeit das Richtige tun. Möge es Ihnen möglichst oft gelingen!

[35]Gertrud Ennulat „Im Zeichen des Feuermonds", Herderverlag 2000, Seite 63ff

Holzelement

Kraftvoll gelebt ist es selbstbewusst, entscheidungsfreudig, kreativ und spontan. Eine hohe Flexibilität, gepaart mit Mut zum Risiko und der Lust Neues auszuprobieren wird begleitet von einem gesunden Ehrgeiz. Das Holzelement ist initiativ und eine Frau, die ein starkes Holzelement hat, wird ihr Umfeld durch neue Ideen, Kreativität und Abwechslung begeistern.

Schattenseite:
Krankhafter Ehrgeiz, Despotin, Rebellin. Hyperaktivität, harte Kämpferin, Rädelsführerin, Terroristin. Strenge, Vernichtung. Aggression und Sadismus.

Übungen:
Täglich etwas Neues, Ungewohntes tun. Wann sind Sie zuletzt barfuß aus dem Haus gegangen? Maus nach „links" verlegen, wenn Sie Rechtshänderin sind. Die Führung abgeben und in die „zweite Reihe" treten. Regelmäßige Gymnastik, 15 min. täglich reichen.

Erinnerungen:
Was hat mir als Kind tiefe Befriedigung oder eine diebische Freude bereitet? In welchen Tätigkeiten bin ich so aufgegangen, dass ich die Welt um mich herum vergessen habe? Wie habe ich meine kreativen Anteile ausgelebt?

Fragen:
Wie betrachte ich die Welt?
Was tue ich für die Gesundheit meiner Augen?
Womit verschaffe ich mir einen klaren Blick?
Wie lebe ich meine kreative Seite und meine künstlerischen Anteile aus?
Wer inspiriert mich?
In welchem Bereich lasse ich mich gern führen?

Was das Holzelement in Harmonie bringt:

- Yoga
- Gehmeditation
- Waldspaziergänge
- Gartenarbeit
- Neugierig sein
- Geräusche produzieren
- Reiten (sich tragen lassen)
- Rituale, geliebte Gewohnheiten
- Schaffen (mit den Händen)
- Löcher in die Luft stieren
- Grüntöne ins Leben bringen
- Hund anschaffen

Feuerelement

Kraftvoll gelebt ist es lebendig, leidenschaftlich und kommunikativ. Zuversicht, Intuition und geistige Klarheit prägen es. Herzlichkeit ist ihre Stärke, Sinnlichkeit und Spiritualität ein wichtiges Thema. Das Feuerelement ist selbstbewusst, charismatisch und voller Demut. Eine Frau, die ein starkes Feuerelement hat, wirkt auf andere anziehend, schnell wird ihr die Führung anvertraut.

Schattenseite:
Stolz, Hochmut, Schwatzhaftigkeit. Exzentrisch, chaotisch, verlogen. Manipulativ, autoritär, gierig. Zügellosigkeit, Verdrängung, Hektik, Allmacht.

Übungen:
Täglich Innenschau und Ruhe zelebrieren. Alles sanft und langsam tun. Liebevolles Sprechen üben, nicht lästern, nur das aussprechen, was man jemand auch persönlich sagen würde, am besten sagt man es ihr zuerst. 4 Wochen „Medienfasten" (keine Illustrierte, keine Zeitschrift, kein TV) und beobachten, wie sich die Selbstwahrnehmung verändert.

Erinnerungen:
Wie habe ich Liebe erlebt und wann wurde ich vollkommen angenommen, wie ich bin? Was habe ich innig geliebt? Auf wen habe ich in meiner Kindheit meine Liebe gerichtet? Was ist mir für mein Leben lieb geworden?

Fragen:
In welchen Bereichen braucht mein Selbst noch am meisten Liebe (von mir!)?
Was tue ich, um Weisheit und Einsicht zu entwickeln?
Wie spreche ich über meinen Mann?
Was denke ich über Sexualität?
Wie lebe ich Dankbarkeit? Kann ich etwas annehmen, ohne gleich zurückgeben zu müssen?
Was ist mein „Vermögen"? Finden Sie 5-10 Vermögensanteile an sich heraus!

Was das Feuerelement in Harmonie bringt:
- Schweigen
- Metta-Meditation
- Dinge ästhetisch tun. Alles, was man tut auf eine schöne Art und Weise tun
- Sinnlichkeit ausleben
- Schöne Dinge betrachten
- Sinnstiftendes Tun
- Dankbarkeit zeigen
- Regelmäßig Sex haben
- Berührung
- Konflikte mit sich und anderen Menschen klären
- Lachen
- Vogel anschaffen

Erdelement

Kraftvoll gelebt ist es stabil, freundlich, mitfühlend und gesellig. Diplomatie ist ihre Stärke, Unterstützung und soziale Gruppen ein wichtiges Thema. Das Erdelement ist ausgleichend und loyal, großzügig und selbstlos. Eine Frau, die ein starkes Erdelement hat, wirkt auf andere entgegenkommend, man ist gern in ihrer Nähe und fühlt sich mit ihr schnell wohl.

Schattenseite:
Trägheit, Gier, Trampeltier. Harmoniesucht, Opferrolle, Jammern. Grenzen überschreitend, ständige Einmischung. Starrsinnig, manipulativ, festgefahren.

Übungen:
Sich selbst gutes Essen kochen und täglich mit einer warmen Mahlzeit versorgen. Körperpflege sanft ausführen: sanft das Gesicht waschen, mit den Händen ganz bewusst Kontakt zur Haut aufnehmen, eincremen, massieren, sich liebevoll streicheln. Gefühle beobachten, wahrnehmen, umarmen. Sich selbst Sicherheit und Geborgenheit geben.

Erinnerungen:
Von wem habe ich Hilfe erfahren, wenn ich etwas nicht wusste oder konnte? Wie ist man mit mir umgegangen, wenn ich Hilfe brauchte? War zuhause ein sicherer Ort? Wenn nicht: wo habe ich Sicherheit gefunden?

Fragen:
In welchen Bereichen kann ich gut für mich sorgen?
Wie gebe ich mir selbst das Gefühl von Geborgenheit?
Wie pflege ich Verbindung zu anderen?
Wo lasse ich mir helfen, ohne etwas zurückzugeben?
Was tue ich, wenn ich müde bin?
Was tue ich, damit mein Leben jeden Tag etwas leichter wird?

Was das Erdelement in Harmonie bringt:

- Qigong
- Essen schön zubereiten
- Wärmende Ernährung
- Ruhe gönnen, lesen
- Einen eigenen Raum/Ruhezone einrichten
- Gartenarbeit
- Arbeit mit Ton oder Knetmasse
- Alleinsein üben
- Geschmackserlebnisse besorgen
- Sich selbst so liebevoll versorgen wie andere
- Liebevolle Botschaften ins Lunch-Paket stecken
- Katze anschaffen
- Massage

Metallelement

Kraftvoll gelebt ist es überlegt, gründlich, präzise und fair. Sachlichkeit ist gepaart mit Konsequenz, Regeln sind ein wichtiges Thema. Das Metallelement ist zurückhaltend und korrekt, aber auch kritisch. Eine Frau, die ein starkes Metallelement hat, wirkt auf andere sicher und gelassen, sie ist eher rational nüchtern als emotional.

Schattenseite:
Verachtung, Zynismus, Starrheit. Kontrolle, perfektionistisch. Spartanisch, bedürfnislos. Rechthaberei und Bürokratismus. (Zu) Hart mit sich und anderen.

Übungen:
Dinge aus der Hand geben und deren Umsetzung nicht mehr kontrollieren. Jemand zuschauen, wie er oder sie etwas auf eine ganz andere Art macht. Atmend gelassen bleiben. Regeln übertreten und deren Sinn in Frage stellen. Unordnung ertragen, Gefühle beobachten. Tee trinken, Löcher in die Luft stieren, trödeln.

Erinnerungen:
Wie wurde mit meinen Bedürfnis nach Privatsphäre und Rückzug umgegangen? Wurden Grenzen akzeptiert, wenn ich sie zum Ausdruck brachte? Was habe ich über Geheimnisse gelernt? Welche Erfahrungen habe ich in der Kindheit mit Tod und Sterben gemacht?

Fragen:
Wo habe ich das Bedürfnis nach Kontrolle?
Was brauche ich, um Vertrauen zu können?
Wann kann ich „fünf grade sein" lassen?
Was hilft mir, eine Sache aus verschiedenen Perspektiven betrachten zu können?
In welchen Bereichen bin ich perfektionistisch?
Was ist mir an Regeln wichtig?

Was das Metallelement in Harmonie bringt:

- Vipassana-Meditation
- Atmen
- Wenig fotografieren, nur schauen!
- Handwerklich arbeiten
- Rosen hegen und pflegen
- Gerüche genießen
- In Ruhe Tee trinken
- Scharfes essen
- Dinge sorgfältig tun
- Ausmisten und entrümpeln – Bücher, Küche, Kleiderschrank
- Wertvolle Dinge verschenken, die man nicht mehr braucht
- Ratte anschaffen

Wasserelement

Kraftvoll gelebt ist es beweglich, gelassen, heiter und tiefsinnig. Tiefe, innere Ruhe ist ihre Stärke, Bescheidenheit und Konzentration auf das Wesentliche ein wichtiges Thema. Das Wasserelement ist vorsichtig und feinfühlig mit anderen. Eine Frau, die ein starkes Wasserelement hat, wirkt auf andere sanftmütig, selbstgenügsam und wachsam.

Schattenseite:

Starrheit, Sarkasmus, Misstrauen. Verknöchert, gefühlskalt, unflexibel. Angespannt, ängstlich, isoliert. Handlungsunfähigkeit, Totstellreflex, Panik, Flucht.

Übungen:

Einen Ort schaffen, wo nur Ihre Ordnung herrscht. Ein eigener Raum ist unerlässlich für den Rückzug und wenn es nur eine kleine Nische im Flur, ein schöner Platz im Schlafzimmer oder eine Ecke im Wohnzimmer ist. Dort gelten die von Ihnen aufgestellten Regeln und wenn Sie dorthin gehen, wird der Platz für Sie freigegeben.

Erinnerungen:

Wie habe ich in meiner Familie Ruhe, Stille und Rückzug erlebt? Mit welchen starrköpfigen oder verknöcherten Menschen hatte ich zu tun? Wie haben sie mich geprägt? Wie ging man mit Weichheit und Sanftmut um? Wer war mutig oder übermütig?

Fragen:

Was ermutigt mich?
Wie fühle ich mich, wenn ich weich, sanft und nachgiebig bin?
Wie geht es mir, wenn ich ganz allein bin?
Was macht mir Angst und was lindert sie?
Gönne ich mir regelmäßig Ruhe und wenn nicht, warum nicht?
Was macht es mir schwer, mich anderen Menschen zu zeigen?

Was das Wasserelement stärkt:

- Atemmeditation
- Stilles Qigong
- Philosophische Gespräche
- Langsames Sprechen
- Aufmerksames Zuhören
- Wellnesstage mit Watsu
- Sich tragen lassen
- Etwas tun, was Mut fordert
- Schwimmen (sofern Sie kein Kältephänomen haben)
- Eine Höhlenexpedition machen
- Etwas offen tun, das sie bisher heimlich getan haben
- Aquarium oder Schildkröte anschaffen

dich

dich sein lassen
ganz dich.

sehen

dass du nur du bist
wenn du alles bist
was du bist

das zarte
und das wilde
das, was sich losreissen will
und das, was sich anschmiegen will.

wer nur die hälfte liebt
der liebt nicht ganz
sondern gar nicht
der will zurechtschneiden
amputieren
verstümmeln.

dich dich sein lassen
ob das schwer oder leicht ist?

es kommt nicht darauf an mit wie viel
vorbedacht und verstand,
sondern mit wie viel liebe und mit wie viel
offener sehnsucht nach allem –
nach allem, was du bist.

nach der wärme
und nach der kälte
nach der güte
und nach dem starrsinn
nach deinem willen
und unwillen
nach jeder deiner gebärden
nach deiner ungebärdigkeit
unstetigkeit
stetigkeit

dann ist dieses
dich dich sein lassen
vielleicht gar nicht so schwer.

Erich Fried*

*Erich Fried, „Es ist, was es ist", Verlag Klaus Wagenbach, 1996, Seite 34

Die passende Unterstützung suchen – geteilte Stärke – doppelte Kraft[36]

Nun ist es so weit: die neue Freiheit ist da. Es gibt keine Kinderfürsorge, keine Blutung, keine PMS mehr. Wenn wir vom Idealfall ausgehen... Jetzt haben wir nur noch ein Problem: Freiheit macht Angst. Nicht umsonst halten viele Frauen an der „Kinderbetreuung" ihrer „Teens" und „Twens" fest, obwohl diese sie längst nicht mehr brauchen und die Mutter wahrscheinlich mehr nervt, als wirklich unterstützt.

Der Begriff der Trauer über „das leere Nest" ist eine Dramaturgie dessen, was eigentlich schon in der Schulzeit begonnen hat: das Kind zieht hinaus in die Welt, während die Mutter in der Kindheit verhaftet bleibt. Da ist es wieder: das schön gezimmerte Gefängnis ihrer Vorstellung von dem sie hofft, dass ihre Kinder ebenfalls Insassen werden, Häftlinge der Normen und vorgegebenen Pläne, statt selbst in die Freiheit zu gehen. Hauptsache man ist nicht alleine, denn das ist das Schlimmste. Über dem Eingang steht „Ich mache es besser". Wenn die Kinder sich wehren, soll der Mann Gemeinschaft pflegen und sich endlich auch dahin entwickeln, wo wir Frauen (vermeintlich) schon lange sind. Er darf sie nicht mehr „Mami" oder „Mutti" nennen, obwohl sie ihm das selbst beigebracht hat, weil sie glaubte, dass ihr Kind den Unterschied zwischen Frau und Mutter nicht erkennt. Wenn er es nicht tut, dann kann er gehen. Dann klammert sich die Frau wieder an die Kinder, die hoffentlich gescheitert sind und nach Hause zurückkehren. So ist alles wieder im Lot und die Doppelbelastung garantiert, wenn der arbeitslose Sprössling Bewerbungen schreiben muss und dadurch im Alltag nicht mithelfen kann.

Eine überzogene Darstellung? Ich bin mir manchmal nicht sicher, ob ich richtig höre, wenn ich mit Müttern zu tun habe, die immer noch die Dienerinnen ihrer Teens und Twens sind, die weder putzen, einkaufen noch einen finanziellen Beitrag zum Leben leisten. Es hat lange gedauert, bis ich begriffen habe, dass die Angst vor dem Alleinsein der blanke Horror sein muss. Meist steckt der Glaubenssatz dahinter, dass man sich Liebe verdienen muss, statt zu erkennen, dass alle Kinder ihre Eltern, den Vater, die Mutter lieben. Wenn die Mutter dieses Gedankenmuster nicht auflöst, wird es rgendwann Realität sein, dass sie nur noch geliebt wird, wenn sie etwas tut.

Cati Dunsford[37] sagt: „Meine Kraft erwächst nicht aus mir selbst, sondern aus dem Miteinander." Leider treffen sich Frauen vorwiegend rund um das Thema Kind. Es nimmt als Lebensinhalt schon früh seinen Lauf. Ein anderes wichtiges Thema ist Krankheit, z.B. nach einer Krebserkrankung oder gern auch Selbsthilfegruppen für chronisch Kranke.

[36]Liebe Leserin, es ist mir leider nicht gelungen, dieses Kapitel ohne Bissigkeit und Sarkasmus zu schreiben. Wenn Sie da empfindlich sind, dann überspringen Sie es lieber, wenn Ihnen das Buch bisher gefallen hat.
[37]Janz, Ulrike (Hrsg.) „Verwandlungen", Krug&Schadenberg, 2005, Seite 175ff

Yoga und Pilates sind auch beliebt – aber dann wird es schon dünn. Die Frage, wo Frauen gemeinsam ihre Wachstumspotentiale ausloten, sich unterstützen, wenn es um die Entwicklung ihrer beruflichen Herausforderungen geht, wo sie sich lustvoll verbünden, um ihren Männern mal die Kinder aufzuhalsen, stellt sich scheinbar gar nicht. Selten bestehen Freundschaften im Sinne einer tiefen, emotionalen Verbindung zu einer anderen Frau.

Mütter sind Mütter und weil sie es schon so schön gewohnt sind, bleiben sie es einfach. Oder sie sind Nicht-Mütter und bleiben unter sich, denn es nervt, wenn die Zuverlässigkeit auf der Strecke bleibt oder die Freundin am Abend zuhause bleiben muss, wegen des Sohnes, der 23 ist. Oder weil die Tochter mit 19 ihre Unterstützung braucht. Da könnte man sich schon fragen: was hat die Mutter ihrem Kind beigebracht? Selbständigkeit auf jeden Fall nicht. Oder gerät das Kind zur Ausrede?

Das Gefühl „geteiltes Leid ist halbes Leid" kommt auf, wenn einige Frauen am Tisch sitzen, die sich den Wechseljahren nähern oder mittendrin sind. Als ob das Leben aus nichts anderem mehr bestünde außer Hitzewallungen, Gewichtsproblemen oder ätzenden Schweißausbrüchen. Sinnfragen, philosophische Diskussionen, wirtschaftliche Themen oder auch Kunst, Kultur, Literatur sind selten im Mittelpunkt. Erzählungen von interessanten Erlebnissen im Alltag oder im Leben, die nichts mit den Kindern zu tun haben – Fehlanzeige. Als ob es nie ein Leben ohne Kinder gegeben hätte und nie wieder geben wird.

Wenn ich hundert Jahre Frauenemanzipation betrachte, die teilweise äußerst beschwerlich war, bin ich erschüttert. Vielleicht stimmt aber auch mit meiner Wahrnehmung etwas nicht und Sie machen ganz andere Erfahrungen mit Frauen? Ich habe zu Frauenfreundschaften folgende Beobachtungen gemacht:

Wir helfen lieber Flüchtlingen, Wohnsitzlosen oder prostituierten Drogenabhängigen, als unserer Nachbarin, die an der nächsten Tür wohnt. Wer weiß, was man sich da ans Bein klebt. Die spricht ja so merkwürdig und psychisch ist sie auch nicht ganz „ohne". Die Kinder gehen ja gar nicht aufs Gymnasium, der Sohn zuhause, aber arbeitslos. Gut, dass bei uns selbst alles in Ordnung ist.

Frauenfreundschaften rücken dann wieder ins Blickfeld, wenn die Trennung vollzogen oder der Mann abhanden gekommen ist. Zwischendurch ist sie immer nur anstrengend: der volle Kalender, die vielen Termine mit der Familie, die Müdigkeit.

Freundinnen sind immer dann Freundinnen, wenn grade keine in einer Beziehung ist. Solange ein neuer Beziehungsversuch läuft ist wieder Pause mit der „besten" Freundin, als ob es das Natürlichste der Welt wäre, dass sie in die zweite Reihe tritt und wie eine Schachfigur wieder ins Feld gezogen wird, wenn man (frau!) wieder alleine dasteht.

Schwangerschaft und Mutterliebe sind die größte Gefahr für Frauenfreundschaften, denn scheinbar versteht die eine die andere nicht mehr und die Gemeinsamkeiten gehen gegen „null". Die einzige Hoffnung ist, dass die andere auch schnell nachzieht, denn ein anderes Lebenskonzept ist tödlich – für die Frauenfreundschaft!

Viele Frauen ziehen Freundschaften mit Männern vor, weil sie einfacher sind. Freundschaften mit Frauen werden eher als kompliziert und anstrengend gehandelt, weil die anderen so launisch oder unzufrieden sind („wir" natürlich nicht!)

Nicht selten erleben Frauen, dass all das Intime und Vertraute, das sie der Freundin über die Jahre erzählt haben, plötzlich zur Waffe wird, weil sie etwas getan hat, was der andern nicht gefällt. Oder, weil etwas Negatives passiert ist, über das die Betroffene nicht reden will. Lieber wird eine unfair. „Auge um Auge, Zahn um Zahn" ist eine Passage in der Bibel, die wahrscheinlich von einer Frau diktiert wurde.

Frauen benutzen Freundinnen oft als Seelen-Mülltonne, während Männer darauf achten miteinander Spaß oder wenigstens Erfolg zu haben.

Frauen pflegen in Ihren Freundschaften selten Leichtigkeit, Entwicklung und abgehobene Themen. Sie sind eher bodenständig, problemverhaftet und auf das „Jetzt" fixiert, z.B. ihr aktuelles Gesundheits- oder Beziehungsproblem, ihr Kind, ihre schwierige berufliche Situation.

Frauen brauchen für eine Freundschaft eine hohe Übereinstimmung, ist die nicht mehr gegeben, wechseln sie schnell das „Lager".

Wirkliche Offenheit findet man bei Frauenfreundschaften selten . Neid und Konkurrenz führen daher als Tabuthemen eher zu einem Abbruch der Beziehung oder Ende der Freundschaft, weil es nicht thematisiert werden darf. Es hat dann halt „nicht gepasst" oder man (frau!) hat sich halt „verändert". So wird Entwicklung und Wachstum verhindert.

Frauen solidarisieren sich häufig über ihre Schwächen und Defizite. Allerdings wird es schnell anstrengend und auch langweilig, wenn sich alle einig sind, wie schlimm z.B. die Wechseljahre sind. Die gemeinsame Entwicklung von Stärken und der Genuss von Freiheit und Leichtigkeit scheint ebenfalls ein Tabu zu sein.

Helfen Sie mir bitte, an meinen Gedankenmustern zu arbeiten, indem Sie mir schreiben, ob Sie dem oben genannten zustimmen können oder andere Erfahrungen machen. Teilen Sie mir bitte Ihre Ideen und Vermutungen mit, was Sie glauben, woher es kommt, dass Frauen sich gegenüber Frauen so verhalten.

Schreiben Sie an **karoline.dichtl@outlook.de**

Ich glaube, dass es sich bei unserem Umgang untereinander um ein Erbe unserer Mütter handelt. Erinnern Sie sich an den Umgang Ihrer Mutter mit Ihren Freundinnen? Ich beobachte, dass sehr oft noch das Gewohnheitsmuster der Nachkriegsfrauen gelebt wird, die keine Hilfe annehmen wollten, obwohl sie sie so dringend gebraucht hätten. Die Modernisierung im Haushalt und die vermeintliche Erleichterung des Alltags durch Technik führen dazu, dass der Glaube an Unabhängigkeit von anderen Menschen noch gekrönt wird. Wir Frauen bringen uns in eine missliche Lage, wenn wir tief im Inneren glauben, alles alleine zu können. Denn spätestens mit Schwangerschaft, Geburt und früher Mutterschaft wird jeder klar, dass sie allein in großer Gefahr ist. Trotzdem gärt tief im Inneren der ewige Wunsch nach Unabhängigkeit, statt „Ja" dazu zu sagen, dass nur die Gemeinschaft ein gutes Leben ermöglicht. Ich glaube, es ist wichtig, dass wir Frauenfreundschaften kultivieren und verändern. Dabei gilt es noch eine Hürde zu überwinden: die der Ersatzfiguren, die Kinder oft geworden sind.

Kinder sind in der Phase der Wechseljahre auf jeden Fall nicht die richtige Unterstützung. Wenn ich eine Frau sehe, deren Tochter die beste Freundin ist, dann frage ich mich, was sie ihr beibringt, wenn sie sich direkt nach der Trennung ins Online-Dating-Getummel stürzt und ihre Tochter fragt, was sie von den sich offerierenden Männern hält. Oder wenn sie gern mit ihrer Tochter shoppen geht und dabei nicht merkt, dass sie deutlich mehr Geld ausgibt, als wenn sie der Tochter einen festen Betrag mitgeben würde. Eine kluge Strategie der Tochter, die es schätzt, wenn sich die Mutter jugendlich fühlt – und der Geldbeutel dabei offen steht.

Auch die Nähe zu den Söhnen ist bedenklich, vor allem, wenn die Mutter nicht realisiert, wie sie ihren Sohn vor allem in der Öffentlichkeit zum Kind und damit zur „Memme" macht. Ich will dabei gar keine Absicht unterstellen, sondern glaube, dass viel mehr Unbewusstheit dahinter steckt. Auch wenn Sie eine klasse Mutter sind und Ihre Kinder Sie toll finden und sie deshalb immer Ihre Nähe suchen: Sie sind ein eingeschränkter Orientierungspunkt, weil unsere Nachkommen ihren Blick nicht heben und weiten. Die Pubertät ist aber genau dafür da, zu schauen, was es noch in der Welt an Möglichkeiten und Persönlichkeiten gibt.

Wenn Sie sich dabei ertappen, dass Sie noch nicht bereit sind, Ihre Kinder loszulassen – das sollten Sie spätestens ab 16 Jahren tun – dann umarmen Sie für diesen Moment das Bedürfnis festzuhalten und üben Sie sich in Ehrlichkeit. Das ist ein erster Schritt, der mit Ihren Kindern viel Entspannung und vor allem Frieden schaffen wird, wenn Sie einen beschwerlichen Alltag haben. Wenn Sie statt „Ich muss ihm/ihr doch noch helfen!" sich und den anderen eingestehen, dass Sie nicht allein sein möchten oder Sie sich vor dem Moment fürchten, wenn Ihre Kinder das Haus verlassen, dann wird sich die Situation ändern. Dasselbe gilt, wenn Sie sich noch viel um Ihre Kinder kümmern möchten, um beschäftigt zu sein.

Vielleicht wollen Sie Ihre Kinder bemuttern, weil Sie gar nicht wissen, was Sie mit Ihrem Leben anfangen sollen. Dann gestehen Sie sich und ihm oder ihr wenigstens ein: „Ich brauche Dich noch, weil ich nichts mit mir anzufangen weiß und mich alleine schrecklich fühle". Sagen Sie ihm oder ihr, dass Sie nicht loslassen können und festhalten wollen, weil Sie noch nicht realisiert haben, dass Ihr „Baby" ein erwachsener Mensch geworden ist.

Wenn Sie Ihr Kind vor allen Gefahren des Lebens schützen wollen, berauben Sie es auch seiner Erfahrungen im Umgang damit. Wie soll es dann zurecht kommen, wenn es irgendwann doch allein Gefahren und Widrigkeiten ausgesetzt ist? Wenn Sie anfangen wirklich ehrlich zu sein, werden Sie sehen, dass sich das Verhältnis zu Ihren Kindern dramatisch verändert, vor allem wenn sie sehr genervt oder aggressiv auf Sie reagieren. Je öfter Sie es schaffen, aufrichtig zu sein, desto schneller wird wieder eine gute Verbindung entstehen. Probieren Sie es aus und bedenken Sie, dass ein abweichendes Verhalten mit Gewalt oder Drogenkonsum zumindest in seinem Ursprung immer ein Zeichen dafür ist, dass Sie wenig Freiräume lassen und das Kind sich diese heimlich verschaffen muss. Wenn es dann Kontakt mit dem „schlechten Umgang" bekommt, wird es deren Rat lieber annehmen als Ihren. Das ist kein guter Weg, denn der junge Mensch braucht doch bisweilen Rat!

Die Betonung liegt auf „bisweilen"! Wenn Ihr Kind keine Motivation für das Abitur hat und Sie sich daneben setzen müssen, damit es lernt, haben Sie vielleicht übersehen, dass eine Ausbildung eine viel bessere Idee wäre. Oder dass Ihr Kind – genau wie Sie! – gar nicht weiß, was es eigentlich will, weil sie unausgesprochen einen Solidaritätsclub eröffnet haben. Die Vielzahl an orientierungslosen Kindern, die ich im 20zigsten Lebensjahr erlebe, lässt mich manchmal diesen Gedanken denken. Wie gesagt: Freiheit macht Angst.

Mutter und Söhne

Über Mütter und Söhne wurde schon viel geschrieben. Aber da ich in meiner Praxis immer wieder erstaunte Mütter und glückliche Jungs sehe, wenn wir zum ersten Mal offen miteinander sprechen, möchte ich mich kurz diesem Thema zuwenden. Meist sprechen wir über den Hauptkonflikt, dass die Mutter dem Sohn ihren Ordnungssinn überstülpen will. Damit erreicht sie mit ziemlicher Sicherheit, dass er in seiner pubertären Bockigkeit des „Ich mache gar nichts" bis ins hohe Erwachsenenalter gefangen bleibt, bis auch seine Partnerinnen daran verzweifeln. Das ist schade.

Generell ist ein pubertierender Junge eher ein „Schwein", das ist nun einmal leider so. Seine Werte sind komplett verschieden von denen seiner Mutter oder auch seines Vaters. Das ist das Wesen der Pubertät. Es ist schön, wenn er diesen schlechten Zug in einer Phase auslebt, in der das keine dramatischen Auswirkungen hat.

Mit einer Freundin oder am Arbeitsplatz sieht das gleich ganz anders aus. Wenn ein Junge in seiner Pubertät, die „Sau“ raus lassen darf, wird er irgendwann selbst merken, dass das Leben leichter wird, wenn man seine Dinge geordnet hat. Wenn die Mutter sich allerdings zur Putzfrau macht – umso besser. Der erfolgreiche Pubertierende hat seine erste Angestellte sogar zum „Nulltarif“. Das soll ihm mal jemand nachmachen. Ein wunderbares Stimulans für das Selbstwertgefühl, leider macht es genauso abhängig wie Drogen.

Da pubertierende Kinder sehr kreativ sind und mehr Energie haben als wir Erwachsene, ist es nahezu unmöglich die einmal begonnene Routine zu durchbrechen, wenn die Mutter ihren Job nicht mehr machen will. Im Schwäbischen gibt es einen Spruch: „Was man anfängt, muss man „treiben““. Das sollten Sie auf alle T-Shirts Ihrer Grundschulkinder sticken lassen, damit Sie es nicht vergessen, denn die Pubertät ist die Zeit, in der Ihr Erziehungseinfluss beendet ist. Was Sie bis dahin nicht geschafft haben, werden Sie auch nicht mehr „an den Mann bringen“ – da nutzt auch die Zwangsjacke nichts mehr.

Pubertierende Jungs sind Helden darin, sich zu entziehen. Daher sollten Sie für die schwierige Phase einige Regeln absprechen: das eigene Zimmer wird zum Hoheitsgebiet! Dort darf das Kind seinen eigenen Stil (und auch „Saustall) ausleben. Während es sich in den „Gemeinschaftsräumen“ der gängigen Ordnung anpassen muss, darf es in seinem Zimmer tun und lassen, was es will. Gewöhnen Sie sich daher an, anzuklopfen. Sie wissen nicht, was „Ihr Kind“, das schon längst kein Kind mehr ist, so tut – es könnte auch gerade „Hand anlegen“. Bringen Sie ihm bei, dass auch das „Kind“ nicht mehr ohne Ankündigung in Ihr Zimmer oder das Schlafzimmer zu kommen hat.

Auch morgens haben pubertierende Rotzlöffel keine Berechtigung mehr, lässig die Tür aufzustoßen – während man vielleicht „schöne Sachen“ macht – um faul nachzufragen, wo denn dies oder jenes zu finden ist. Als ob er selbst kein Gehirn inklusive Sinnesorgane, sprich Augen bekommen hätte. Oder noch besser, die Mutter zu fragen, wo SEINE Sachen sind, die ER verlegt hat. Die Mutter gibt an dieser Stelle nicht selten zwar ein Geräusch des Genervt seins von sich, aber sie tut, was verlangt wird: sie steht auf. Die Frage ist: wer hat hier die Macht? Und ist es sinnvoll, dass ein zeitweilig hirnloser Mensch sie hat? Denn das ist es in den meisten Fällen: ein Machtspiel, wer im Haus das Sagen hat. Ich würde einem Rotzlöffel, der keine Ahnung vom Leben hat, nicht so viel Macht geben.

Glauben Sie mir: ich mag pubertierende Jungs wegen ihrer Lässigkeit und unerschöpflichen Kreativität, aber die Schattenseiten sind in dieser Phase enorm. Der Satz: „Mach die Tür einfach wieder zu und zwar von außen“ wäre der einzig Richtige in diesem Fall. Und wenn der Rotzlöffel nicht hört, lassen Sie ruhig mal Ihren Mann aufstehen – und die Tür zumachen. Sie werden merken, dass das sogar Auswirkungen auf Ihr Sexleben hat.

Genau an dieser Stelle formen wir die Männer, über die wir dann immer wieder Witze machen, weil sie nichts finden. Wir haben Sie dazu erzogen. Es tut mir leid, liebe Frauen – den Schuh müssen wir uns anziehen und haben eigentlich kein Recht, es unserem Partner vorzuwerfen. Außerdem habe ich nicht selten das Pendant zum pubertierenden Jungen in der Praxis sitzen, nämlich den erwachsenen Mann, der „plötzlich" meint er müsse „die Sau raus lassen", was verständlich ist, wenn er es noch nie durfte.

Überlassen Sie ab heute solcherlei Suchtaktionen und auch das Putzen des eigenen Zimmers Ihrem Kind und gönnen Sie sich den Zeitgewinn zum Lesen eines guten Buches oder was auch immer Ihnen Spaß macht. Benennen Sie die Regeln für diese Phase frühzeitig oder besser noch: schreiben Sie sie auf! Das Geschirr aus der Küche sollte sich nicht im Zimmer des Heranwachsenden anhäufen, bis in der Küche keines mehr zu finden ist. Es sollte täglich oder spätestens am nächsten Tag wieder in der Küche UND in der Spülmaschine landen. Wird die Regel nicht eingehalten, wird die Küche abgeschlossen. Haben Sie eine offene Küche, darf das Kind selbst eine Sanktion aussuchen, die es zu tun hat, wenn es sich nicht an die Regeln hält – und das sollte weh tun, sonst akzeptieren Sie sie nicht!

Es gibt jede Menge ungeliebte Jobs im Haushalt – genau dafür gibt es Sanktionen, damit die jemand macht! Bereiten Sie Ihr Kind damit auf die Realität, auf den Arbeitsalltag vor. Sie helfen ihm fürs Leben und gleichzeitig können Sie die Früchte Ihrer Erziehung genießen, denn wenn Sie konsequent sind, schaltet das heranwachsende Wesen sein Köpfchen wieder ein. Oder wollen Sie einen hirnlosen Sohn?

Bringen Sie ihm mit 16 oder 17 Jahren bei, wie man Wäsche wäscht, indem Sie ihm seinen eigenen Wäschekorb ins Zimmer stellen. Leben Sie damit, wenn er mal extrem riecht, weil er vergessen hat, sich um seine Wäsche zu kümmern und nur noch ungewaschene Klamotten zu finden sind. Die Mädchen in der Schule werden ihm schon die passenden Rückmeldungen geben und Sie dürfen sich sicher sein: er WIRD das ändern!

Es kann aber auch sein, dass es ein Machtspiel ist, wann „Mami" wieder anfängt, sich zur Dienerin zu degradieren. Überlegen Sie sich an dieser Stelle gut, welches Frauenbild Sie Ihrem Sohn vermitteln wollen. Wenn für Sie das Bild der Magd im 21. Jahrhundert angemessen ist – feel free and do it! Mir persönlich würden Spaß und Spiel besser gefallen, denn ich mag die Erkenntnistheorie: „Wie entwickelt ein Mensch Wissen?". Ich bin mir sicher, dass ein Junge einen großen Erkenntnisgewinn haben wird, wenn er in einem Saustall lebt – nämlich dass von anderen Jungs abfällige Kommentare kommen und die Mädchen in der Schule hinter vorgehaltender Hand darüber reden. Das wird ihm nicht gefallen, so sehr sich der „Herr" darin wohlfühlt. Das ist das erziehende Regulativ in der Pubertät: die andern.

Wenn er es in seinem unendlichen Chaos morgens nicht schafft, seinen Schulranzen zu packen, dann lassen Sie ihn stehen, statt genervt an der Tür zu warten oder hinter ihm herzulaufen und fahren Sie zur Arbeit. Sie werden sehen, dass innerhalb kürzerer Zeit eine Veränderung eintritt, wenn Sie ihn oft genug haben stehen lassen. Lassen Sie sich nicht in das Gewohnheitsmuster der genervten oder verärgerten Mutter drängen, das so leicht zu manipulieren ist und sie selbst dann wieder nervt. Besprechen Sie sich mit der Lehrerin, damit sie sich wappnet und Ihre Konsequenz unterstützt, indem sie es auch ist. Machen Sie den Korridor für soziales Fehlverhalten eng, ohne ihn in eine Zwangsjacke zu pressen, indem Sie als Kontrapunkt Freiräume anbieten, in denen sich der Heranwachsende ausprobieren darf. Dazu gehört eben auch das eigene Zimmer.

Genau in dieser Zeit des Heranwachsens ist die Frage wichtig, was Sie über Ihren Sohn denken. Wie Sie bereits wissen, beeinflussen Ihre Gedanken Ihr Verhalten. Welche Vorstellung haben Sie über ihn als Mann und über sein Leben? Achten Sie vor allem darauf, ob Sie aus ihm einen Traumpartner kreieren wollen, den Sie sich selbst wünschen. Darf er sein Leben wirklich selbst bestimmen, auch wenn es nicht Ihren Vorstellungen entspricht? Darf er die Schule abbrechen und lieber eine Ausbildung machen oder sogar „nur" jobben? Wenn er allerdings kein Geld verdient, sollte er für den Haushalt zuständig sein und zwar komplett. Ich darf Ihnen versichern, dass er sehr schnell Arbeit finden wird, wenn Sie diesbezüglich konsequent sind. Wenn er seine Arbeit nicht macht, stellen Sie den Strom ab, wenn Sie aus dem Haus gehen – die Langeweile lässt nicht lange auf sich warten, wenn Ihr Sohn mit seinem PC verheiratet ist. Sie finden das alles zu radikal?

Wenn ich betrachte, wie viele Jungs – und es sind eigentlich fast nur Jungs – PC- und Internetsüchtig sind, dann sollten wir, wir als Gemeinschaft, dringend etwas tun, denn die Karriere als Hacker, der sich in den Pentagon einloggt und damit ein Jobangebot von dort bekommt, ist so selten, wie die Karriere als „Superstar". Oder wird es Ihnen selbst langweilig, wenn Sie abends den Strom abstellen und sie nichts mit sich anzufangen wissen?

Vielleicht spüren Sie aber auch tief in sich eine Angst vor starken Männern. Da bietet so ein berechenbarer „Nerd", der am PC gebannt ist, sehr viel Sicherheit, auch wenn er gelegentlich auf die Nerven geht. Was löst die Männlichkeit Ihres Sohnes und sein Potenzial, auch zur Aggression, in Ihnen aus? Reagieren Sie in vorauseilendem Gehorsam als Dienerin, weil Sie eigentlich Angst spüren, die Sie nicht wahrnehmen wollen? Wenn Sie sie auch nur leise ahnen, sind Sie auf dem richtigen Weg – gehen Sie zurück zu den Wurzeln, ergründen Sie sie dort und lösen Sie sie auf!

Ich empfehle allen Müttern, Ihre Söhne in die Hände der Väter zu geben, idealerweise schon in der Grundschulzeit, spätestens jedoch ab Beginn der Pubertät. Lassen Sie die Beiden „ihren Stiefel" machen, das tut Sohn UND Vater gut.

Wenn Sie erst spät damit anfangen, kann es sein, dass Ihr Sohn Sie ständig zur Hilfe ruft, denn die Väter haben oft weniger Probleme mit Konsequenz und Erkenntnisgewinn – wenn die Mütter sie lassen! Der Ruf nach der Mutter ist reine Gewohnheit, die durchbrochen werden kann. Stellen Sie Ihre Ohren auf „Durchzug", immerhin ist das Kind ja nicht mehr in Gefahr wie ein Säugling oder ein Dreijähriger.

Nutzen Sie die Zeit, Ihre Gedanken ins Jetzt zu bringen: Ihr Baby ist ein fast erwachsener Mensch mit eigenem Gehirn geworden. Der Vater sollte mehr als nur der „Versorger" sein. Geben Sie Ihrem Mann die Aufgaben für den Schulbereich komplett in seine Verantwortung. Spätestens ab der weiterführenden Schule sollen die beiden eine Vereinbarung finden, wie sie die Hausaufgaben zusammen bewältigen.

So erlebt Ihr Sohn seinen Vater im Umgang mit Verantwortung und erfährt wieder einen eigenen Handlungsspielraum, weil er entscheiden kann, ob er Hausaufgaben mit dem Vater oder lieber allein macht, um Zeit für andere Dinge zu haben, die er gern mit ihm macht, z.B. Mountainbiken oder sonstige gefährliche Dinge. Wäre es nicht schön, wenn Ihr Mann sich abends wenigstens ein oder zwei Stunden mit seinem Jungen beschäftigen würde? Ein enges Verhältnis wäre auch der richtige Rahmen, damit die beiden Männer über andere Dinge ins Gespräch kommen, denn ein Heranwachsender hat viele Fragen zum Leben – die Sie als Mutter nicht beantworten können, weil er Sie als Frau nicht fragt. Lassen Sie die beiden (oder mehr) Männer sich aneinander abarbeiten und vertrauen Sie mir: da kommt etwas Gutes dabei heraus! Schließlich sind es „Ihre Jungs"!

Wenn Sie nun denken, dass die beiden über Sie sprechen könnten, erinnern Sie sich an das Gedankenmuster mit dem Link zur Kindheit. Bearbeiten Sie ihn, statt die Männer zu nerven oder dauern zu stören, weil sie etwas gekocht oder für sie gemacht haben. Das braucht keiner! Wenn die Männer „zusammenwachsen", taucht in vielen Frauen das Gefühl des Alleinseins wieder auf. Auch das ist ein Grund, weshalb Mütter ihre Söhne gern eng an sich binden und sie nicht dem Vater übergeben wollen. Kinder sind aber nicht dazu da, unser Gefühl von Einsamkeit zu vertreiben. Lassen Sie sie los!

Suchen Sie sich statt dessen die Freundinnen, die Sie brauchen. Gehen Sie aus, gründen Sie eine Literatur- oder Handarbeitsgruppe. Suchen Sie sich Sport- und Sparringpartnerinnen für Ihre persönliche Entwicklung. Suchen Sie sich eine Freundin, die mit Ihnen einen Massagekurs besucht, damit Sie sich gegenseitig gut tun können, denn ein weiteres Konfliktthema zwischen Müttern und Söhnen ist immer wieder der Körperkontakt. Ein Junge, der größer ist als seine Mutter und ein Junge, der weiß, was man mit dem Körperteil zwischen seinen Beinen macht, möchte nicht mehr von seiner Mutter wie ein kleiner Junge berührt werden. Das Streichen über den Kopf oder das Tätscheln der Wange ist genauso ätzend wie das Herumzupfen am Kragen, das manche Frauen noch bei Ihren Partnern praktizieren, ohne über die Außenwirkung nachzudenken.

Ein kurzes „schau mal, Dein Kragen sitzt nicht richtig" wäre völlig ausreichend, um den anderen darauf aufmerksam zu machen. Diese ständige Zupferei dient einzig und allein der Kontaktbefriedigung der Mutter. Das Umarmen in der Öffentlichkeit kommt einer Kastration gleich, denn wenn er dabei von einem Kumpel beobachtet wird, ist er als „Memme" abgestempelt. Lassen Sie die Finger von Ihrem Sohn. Meiner Ansicht nach ist die Befriedigung von Kontakt und Nähe über den Sohn eine erste Stufe von Missbrauch. Wenn es auch eine milde Form ist – es bleibt Missbrauch.

Nehmen Sie es als Übung, Ihren Sohn einige Zeit überhaupt nicht mehr zu berühren, um zu schauen, was es in Ihnen auslöst. Es wird Gefühle auslösen, mit denen Sie wie bereits beschrieben, arbeiten können. Meist kommt Traurigkeit ans Tageslicht. Missbrauchen Sie Ihren Sohn auch nicht als Partnerersatz, weil Ihr Mann sich verweigert. Nehmen Sie sein „großwerden" wahr und freuen Sie sich an dem Mann, den Sie mit geschaffen haben und leben Sie damit, dass er gelegentlich noch abends aufs Sofa kommt, um mit Ihnen zu kuscheln – heimlich, still und leise. Nehmen Sie dieses Verhalten nicht als Begründung, dass er ja doch genauso Kontaktbedürftig ist wie sie, sondern lassen Sie ihn wieder gehen. Möglicherweise löst diese Situation das Gefühl des „Benutzt-werdens" aus. Arbeiten Sie damit! Wenn Ihr Junge Fragen über das Leben hat, schicken Sie ihn zu seinem Vater. Üben Sie auch keine übergriffige Informationspolitik aus, indem Sie alles wissen wollen, was er macht. Es geht Sie ab einem bestimmen Alter, das um das 16. Lebensjahr herum liegt, einfach nichts mehr an, bis auf Drogen oder Kriminalität – aber auch da sind externe Helfer kompetenter als Sie. Vergessen Sie nicht: wir Frauen machen Männer! Zumindest im Moment.

Vergessen Sie Ihre Weltverbesserungsmanie, dass Jungs und Männer sich immer ändern sollen. Sie können gern mit mir eine Diskussion beginnen, dass männliche Geschöpfe sowieso und überhaupt lernen müssten, Gefühle zu zeigen und zuzulassen. Aber ist Aggression nicht ein starker Gefühlsausdruck? Ich meine, ein sehr starker, der uns Frauen fehlt. Männer sind „Yang" und daher für das kriegerische, uns Frauen beschützende geschaffen. Weichheit und Emotionalität kann im wahren Leben unter Umständen hinderlich sein. Außerdem reicht ein kleiner Gegenpol von „Yin" völlig aus, um des Gleichgewicht zu erhalten. Es ist wunderbar zu beobachten, wie Männer ihre Angebetete hofieren. In diesem Fall sind Männer ausgesprochen emotional, allerdings nicht mit Ihnen als Mutter. Lernen Sie damit zu leben, dass Sie nicht mehr die Nummer 1 sind.

Die Männer sind auf dem Vormarsch und ich freue mich über den Alltag, in dem ich immer mehr Männer mit Kinderwägen und kleinen Kindern an der Hand sehe. Jungs sind bei ihren Vätern zum Abschauen einfach besser aufgehoben, wie es in vielen Naturvölkern üblich ist. Wir Frauen könnten uns in der frei gewordenen Zeit um das kümmern, was für uns wichtig ist: Freundinnen mit denen wir unser eigenes Potential leben, statt unseren Kindern das Leben zu stehlen, indem wir sie in unsere Zwangsjacke stecken.

Mutter und Töchter

Zu Müttern und Töchtern wurde ebenfalls schon viel geschrieben. Dass das Verhältnis schwierig ist, merkt man spätestens daran, wenn eine erwachsene Frau stöhnend über ihre Mutter spricht, die sie ständig belagert, weil sie sie als ihren Zwilling sieht. Oder weil die Mutter immer noch übergriffig Einfluss auf das Leben ihrer Tochter nimmt, gerne auch mal über die Solidarität mit dem Schwiegersohn, indem sie sich einig sind, dass die Mutter die „Gute" ist und die Tochter die „Böse", „Schwierige", „Veränderungswürdige" ist.

Aber auch Erpressung ist kein seltenes Thema, die bevorzugt mit Krankheit, Schwäche, Hilflosigkeit und Androhung von Horrorszenarien vollzogen wird. Erpressung ist ein Straftatbestand – leider nicht, wenn er innerhalb der Familie praktiziert wird. Meist führt eine schwierige Mutterbeziehung dazu, dass eine Frau alles anders machen will, um dann frustriert festzustellen, dass Sie vor allem mit zunehmendem Alter immer mehr Züge von ihrer Mutter lebt.

Statt sich damit auseinanderzusetzen und „Ja" dazu zu sagen, werden diese Anteile verdrängt und im Idealfall die eigene Kindheit und Pubertät mit der Tochter nachgeholt. Womit wir beim oben genannten Zwillingsthema wären. Sie glauben, dass Ihre Tochter es mag, wenn Sie Ihre beste Freundin sind? Denken Sie daran, dass ein Kind der Mutter immer Freude machen möchte und dessen feinfühlige Antennen all Ihre Wünsche unausgesprochen aufnehmen. Statt sich an Ihre Tochter „anzudocken" und deren Pubertät mitzuleben, wäre es sinnvoller, Sie würden eine Entwicklungsfreundin suchen, mit der Sie die Mängel und unerfüllten Wünsche aus dieser Phase nachholen. Wie ist diese Phase bei Ihnen abgelaufen? Tauschen Sie sich aus und leben Sie mit den Freundinnen das, was Ihnen fehlt, aus.

Wann haben Sie zuletzt mit einer Freundin Klamotten getauscht, weil Sie die der anderen toll fanden? Wann haben Sie tausend Klamotten aus dem Schrank gezogen, um eine Modenschau zu veranstalten, weil Sie nicht wussten, was Sie anziehen sollen. Wann haben Sie lachend, sich Videos auf dem Smartphone zeigend, mit Ihrer Freundin auf dem Sofa oder dem Bett gelegen. All das tun junge Mädchen – aber nicht mit der Mutter. Wenn Sie so viel Intimität mit Ihrer Tochter teilen, läuft irgendwas falsch. Vermutlich wollen Sie nicht alleine sein, sich nicht mit ihrem Leben auseinandersetzen und dem Wunsch nachhängen, dass die Familie einfach so bleibt, wie sie ist. Spätestens, wenn die Mutter in die Wechseljahre kommt, wird diese große Nähe kritisch, wenn die Tochter zur Seelen-Mülltonne für die Mutter wird. Auch das ist eine erste Stufe von Missbrauch. Auch wenn es wieder „nur" ein Grenzbereich ist, ändert es nichts an der Tatsache.

Wenn Sie mit Ihrem Sohn viel Spaß haben, mit Ihrer Tochter aber nur Kummer oder Schwierigkeiten, dann wissen Sie ebenfalls, dass etwas falsch läuft. Meist sind alte Vorstellungen im Spiel. Meist bei der Mutter und meist haben sie mit Einengung zu tun.

Dabei gilt für die Töchter das Gleiche wie für die Söhne: in der Pubertät gilt es, den Blick zu heben und zu weiten, um die Welt und neue, anders denkende Menschen kennen zu lernen. Je verschiedener diese Menschen sind, desto reicher wird das Mädchen.

Achten Sie darauf, dass es auch zu anderen Menschen eine enge Bindung bekommen kann, z.B. zu einer kinderlosen Schwester von Ihnen oder einer guten Freundin, z.B. der Patin. Lassen Sie die beiden zusammen shoppen gehen – das tut Ihrer Tochter und Ihrem Geldbeutel gut und suchen Sie sich für Ihre Shoppingtouren eine gute Freundin. So wäre es richtig – behaupte ich. Ich höre schon den Aufschrei: „Aber ich möchte meinem Kind doch zur Seite stehen". Gestehen Sie sich ein, dass es Ihnen schwer fällt loszulassen, denn es gibt Dinge, die möchte Ihr Kind nicht mehr mit Ihnen teilen. Intimität gehört dazu. Vielleicht auch Misserfolge oder Scheitern. Vielleicht Probleme. Wann soll Ihr Mädchen denn lernen, mit dem Leben zurecht zu kommen? Wenn ein Mann auftaucht, in dessen Verantwortung Sie sie übergeben können? Das kann eigentlich nicht Ihr Ernst sein.

In der Pubertät wenden sich die Mädchen anderen Mädchen und suchen meist Gegensätze. So finden sich Hübsche und Dicke oder Unansehnliche, Schlaue und weniger Schlaue, Reiche und wenig Betuchte, Streberinnen fühlen sich plötzlich von Outsiderinnen angezogen. Sie suchen nach neuen Wegen, die manchmal sehr gewagt und extrem sind. Da kann einem als Mutter schon einmal schwindelig werden. Daher ist es gut, auch mit den Töchtern frühzeitig klare Regeln zu vereinbaren und deren Übertretung zu sanktionieren. Ich empfehle auch hier gern einen selbst aufgestellten Sanktionskatalog, den das Mädchen mit erarbeitet.

Durch diesen Rahmen hat es einen Handlungsspielraum und bekommt gleichzeitig Mitbestimmung. Sehen Sie von Strafen im Bereich „Hilfe im Haushalt" ab – da müssen die meisten Mädchen automatisch mehr tun als die Jungs. Seien Sie kreativ und: es sollte weh tun!

Zum Beispiel sollte ein geschlechtsreifes Mädchen nachts nicht heimtrampen. Am Tag in der gewohnten Umgebung geht das eher – mit der Bitte achtsam und wachsam zu sein. Am besten zeigt die Mutter der Tochter, was man macht, wenn es auf einen „Unhold" trifft. Internetkontakte soll es nur zu Männern und Jungs pflegen, die es aus dem wahren Leben kennt. Anonyme Kontakte sind eine Gefahr, lehren Sie Ihre Tochter, wie man damit umgeht, ohne den „bösen Mann" heraufzubeschwören.

Je mehr Macht und Kontrolle eine Mutter über ihre Tochter ausüben möchte, desto mehr wird sich diese ihre eigenen Freiräume suchen, in denen sie vor allem selbst Macht spüren kann. Meist betrifft dies das Thema Sexualität, da ein „aufreizendes Ding" für viele einfach ein Blickfang ist. Das Mädchen erlebt also Macht, indem es Blicke auf sich zieht. Wenn die dann noch durch Klicks im Internet zählbar sind, wird es ganz schwierig. Trotzdem empfehle ich, auch die Mädchen vertauensvoll gehen zu lassen, aber da zu sein, wenn sie Hilfe brauchen. Verbote nutzen meist wenig, da sie heimlich übertreten werden.

Dann ist unser „Kind" wirklich in Gefahr! Ein „Ich hab's doch gewusst, dass das schief geht, wenn ich Dich allein auf die Party gehen lasse!" hilft genauso wenig wie ein „Naja, das hättest Du auch vorausahnen können!" Nein, konnte sie eben noch nicht. Da ist die kleine Lolita dann doch noch Kind – und braucht eine kluge Mutter, die als Beraterin zur Seite steht.

Was kann das Mädchen tun, wenn es wieder in eine solche Situation kommt? Die Mutter anzurufen ist keine gute Idee – es könnte sein, dass die einmal ihrem eigenen Vergnügen nachgeht. Schicken Sie Ihr pubertierendes, weltoffenes Gör dann lieber in einen Selbstverteidigungskurs, in dem sie den Umgang mit Schlüsseln als Kampfgerät und Erde als Abwehrmaterial lernt. Auch so kleine Tricks, die die Kriegsfrauen meist noch drauf hatten, wie Schmerzen zufügen, indem man den Nagelfalz quetscht, sind wichtig. Und wissen, wann man rennen muss. All diese Dinge eben.

Wenn Ihre kleine Zicke in ihrer rebellischen Phase ist, dann lassen Sie sie mit dem Hinweis ziehen, dass Sie es vorziehen würden, wenn sie unbeschadet daraus hervorgeht. Sprechen Sie mit Ihr über Gewalt gegen Frauen, das Internet bietet jede Menge Anschauungsmaterial, mit dem einer schlecht wird – und dann lassen Sie sie sich ausprobieren. Sie sollen ihr damit keine Angst machen, sondern ihren Geist schärfen – das ist ein Unterschied!

Wenn Sie Neid empfinden, ist er ein eindeutiger Hinweis, dass Sie Ihr Leben nicht leben oder nicht gelebt haben. Häufig geht er mit dem Wunsch einher, das Kind soll unser ideales Leben leben. Da sind wir wieder beim Thema von engen Vorstellungen statt auf die Stärken und Fähigkeiten unserer Tochter zu schauen. Nicht selten ist es so, dass die Mutter so lebt, wie es ihr sprichwörtlich „in die Wiege gelegt wurde", statt ihren eigenen Lebenspfad zu finden und dem zu folgen. Die Ablösung der Töchter würde die Chance bieten, sich den verborgenen Wüschen endlich zuzuwenden.

Achten Sie sorgfältig auf die Reaktionen Ihrer Tochter auf Einmischung. Wenn Sie schweigsam wird, sich zurückzieht oder auch genervt oder aggressiv reagiert, fragen Sie sich, was das Motiv Ihrer Einmischung ist und ob Ihre Sorge wirklich berechtigt ist oder ob Sie wieder das Terrorkommando abgeben, weil alle nach Ihren Vorstellungen leben sollen oder sie nicht alleine zurückbleiben wollen. Dann heben und weiten Sie Ihren Blick und entschuldigen Sie sich, wenn Sie sich unberechtigterweise eingemischt haben, weil sie zu wissen glaubten, was das Richtige für Ihre Tochter ist – und wenden Sie sich erneut Ihrem eigenen Leben zu.

Bei unseren Töchtern können wir nämlich tatsächlich Veränderungsarbeit leisten, indem wir ihnen ein tolles Vorbild sind. Denken Sie darüber nach, was für eine Art von Mutter aus Ihrem Blickwinkel wünschenswert wäre: eine, die nach sich selbst schaut oder eine, die sich ständig bei anderen einmischt? Eine, die gepflegt ist oder abgeschafft und genervt? Eine, die als Beraterin zur Verfügung steht, aber ansonsten „ihr eigenes Ding" macht?

Eine Mutter, die belesen, kultiviert, intellektuell ist oder eine, die alle TV-Serien rauf und runter beten kann? Verstehen Sie mich nicht falsch: Sie dürfen abgerackert, genervt und bequem vor dem TV bleiben – wenn Sie zu der Überzeugung gelangen, dass das Ihrem Ideal einer Mutter entspricht, die man als Mädchen gerne hätte. Sie könnten aber auch mit Ihren Freundinnen einen „Seelenanteil-Sammeltag" im Monat machen und sich intensiv Ihrer eigenen Pubertätszeit widmen: Wie war ich in diesem Alter? Was war mir wichtig? Was war da an Ereignissen? Auch in meinem nahen Umfeld? Wie waren meine Eltern, vor allem meine Mutter? Was fehlte mir bei meiner Mutter/meinem Vater? Was haben sie richtig richtig gut gemacht? Was hätte ich mir von meiner Mutter gewünscht? Wünscht sich das meine Tochter auch von mir? Hat sie das gesagt oder ist es ein Gedankenmuster von mir, dass ich so sein müsste?

Zeigen Sie Ihrer Tochter, wie sich ein Leben mit Freundinnen anfühlt und wie man mit (Frauen-)Konflikten erfolgreich umgeht. Bringen Sie Ihrer Tochter den Umgang mit Rhythmus bei, indem Sie ihn selbst leben. Stehen Sie dazu, wenn Sie sich mal „zerknittert" fühlen, weil Ihre „Tage" anstehen, zeigen Sie Ihr dass die Powerfrau Schwankungen unterliegt und dass genau das ihre Stärke ist. Zeigen Sie Ihr, dass es eine Stärke ist, sich helfen zu lassen und auf höfliche Jungs und Männer abzufahren, die die Tür öffnen.

Wandeln Sie sich von der Mutter zur Beraterin und kultivieren Sie Ihre Fähigkeit Beiseite zu treten und den Jüngeren auf der Bühne der Eitelkeiten und der Fruchtbarkeit Platz zu machen. Werden Sie zur Begleiterin, damit möglichst viele Frauen weise Frau werden. Genießen Sie Muse, zweckfreies Tun und trödeln Sie herum. Die ganz Mutigen werden Närrinnen und genießen vollkommene Freiheit.

Vielleicht ist alles ganz anders und ich habe Unrecht, mit dem was ich hier schreibe. Bedenken Sie, dass ich aus meinem persönlichen Blickwinkel auf die Welt schreibe und dem, was ich in meinem beruflichen Alltag erlebe. Vielleicht sehe ich nur die schwierigen Mutter-Kind-Beziehungen, weil all die anderen gar nicht zu mir in die Praxis kommen. Dann reißen Sie die Seiten einfach heraus und geben Sie ihren Teens und Twens zu lesen, die sie dann wegwerfen sollten, wenn tatsächlich nichts Wahres dran ist.

Vielleicht entsteht aber auch ein konstruktives Gespräch und Sie machen die wunderbare Erfahrung wie erhellend wirkliche Offenheit und freundliche Ehrlichkeit sein kann. Wenn ich Ihnen Unrecht getan habe, weil ich Sie in der Gruppe „der festhaltenden Mütter" eingeordnet habe, obwohl Sie ganz anders sind und den Umgang mit Ihren Kindern bewusst gestalten, dann möchte ich mich entschuldigen. Vielleicht kennen Sie aber die eine oder andere Frau, auf die das Geschriebene zutrifft. Schenken Sie Ihr das Buch. Helfen Sie Ihr!

Metta-Meditation für Frauen, Mütter und Töchter

Möge all das,
was dich jemals davon abgehalten hat,
deinen Weg kraftvoll zu gehen
dir heute zum Segen werden.

Möge deine Angst,
nicht geliebt zu werden,
sich wandeln in den Mut,
bedingungslos zu lieben.

Möge dein Schmerz,
nicht dazu zu gehören,
erneuert werden zu der Kraft,
Gemeinschaft zu kreieren.

Möge deine Erfahrung,
nicht gut genug zu sein,
erlöst werden in die Akzeptanz,
all dessen, was ist.

Möge deine Botschaft,
nicht gewollt zu sein,
geheilt werden, hin zur tiefen Liebe
zu dir selbst und anderen.

Möge dein Leben ein Symbol dafür sein,
dass sich Hass in Liebe und
Krieg in Frieden wandeln kann.
Ja, dass Heilung möglich ist.

Susanne Mössinger (www.sovielhimmel.de)

Trotz all der Misslichkeiten die ich im ersten Teil des Kapitels beschrieben habe, glaube ich an Frauenfreundschaften. Ich glaube, wir sollten uns diesbezüglich vor allem um Bewusstheit und Entwicklung bemühen, denn Frauen und Freundinnen zu mögen, bedeutet uns selbst zu mögen. Deshalb möchte ich Sie einladen:

Nutzen Sie die Chance, den Hochsommer des Lebens gemeinsam zu erleben.

Suchen Sie sich eine Frau mit der Sie noch nicht befreundet sind, besser noch mehrere mit denen Sie verschiedene Themen bearbeiten. Nehmen Sie dafür die Liste mit den Bedürfnissen am Ende des Kapitels zur Hand. Nutzen Sie sie als Inspiration, nicht als Vorgabe, die es abzuarbeiten gilt!

Beobachten Sie Frauen in Ihrem täglichen Umfeld, mit denen Sie keine Freundschaft verbindet. Wie gehen sie mit ihren Wechseljahren um? Welche davon würden Sie gern näher kennen lernen? Zu welcher könnten Sie Vertrauen fassen, um über persönliche Dinge zu sprechen? Warum gerade sie?

Schauen Sie, welche Frau so viel Ablehnung auslöst, dass Sie Ihr Gift geben könnten oder Sie sie zumindest meiden. Was verbindet Sie? Vielleicht lohnt sich ein zweiter Blick - wagen Sie ihn und erkennen Sie, welche Schattenseite sie vereint.

Suchen Sie sich eine Frau, mit der Sie vertraut sind, weil sie z.B. seit Jahren zusammen arbeiten oder gemeinsam im gleichen Verein engagiert sind, die Sie aber nicht mögen. Es reicht ein kleiner Widerstand oder Abwehr – Sie sollen nicht übertreiben und keine wählen, die Sie unausstehlich finden. Arbeiten Sie mit ihr. Fragen Sie sie, ob sie nicht auch Lust auf Entwicklung hat. Praktizieren Sie die Vorschläge im Buch gemeinsam, vielleicht auch jede an einem anderen Thema, aber treffen Sie sich regelmäßig mit Frauen zum Austausch.

Nehmen Sie keine alte Freundin und schon gar keine, die Sie seit Jahrzehnten kennt. Auch sie hat ihre Gedankenmuster, vergessen Sie das nicht. Heben und weiten Sie Ihren Blick. Sie empfinden Widerstand, etwas mit einer Person zu ergründen, die Sie nicht mögen? Wunderbar! Arbeiten Sie damit!

Durch unsere Bewertung in gut und böse, angenehm oder unangenehm, akzeptabel oder inakzeptabel, interessant oder langweilig, Freundin oder Feindin, tragen wir Frauen zum Unfrieden in der Welt bei, indem wir unsere Vorstellung pflegen, dass wir zu den „Guten" gehören. Jede trägt aber entsprechend Yin und Yang die Samen zu Gewalt, Neid, Unzufriedenheit, Verbitterung, Lügen in wechselnden Anteilen in sich. Sie nicht? Geben Sie als ersten Schritt Ihre Vorstellung auf, dass sie zu den Gutmenschen gehören und die anderen die Bösen sind. Es gibt keine Gutmenschen.

Jede Frau trägt die Anlagen zu Hochmut, Aggression, Betrug, Intrigen, Gier oder Missbrauch in sich. Sie stellen Unmut, Unruhe oder Abwehr fest? Wunderbar! Bei welchem Wort? Arbeiten Sie genau damit – aber nicht allein.

Suchen Sie sich einen „second body", wie es Thich Nhat Hanh nennt. Eine Frau, die uns nah, aber nicht genau wie wir ist. Indem wir Frauen uns gegenseitig unterstützen – unabhängig von dem was oder wie wir sind – können wir die alten Erfahrungen mit der Mutter und Prägungen, die wir fraglos von ihr übernommen haben, überwinden. Wir können ein ehrliches Miteinander, Offenheit, Klarheit, Zuverlässigkeit und Verbindlichkeit erleben, wenn wir uns trauen, Frauen mit Ehrlichkeit und Offenheit zu begegnen, statt Ihnen unsere alten Projektionen überzustülpen.

Mit dieser neu gewonnenen Partnerin können Sie beginnen, Ihre Feuerenergie zu kultivieren, indem Sie miteinander klären und sichten. Fangen Sie an, diesen Prozess als ein Begreifen Ihres Selbst und eine Chance zu sehen, ungeliebte Wesenszüge zu integrieren. Ein Erkenntnis ist es z.B. zu sehen, dass der Grund für die Hormoneinnahme die Angst vor dem Altwerden ist, weil Sie diesen Prozess nicht gut aushalten. Oder Sie gestehen sich ein, dass Sie Hormone nehmen, weil Sie am Attraktivitätskonzept festhalten wollen.

Sagen Sie nicht „Ich bin zu dick", sondern gestehen Sie sich ein, dass Sie sich nicht lieben und wenn Sie ganz tief schauen, entdecken Sie vielleicht sogar den Gedanken, dass Sie sich überhaupt nicht für liebenswert halten. Das ist dramatisch und erklärt viele ungute Situationen in einem Frauenleben. Verstehen Sie mich richtig: es spricht nichts dagegen, dass Sie Ihr Leben so leben, wie Sie es momentan tun. Aber wenn Sie anfangen ehrlich zu sich und zu anderen zu sein, hat das eine ganz andere Wirkung auf die (Frauen-)Welt, als wenn Sie sagen, dass die Wechseljahre so schrecklich sind und man Hormone braucht, weil es nicht anders in den Griff zu bekommen ist.

Fangen Sie an, Feedback von anderen einzuholen und üben Sie Ihre Kritikfähigkeit. Prüfen Sie, welche Anteile von den anderen auf dieselbe Art gesehen werden, wie sie sich selbst sehen. Wo gibt es Übereinstimmung in der Wahrnehmung, wo ist sie sehr verschieden? Wenn sie verschieden ist, was hat das für einen Grund? Wie nehmen Sie Ihre Freundinnen wahr? Trauen Sie sich, andere Meinungen zu vertreten, damit sie wachsen kann. Schonen Sie sie nicht – das ist der Anfang vom Ende. Übrigens auch bei den meisten Paarbeziehungen .

Wenn Sie anfangen, für die andere zu denken, werden Sie sich verlaufen. Setzen Sie daher allen Gedanken wie: „Ich will xy das gerade nicht zumuten/mich mit ihr auseinandersetzen, sie hat gerade so viel zu tun/eine schwierige Phase/so große Belastungen" ein Stoppschild vor die Nase. Oder wollen Sie auch, dass die anderen Sie „denken"?

Lassen Sie sich jeden Tag mindestens einmal helfen, damit Sie wieder in Übung kommen. Es sollte aber immer jemand sein, der NICHT Ihr Kind oder Ihre Kinder sind! Unsere Bedürftigkeit einzugestehen macht uns zu versöhnlichen Menschen. Gönnen Sie anderen Menschen, Ihnen Gutes zu tun! Wäre es nicht schön, gegenseitige Unterstützung bei der Auswahl der homöopathischen Mittel und den Betrachtungen der 5 Elemente zu haben? Das erfordert Offenheit im Austausch. Je mehr Übung Sie darin haben, desto mehr werden Sie die Bereicherung erkennen und sehen, was hinter dem Schleier unserer eigenen Fehlwahrnehmungen liegt.

Folgende Übung kann Ihnen helfen, vor allem, wenn Sie bisher aus Ihrer Sucht nach Autonomie und einem Ich-kann-das-allein noch nicht ausgestiegen sind: Üben Sie 4 Wochen lang, dass keine von ihnen eine Entscheidung alleine trifft, kein Problem alleine gewälzt wird, nicht allein eingekauft wird – zumindest keine Großeinkäufe, bedeutsame Investitionen oder Klamotten. Fahren Sie nicht alleine zur Arbeit, sondern versuchen Sie Gemeinschaften zu finden. Bauen Sie Ihre Möbel nicht alleine auf und schleppen Sie keine schweren Einkäufe allein. Treffen Sie keine geschäftlichen Entscheidungen, ohne sich mit Ihrer engen Vertrauten zu beraten! Sie sehen schon, es gibt unzählige Möglichkeiten und Sie brauchen mehr als eine Freundin! Auch wenn Ihnen Ihr Mann ein guter Ratgeber ist, üben Sie eine Zeit lang, sich auch mit Frauen zu besprechen und abzustimmen, um für sich eine gute Entscheidung treffen zu können.

Trauen Sie sich dann auch irgendwann ans Extrem. Sagen Sie Ihrer neuen Freundin, wofür Sie sie hassen oder gehasst haben oder auch was Sie immer noch nicht an ihr mögen. Tief in uns ist der Hass, die Abwertung und Verachtung gegen Frauen angelegt, zumindest wenn die Mutter uns nicht wirklich geliebt hat. Aber genau genommen ist es der Hass gegen uns selbst, den wir immer noch in uns tragen.

Deshalb suchen so viele Frauen die Solidarität in der Schwäche, denn dort ist all die zerstörerische Kraft in uns keine Gefahr. Aber sobald sich Frauen in ihrer Stärke, ihrer Macht und mit ihren Monstern wirklich zeigen, zeigt sich auch erbitterte Kampfbereitschaft bis zum (emotionalen) Töten in Form des Beziehungsabbruchs.

Die starke und machtvolle Frau erinnert uns zu sehr an die Mutter, mit der wir keinen Frieden gefunden haben und die uns keine Kultur der Konfliktlösung vermittelt hat. Zum Glück ist auch hier eine Nachreifung im Sinne Eriksons möglich und wir können nicht nur mit unseren Mitfrauen, sondern mit unseren Müttern tiefen Frieden schließen – und damit vor allem mit uns selbst. Dann, erst dann kann der Wandel wirklich stattfinden.

Bedürfnisse, deren Befriedigung zu Zufriedenheit beiträgt

Abwechslung
Akzeptanz
Alleinsein
Anerkennung
Aufrichtigkeit
Austausch
Anregung
Ästhetik
Begeisterung
Bequemlichkeit
Berührung
Bestätigung
Bewegung
Dankbarkeit
Disziplin
Effizienz
Ehrlichkeit
Eigenständigkeit
Einfachheit
Entspannung
Entwicklung
Einfluss
Entfaltung
Entlastung
Erfolg
Erholung
Ernst genommen werden
Feiern
Flexibilität
Freiheit
Freizeit
Freundschaft
Frieden
Geborgenheit
Gegenseitigkeit
gehört werden
Gelassenheit
Genuss
Gemeinschaft
Genauigkeit
Gerechtigkeit
Gesehen werden
Gesundheit
Gemeinschaftssinn
Gleichwertigkeit
Glück
Großzügigkeit
Güte
Herausforderung
Hilfsbereitschaft
Hoffnung
Humor
Information
Initiative
Inspiration
Integration
Intensität
Klarheit
Kommunikation
Kompetenz
Konfliktfähigkeit
Kontakt
Korrektheit
Kraft
Kreativität
Kultur
Lachen
Lebensfreude
Leidenschaft
Liebe
Menschlichkeit
Mitgefühl
Mobilität
Musik
Mut
Nähe
Nahrung
Natur
Offenheit
Optimismus
Ordnung
Orientierung
Originalität
Privatsphäre
Pünktlichkeit
Rücksichtnahme
Ruhe
Sauberkeit
Schönheit
Schutz
Selbstbestimmung
Selbstvertrauen
Selbstverwirklichung
Sexualität
Sicherheit
Sinnhaftigkeit
Spass haben
Spielen
Spiritualität
Sport
Stärke
Struktur
Sympathie
Tiefe
Toleranz
Transparenz
Übereinstimmung
Unterhaltung
Unterstützung
Verbundenheit
Veränderung
Vergebung
Vergnügen
Verlässlichkeit
Verständnis
Vertrauen
Vielfalt
Vorwärtskommen
Wärme
Weitblick
Wertschätzung
Würdigung
Zärtlichkeit
Zielstrebigkeit
Zugehörigkeit
Zusammenarbeit
Zuversicht
Zweisamkeit

Erfolgreiche Umsetzung – jeder Weg beginnt mit dem ersten Schritt

Wir sind am Ende angelangt. Sie sind am Beginn – neuer Erfahrungen, vieler Ideen, Vorschläge, Übungen und Erkenntnisse, die erst einmal verdaut sein wollen. Es lässt sich nicht leugnen, dass ich Philosophin bin und Literatur mag. Doch jetzt heißt es: „Der Worte sind genug gewechselt, ich will nun endlich Taten sehen ..."[38]

Ich habe in meinem 50zigsten Lebensjahr beschlossen, dass all meine Tätigkeiten meiner Schreibarbeit untergeordnet werden müssen. Nur, was mir genügend Zeit zum Schreiben lässt, nehme ich an. Meine Patienten wissen ein Lied davon zu singen, wenn sie mich wochenlang nur am Telefon oder per Kurznachrichten erreichen.

Ich bin sehr glücklich damit, auch wenn mich manchmal ein schlechtes Gewissen plagt. Damit arbeite ich dann im Sinne von Kapitel „Veränderungen gestalten". Ich wünsche Ihnen, dass Sie die eine oder andere Idee aus diesem Buch inspiriert, Neues auszuprobieren. Ich glaube, es ist mir gut gelungen. Ich bin stolz darauf und löse mit dieser Aussage einen Glaubenssatz auf, den ich von meiner Mutter gelernt habe: „Eigenlob stinkt". Ich sage heute: wer soll mich denn loben, wenn nicht ich? Nur ich weiß, wie viel Zeit, Energie und Arbeit ich hineingesteckt habe. Wenn andere das auch sehen können, freue ich mich. Wenn Sie das auch so sehen, ist es umso schöner für mich.

Es macht mich zufrieden, dass mir ein rundes Buch gelungen ist. Aber wirklich glücklich bin ich, wenn ich Sie anstecken kann mit der Lust, Dinge anders zu sehen und die Welt zu verändern. Wenn Sie all Ihre positiven Samen in sich entdecken und wässern, dann wird sich auch die Welt zum Besseren wenden, weil Sie Zufriedenheit entwickeln. Davon kann man nie genug haben.

Ich wünsche Ihnen Vertrauen in sich selbst und in das Leben. Ich wünsche Ihnen, dass sich Ihr Leben so verändert, dass Sie mehr Freude, Muse und Leichtigkeit im Alltag erfahren. Dass Sie weniger unter den Beschwerlichkeiten der Wechseljahre leiden und Sie eine spirituelle Basis für Ihr Leben finden, damit der Übergang vom Hochsommer in den Herbst gut gelingt. Lenken Sie darüber hinaus Ihren Blick auf gute Vorbilder. Es gibt einige bekannte Frauen aus dem Fernsehen, wie z.B. Hannelore Hoger („Bella Block"), Rita Russek (Kommissarin Springer in „Wilsberg") oder Eva Mattes (Kommissarin Blum im „Tatort" Bodensee), die zeigen, dass auch aus der Form geratene Frauen fortgeschrittenen Alters sehenswert und liebenswert sind – oder mögen Sie die Damen nicht?

[38] Johann Wolfgang von Goethe, Faust I, der Tragödie erster Teil, Vorspiel auf dem Theater

George Eliot sagt, dass es nie zu spät ist, so zu sein, wie man gern gewesen wäre. Wenn Ihnen im Moment noch die Kraft für Veränderungen fehlt, vertrauen Sie trotzdem, dass alles gut wird und befassen Sie sich wieder und wieder mit der Dynamik der 5 Elemente. Folgende Skizze reduziert deren vielschichtige Betrachtung auf das Wesentliche:

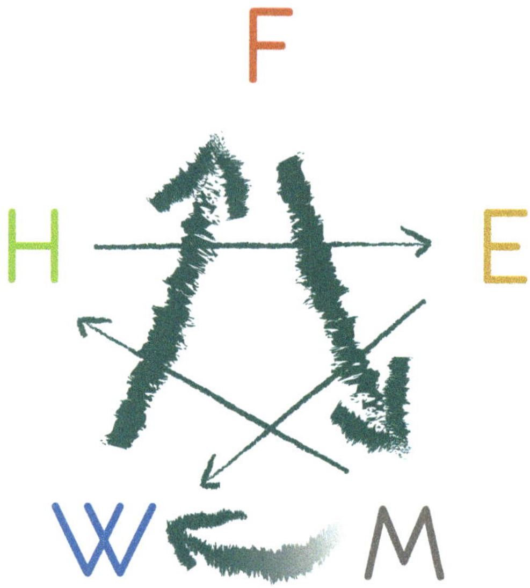

Sie zeigt das, was für die Wechseljahre entscheidend ist, nämlich die Ableitung des starken Feuerelementes ins Metallelement, um dort alte Erinnerungen, Gewohnheitsmuster und Vorstellungen von Kontrolle zu transformieren und in Bewusstsein, Klarheit und Dankbarkeit zu verwandeln, damit ein schöner Altweibersommer daraus werden kann, der Glück mit sich bringt.

Aus dem transformierten Metall kann die bisher dort blockierte Energie an das Wasserelement weitergegeben werden, aus dem Mut, Zuversicht und Beweglichkeit erwächst. Das Wasserelement kann gut genährt und in seiner Kraft die Hitze kühlen und den ruhelosen Geist und Hyperaktivität besänftigen.

Die drei Elemente geben für diesen Moment, wie aus der Abbildung sichtbar wird, ein stabiles Dreieck, dessen Basis zwei „Yin"-Elemente sind und dessen Spitze durch das Feuerelement als Königin und Herrscherin gekrönt wird, die mit Herzenswärme führt. Stabilität ist immer ein wesentlicher Faktor für Zufriedenheit und tiefe innere Ruhe. Aus dieser Stabilität kommt alles in Fluß!

Die Dreiheit finden wir allerorten, nicht nur in der Religion. Vater, Mutter, Kind stellen eine Triade dar, aber auch Geist, Körper und Seele oder Über-Ich, Ich und Unbewusstes. Glaube, Liebe, Hoffnung sind uns aus der Bibel bekannt. Ingrid Riedel spricht von der Frau an der Schwelle, der Frau im Wandel und der Gewandelten[39], womit sie die Wechseljahre auf den Punkt bringt. Christiane Northrup betrachtet das Leben einer Frau als Rosenknospe, in voller Blüte und im Hagebuttenstadium[40]. Die Zeitschrift Brigitte „wir" schreibt als Untertitel „für den Genuss der dritten Lebenshälfte". Mir gefällt dabei vor allem der mathematische Fehler, da es keine drei Hälften geben kann, oder doch?

Sie haben mit diesem Buch die Trias Schüßlersalze, Homöopathie und 5-Elemente-Lehre kennen gelernt. Jetzt geht es jetzt nur noch darum, einen Entschluss zu fassen, einen Plan aufzustellen und den ersten Schritt zu tun. Der erste Schritt kann ein homöopathisches Mittel sein oder die Suche nach einer „second body". Oder auch erst einmal hinsitzen und eine Tasse Tee trinken. Falls Sie traurig werden, weil Sie denken, dass manches anders gelaufen wäre, wenn Sie dieses Buch früher gelesen hätten, dann schreiben Sie sich selbst einen Brief und würdigen darin alles, was Sie bisher in Ihrem Leben schon geschafft haben! Es gibt kein Zurück und zum jetzigen Zeitpunkt ist alles richtig so, wie es ist.

Gründen Sie eine Frauengruppe, Kraftgruppe, Mondgruppe, Wandelgruppe – wie auch immer sie sich nennen wollen! Tun Sie sich zusammen in Ihrer Kraft, Ihrer Stärke, Ihrem Vermögen und vermehren Sie all das. Lassen Sie die Feindseligkeiten gegen Frauen und damit gegen sich selbst hinter sich. Trauen Sie sich, „viele" zu sein, statt auf eine Rolle fixiert zu werden oder sich selbst auf eine Rolle zu fixieren. Sie haben das Handwerkszeug, das Sie für den Hochsommer Ihres Lebens brauchen. Gehen Sie los, starten Sie durch, indem Sie ...? Erst einmal eine Tasse Tee trinken! Richtig!

Wenn Sie dann eines Tages ganz mutig und auf neuen Wegen vorangekommen sind, arbeiten Sie mit der spannenden Frage, die uns wiederum Ingrid Riedel stellt:

> ***Wer bin ich, wenn ich nichts bin?***[39]

(nicht Mutter, nicht berufstätig, ohne Probleme, ohne Stress, ohne Karriere, nicht Ehefrau, nicht Single...)

Wenn Sie sich den Herausforderungen der Feuerphase gestellt haben, werden Sie voller Neugier sein. Auch sie gehört zum Feuerelement. Neugierig auf die zahlreichen Antworten, die sich auf diese Frage ergeben. Neugierig auf Schnörkellosigkeit und vielleicht auf das Experiment, „einfach zu sein".

[39]Riedel, Ingrid „Wechseljahre" Kreuzverlag 2005

[40]Christiane Northrup „Weisheit der Wechseljahre", Zabert+Sandmann, 2005, Seite 340

Und zum Abschied noch eine meiner Lieblingsgeschichten:

Eine Geschäftsfrau wollte wissen, was das Geheimnis eines erfolgreichen Lebens ist. Sie frage ihre Meisterin, die sagte: „Mach jeden Tag einen Menschen glücklich!“ Dann schwieg sie einen Moment und fügte hinzu: „...selbst wenn dieser Mensch Du selbst bist.“ Sie zog sich ins Schweigen zurück, um ein paar Sekunden später die Augen zu öffnen: „ Vor allem, wenn dieser Mensch Du selbst bist.“

Möge ich erfolgreich sein!

Möge ich gesund und voller Freude sein.

Möge ich frei sein von Leiden und Gefahren.

Möge es mir gelingen, Ruhe im Alltag zu finden.

Möge ich voller Harmonie und tiefem Innerem Frieden sein.

Mögen ich mich und alle Menschen voller Mitgefühl betrachten können.

Möge mein Geist voller Weisheit und Klarheit sein.

Möge es mir gelingen, Friede und Freude in die Welt zu bringen.

Möge ich fähig sein, zu vergeben und um Vergebung zu bitten.

Möge ich Freiheit erlangen und genießen können.

Möge ich mich mit der Stille anfreunden.

Möge ich den Hass auf meinen Körper in Liebe verwandeln.

Möge es mir gelingen, diese meine Vergangenheit zu segnen.

Möge ich lernen, meine Seele zu lieben.

Möge ich bereit sein, zu empfangen.

Möge es mir gelingen, meine Dankbarkeit auszudrücken.

Möge ich vollkommen bei mir sein.

Jede Stunde. Jeden Tag. Mein ganzes Leben.

Metta-Meditation (1x täglich lesen oder beten)

Literaturempfehlungen

Bailey, Philipp M. „Psychologische Homöopathie“, MensSana 2000

Dahlke, Rüdiger „Das Schatten-Prinzip“, arkana-Verlag 2010

Dichtl, Karoline „Das Kältephänomen – Ursache für chronische Erkrankungen und Übergewicht“, BoD 2020

Dichtl, Karoline „Das Kältephänomen – der Einkaufshelfer“, BoD 2021

Dichtl, Karoline „Schüßlersalze und Homöopathie erfolgreich kombinieren“, Triasverlag 2012

Ennulat, Gertrud „Im Zeichen des Feuermonds“, Herderverlag 2000

Jacobsen, Olaf „Ich stehe nicht mehr zur Verfügung“, Windpferdverlag 2006

Janz, Ulrike „Wandlungen“ Krug&Schadenbergverlag, 2005

Li, Christiane/ Krautwald, Ulja „Der Weg der Kaiserin“, Fischer Taschenbuch 2010

Lockie, A./ Geddes, N. „Frauen-Handbuch der Homöopathie“, Zabert-Sandmann 2006

Northrup, Christiane „Frauenkörper – Frauenweisheit“, Goldmannverlag 2010

Northrup, Christiane „Weisheit der Wechseljahre“, Goldmannverlag 2010

Reichelt, Katrin/Uhl, Dagmar „Die 9 großen Frauenmittel der Homöopathie“, GU 2010

Riedel, Ingrid „Wechseljahre“, Kreuzverlag 2005

Schott, Oliver „Lob der offenen Beziehung“, Bertz-Fischerverlag 2013

Strehlow, Wighard „Das Hildegar-Gesundheitsprogramm“, Knaurverlag 2011

Thich Nhat Hanh „Alles, was Du tun kannst für Dein Glück“, Herderverlag 2010

Thich Nhat Hanh „Jeden Augenblick genießen“, Theseusverlag 2011

van den Boom, Maike „Wo geht's denn hier zum Glück?“, Krügerverlag 2015

Die Autorin – Naturheilkunde und Schulmedizin vereint

Karoline Dichtl, Jahrgang 1964, Krankenschwester, Heilpraktikerin, Gesundheitsberaterin, Fachreferentin für Homöopathie und Schüßlersalze. Trauerbegleiterin und Ethikberaterin im Gesundheitswesen.

Obwohl ich KfZ-Mechanikerin werden wollte, musste ich einen Mädchenberuf ergreifen. Nicht umsonst habe ich mein Glück auf der interdisziplinären Intensiv- und Überwachungsstation gefunden, wo es viel Technik gab. In dieser Zeit habe ich viel über die unterschiedlichsten Krankheitsbilder, medizinische Behandlungsmethoden, das Lebensende und Trauerbewältigung gelernt. Dabei stand der Mensch immer im Mittelpunkt.

Dann gewann ich Interesse an der Naturheilkunde und musste mit Bedauern feststellen, dass im Klinikbetrieb kein Interesse an Komplementärmedizin besteht. So habe ich mich selbständig gemacht und nach zahlreichen Fortbildungen zur Traditionellen Chinesischen Medizin als Akupunkteurin, Ernährungsberaterin und Qigong-Trainerin gearbeitet. Dann kam die Homöopathie und später die Mineralstofftherapie nach Dr. Schüßler dazu. Heute hat sich meine Methodenvorliebe umgekehrt: die meisten Patienten behandle ich mit Schüßlersalzen und Homöopathie, aber die Fünf-Elemente-Lehre und die wärmende Ernährung der TCM sind mein Steckenpferd geblieben. Neben meiner Beratungstätigkeit bin ich als Fachreferentin für Homöopathie und Schüßlersalze für Laien, Apothekenpersonal und in Heilpraktikerschulen tätig. Zudem gibt es einen Grundkurs Schüßlersalze für Heilpraktiker und verschiedene Web-Seminare in Zusammenarbeit mit dem Thieme Verlag. Alle Informationen dazu finden Sie auf der Homepage: www.heilpraktikerkurse.de

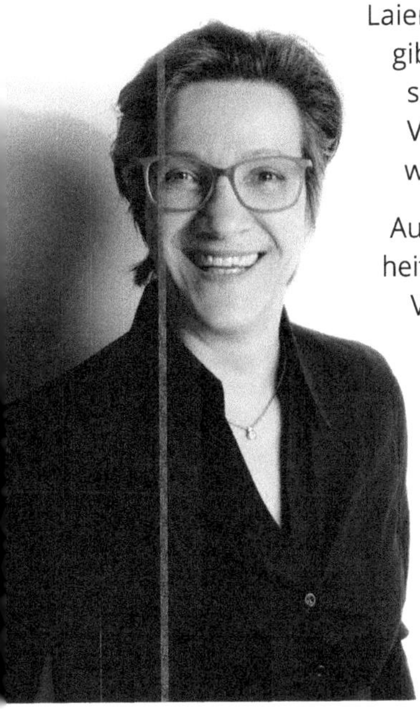

Aufgrund der Entwicklungen unseres technikorientierten Gesundheitssystems widme ich mich immer mehr auch der gesundheitlichen Vorsorgeplanung durch individuelle Patientenverfügungen und berate Angehörige, die Vorsorge für die alten Eltern treffen wollen. Meine Erfahrungen im Krankenhaus sind hier von großem Vorteil. Gerade in einem Alten- und Pflegeheim ist ein Notfallbogen von größter Bedeutung, um ein unseliges Hin- und Hertransportieren im Sterben zu verhindern. Lesen Sie dazu mehr in meinen Büchern zum Thema Sterben, Tod und Trauer.